E. Sebastian Debus • Reinhart T. Grundmann

# Musik in der operativen Medizin, Anästhesie und Onkologie

## Auswirkungen auf Operationsteam und Angst, Schmerz und Zufriedenheit der Patientinnen und Patienten



Springer

E. Sebastian Debus
Klinik u. Poliklinik für Gefäßmedizin
Universitäres Herz- und Gefäßzentrum
Hamburg, Deutschland

Reinhart T. Grundmann
Klinik u. Poliklinik für Gefäßmedizin
Universitäres Herz- und Gefäßzentrum
Hamburg, Deutschland

ISBN 978-3-662-73518-3 ISBN 978-3-662-73519-0 (eBook)
https://doi.org/10.1007/978-3-662-73519-0

Die Deutsche Nationalbibliothek verzeichnet diese Publikation in der Deutschen Nationalbibliografie; detaillierte bibliografische Daten sind im Internet über https://portal.dnb.de abrufbar.



Planung/Lektorat: Antje Lenzen
Springer ist ein Imprint der eingetragenen Gesellschaft Springer-Verlag GmbH, DE und ist ein Teil von Springer Nature.
Die Anschrift der Gesellschaft ist: Heidelberger Platz 3, 14197 Berlin, Germany

# Musik in der operativen Medizin, Anästhesie und Onkologie

# Vorwort

Diese Übersicht befasst sich mit Musik als Interventionsmaßnahme in Chirurgie, Anästhesie, Intensivmedizin, Onkologie und palliativer Medizin, basierend auf einer systematischen Literaturrecherche in den Datenbanken PubMed, Web of Science und Cochrane für die Jahre 2010 bis 2025. Ziel ist es, einen aktuellen Studienüberblick zu geben. Musik gilt als die am häufigsten genutzte nicht-pharmakologische Intervention in der Medizin, sie ist preiswert und gilt als unschädlich. Musik kann angstlösende Wirkungen haben und den Bedarf an Sedativa verringern. Sie wurde als Ergänzung oder Alternative zu pharmakologischer Medikation bei chirurgischen Patienten vorgeschlagen. Die erste erfolgreiche Laparotomie unter Musik (Ovariotomie) führte McDowell im Dezember 1809 durch, als er in nur 25 min – ohne Anästhesie – bei seiner Patientin Mrs. Crawford einen großen Ovarialtumor entfernte, während diese Psalmen und Hymnen sang. Bereits 5 Tage nach dem Eingriff machte die Patientin ihr Bett wieder selbst (Rutkow 1999).

Im Jahr 1914 setzte dann Kane als Erster Musik im Operationssaal routinemäßig ein. Er schrieb:

> „Seit einiger Zeit setze ich in meinem Operationssaal einen Phonographen ein, um meine Patienten zu beruhigen und sie von den Schrecken der Situation abzulenken, wenn sie unter Narkose gesetzt werden und während Operationen, die teilweise oder vollständig unter örtlicher Betäubung durchgeführt werden. Der Phonograph spricht, singt oder spielt weiter, egal wie angespannt, beschäftigt oder abgelenkt der Chirurg, Anästhesist und die Assistenten auch sein mögen, und erfüllt die Ohren des verstörten Patienten mit angenehmen Klängen und seinen Geist mit anderen Gedanken als denen an die gegenwärtige Gefahr."

Bei der Applikation der Musik muss zwischen Musiktherapie (s. Kap. 14) und Musikmedizin unterschieden werden. Musiktherapie ist der gezielte Einsatz von Musik im Rahmen der therapeutischen Beziehung zur Wiederherstellung, Erhaltung und Förderung seelischer, körperlicher und geistiger Gesundheit durch Musiktherapeuten. Musikmedizin bezeichnet hingegen die Verwendung von Musik und Klang als therapeutisches Mittel durch Personen ohne therapeutische Ausbildung und außerhalb einer therapeutischen Beziehung (z. B. Aushändigen eines MP3-Players/von Playlists an Patienten durch medizinisches Personal). Für die Chirurgie stellt darüber hinaus Musik im Operationssaal oder Interventionsraum und ihr Einfluss auf Stimmung, Entspannung und Konzentration des Operationsteams einen wichtigen Aspekt dar.

Bei der Auswahl der Kapitel – sie sind der Evidenz entsprechend gegliedert in Metaanalysen/systematische Übersichten gefolgt von möglichst nur randomisierten Studien – haben wir uns an dem praktischen Ablauf in den wesentlichen chirurgischen Fächern orientiert: Vorbereitung zur Operation im Wartebereich oder Einleitungsraum, dann Anästhesie oder Lokalanästhesie und anschließender Eingriff, Übergabe in Aufwachraum oder Intensivstation und schließlich postoperativer Aufenthalt auf der Station. Da speziell in der Viszeralchirurgie die großen Eingriffe mehrheitlich bei Tumorpatienten vorgenommen werden, haben wir zusätzlich die evidenzbasierten Studien zu Musikinterventionen in Onkologie und Palliativmedizin analysiert. In einem Anhang wurden dann die wesentlichen musiktherapeutischen Ziele, Musiktherapie als Beruf und die wenigen evidenzbasierten AWMF-Leitlinienempfehlungen (AWMF = Arbeitsgemeinschaft der Wissenschaftlichen Medizinischen Fachgesellschaften e. V.) zur Musiktherapie genannt. Als angesehenste Untersuchungen der Evidenz wurden abschließend alle Cochrane Reviews aufgeführt, die sich mit der Musiktherapie und Musikmedizin auseinandergesetzt haben.

Dieses Buch wendet sich vor allem an Chirurgen der verschiedenen operativen Fachgebiete, Anästhesisten, Intensivmediziner und Onkologen. Absicht dieser Untersuchung ist es, nicht nur einen aktuellen Überblick zu gesicherten und ungesicherten Indikationen von Musikinterventionen und Musiktherapie bei den genannten Eingriffen und Krankheitsbildern zu geben, sondern den Leser darüber hinaus anzuregen, über den Einsatz von Musik in seinem Fachgebiet und in der Praxis nachzudenken. Welche praktischen Ansätze hierzu bestehen und wie dies umgesetzt werden könnte, sollen die hier aufgezeichneten Studien mit ihrer Methodik und ihren Ergebnissen vermitteln. Abschließend danken wir der Brahms Billroth Stiftung für Musik-Medizin für ihre Unterstützung.

Hamburg, Deutschland

E. Sebastian Debus
Reinhart T. Grundmann

## Literatur

Kane EO. Phonograph in operating-room. JAMA. 1914;LXII(23):1829. https://doi.org/10.1001/jama.1914.02560480063031.

Rutkow IM. Ephraim McDowell and the world's first successful ovariotomy. Arch Surg. 1999;134:902. https://doi.org/10.1001/archsurg.134.8.902.

# Inhaltsverzeichnis

# Allgemein- und Viszeralchirurgie/ gemischte Interventionen

1

## Inhaltsverzeichnis



## 1.1 Allgemeine Übersichten und Metaanalysen

**Musik – Auswirkungen auf Angst und Schmerzen**

Zu den Auswirkungen von Musikinterventionen zusammen mit der Standardversorgung im Vergleich zur Standardversorgung allein auf die präoperative Angst bei chirurgischen Patienten liegt ein Cochrane Review auf Basis von 26 Studien und 2051 Teilnehmern vor (Bradt et al. 2013). Die Ergebnisse deuten darauf hin, dass das Hören von Musik eine positive Wirkung auf die präoperative Angst haben kann. Das Hören von Musik führte im Durchschnitt zu einer um 5,72 Einheiten (95 %-Konfidenzintervall [95 %-KI] −7,27 bis −4,17, P < 0,00001) größeren Verringerung der Angst als in der Standardbehandlungsgruppe, gemessen mit dem State-Trait Anxiety Inventory (STAI-S; Spielberger et al. 1970) und zu −0,60 standardisierten Einheiten (95 %-KI −0,90 bis −0,31, P < 0,0001) auf anderen Angstskalen. Die Ergebnisse zeigten auch eine geringe Wirkung auf die Herzfrequenz und den diastolischen Blutdruck, aber es wurden keine Belege für eine Senkung des systolischen Blutdrucks, der Atemfrequenz und der Hauttemperatur gefunden. Die Folgerung war, dass Musik eine sinnvolle Alternative zu Beruhigungsmitteln und Medikamenten zur Verringerung der präoperativen Angst sein kann.

Kühlmann et al. (2018) untersuchten Angst und Schmerzen nach perioperativen Musikinterventionen im Vergleich zu Kontrollbedingungen bei erwachsenen Patienten. In die Metaanalyse gingen 81 randomisierte kontrollierte Studien (RCTs)


E. S. Debus, R. T. Grundmann, *Musik in der operativen Medizin, Anästhesie und Onkologie*, https://doi.org/10.1007/978-3-662-73519-0_1

ein, die den Effekt von Musikinterventionen auf Angst und Schmerz während invasiver Eingriffe untersuchten und zwischen dem 1. Januar 1980 und dem 20. Oktober 2016 veröffentlicht wurden. Musikinterventionen verringerten signifikant die Angst (mittlere Differenz [MD] −0,69, 95 %-KI. −0,88 bis −0,50; P < 0,001) und die Schmerzen (MD −0,50, −0,66 bis −0,34; P < 0,001) im Vergleich zu Kontrollen, was einer Abnahme von 21 mm für Angst und 10 mm für Schmerzen auf einer 100-mm-Analogskala entspricht. Die um den Ausgangswert korrigierten Veränderungen der Ergebnisse waren sogar noch größer: MD −1,41 (−1,89 bis −0,94; P < 0,001) für Angstzustände und −0,54 (−0,93 bis −0,15; P = 0,006) für Schmerzen. Musikinterventionen während der Allgemeinanästhesie verringerten die Schmerzen im Vergleich zu den Kontrollen signifikant (MD −0,41, −0,64 bis −0,18; P < 0,001). Die Metaregressionsanalyse ergab keinen signifikanten Zusammenhang zwischen der Wirkung der Musikinterventionen und dem Alter, dem Geschlecht, der Wahl und dem Zeitpunkt der Musik sowie der Art der Anästhesie. Das Bias-Risiko in den Studien war mäßig bis hoch.

Die Ergebnisse der Metaanalyse sind in Tab. 1.1 aufgeführt. Die mittleren Unterschiede zwischen den Musikinterventions- und der Kontrollgruppen sind mit 95 %-Konfidenzintervallen (95 %-KI) dargestellt. Die Anzahl der Studien in jeder Untergruppenanalyse ist angegeben. Alle Studien favorisieren die Musikintervention.

Eine systematische Übersicht mit hoher Qualität erstellte die Arbeitsgruppe aus Rotterdam (Geensen et al. 2025). Ziel war es, die Literatur zu den Auswirkungen von Musik auf Schmerzen, Angstzustände, subjektiven Stress und Patientenzufriedenheit anhand eng gefasster Einschlusskriterien zu bewerten. Sieben Datenbanken wurden von 1980 bis zum 5. Juli 2024 durchsucht. Es wurden nur RCTs eingeschlossen, in denen aufgezeichnete Musik mit der Standardversorgung bei chirurgischen Patienten (n = 1114) verglichen wurde. Live-Musik oder Musiktherapeuten wurden ausgeschlossen, da aufgezeichnete Musik einfacher zu implementieren ist. Mehr als die Hälfte der Studien führte die Intervention postoperativ durch (6 von 10), 3 Studien untersuchten eine präoperative Intervention und eine Studie evaluierte eine intraoperative Intervention. Keine Studie führte die Intervention prä-, intra- und postoperativ (z. B. perioperativ) durch. Die Dauer einer einzelnen Intervention reichte von 15 min bis zu „so lange wie gewünscht“. Im Fall einer intraoperativen Intervention wurde weder die Musikdauer noch die durchschnittliche Operationsdauer beschrieben. Die Häufigkeit der Musikinterventionen pro Tag variierte zwischen 1- und 3-mal, und die Gesamtzahl der Interventionstage lag zwischen 1 und 5. Drei Studien gaben eine unklare Beschreibung der Gesamtdauer der Intervention. Die Art der verwendeten Musik variierte stark zwischen den Studien. Die Musikrichtungen umfassten populäre Weltmusik, klassische chinesische Volksmusik und klassische türkische Musik. Vier Studien beschrieben die Verwendung von „vom Patienten bevorzugter Musik aus einer Liste“, 4 Studien verwendeten „vom Forscher ausgewählte Musik“ und 2 Studien nutzten „vom Patienten bevorzugte Musik“ ohne Einschränkungen. In 6 Artikeln wurde die Angst durch eine Musikintervention signifikant reduziert. Vier Artikel berichteten über eine signifikante Verringerung der Schmerzen. Der Stress wurde in einer Studie bewertet und

**Tab. 1.1** Metaanalyse zur Bewertung von Musikinterventionen bei Angst und Schmerzen in der Chirurgie. (Nach Kuhlmann et al. 2018)

| Angst | | | |
|---|---|---|---|
| Ergebnis/Subgruppe | Studien (n) | Effektgröße (95 %-KI) | p-Wert |
| Endgültiger Angstwert | 47 | −0,69 (−0,88 bis −0,50) | < 0,001 |
| Veränderung des Angstwerts | 21 | −1,41 (−1,89 bis −0,94) | < 0,001 |
| Musik vom Patienten gewählt (Liste) | 23 | −0,71 (−0,99 bis −0,43) | < 0,001 |
| Vom Studienleiter gewählt | 19 | −0,67 (−0,97 bis −0,36) | < 0,001 |
| Eigene Musik des Patienten | 4 | −0,45 (−0,82 bis −0,07) | 0,020 |
| Präoperativ | 13 | −1,10 (−1,53 bis −0,66) | < 0,001 |
| Perioperativ | 10 | −0,57 (−1,06 bis −0,09) | 0,020 |
| Postoperativ | 10 | −0,66 (−1,07 bis −0,25) | 0,002 |
| Einmalige Intervention | 34 | −0,76 (−1,02 bis −0,50) | < 0,001 |
| Mehrfache Interventionen | 13 | −0,51 (−0,64 bis −0,38) | < 0,001 |
| Allgemeinanästhesie | 13 | −0,47 (−0,71 bis −0,23) | < 0,001 |
| Allgemeine Anästhesie, nur perioperativ | 1 | −0,23 (−0,62 bis 0,17) | – |
| Regionalanästhesie | 14 | −0,88 (−1,34 bis −0,42) | < 0,001 |

| Schmerz | | | |
|---|---|---|---|
| Ergebnis/Subgruppe | Studien (n) | Effektgröße (95 %-KI) | p-Wert |
| Endgültiger Schmerzscore | 42 | −0,50 (−0,66 bis −0,34) | < 0,001 |
| Veränderung des Schmerzscores | 9 | −0,54 (−0,93 bis −0,15) | 0,006 |
| Musik vom Patienten gewählt (Liste) | 21 | −0,55 (−0,81 bis −0,28) | < 0,001 |
| Vom Studienleiter gewählt | 16 | −0,47 (−0,67 bis −0,26) | < 0,001 |
| Eigene Musik des Patienten | 5 | −0,26 (−0,56 bis 0,04) | 0,090 |
| Präoperativ | 3 | −0,73 (−1,54 bis 0,08) | 0,080 |
| Perioperativ | 10 | −0,18 (−0,36 bis 0,00) | 0,050 |
| Postoperativ | 19 | −0,53 (−0,79 bis −0,28) | < 0,001 |
| Einmalige Intervention | 32 | −0,47 (−0,65 bis −0,29) | < 0,001 |
| Mehrfache Interventionen | 10 | −0,62 (−0,93 bis −0,30) | < 0,001 |
| Allgemeinanästhesie | 23 | −0,55 (−0,72 bis −0,39) | < 0,001 |
| Allgemeine Anästhesie, nur perioperativ | 5 | −0,41 (−0,64 bis −0,18) | < 0,001 |
| Regionalanästhesie | 8 | −0,41 (−0,80 bis −0,03) | 0,040 |

war in der Interventionsgruppe signifikant geringer als in der Kontrollgruppe. Die Patientenzufriedenheit wurde in 3 Studien bewertet, die alle über eine höhere Zufriedenheit in der Interventionsgruppe berichteten. Die methodische Qualität der Studien war gering, nur 3 Studien berichteten über eine ausreichende Stichprobengröße. Das Gesamtrisiko für Verzerrungen wurde als hoch eingestuft.

**Musik – Auswirkungen auf Medikamentenbedarf und Aufenthaltsdauer**
Eine weitere Metaanalyse (Fu et al. 2020) bewertete die Auswirkungen von perioperativer Musik auf Medikamentenbedarf, Aufenthaltsdauer und Kosten bei erwachsenen chirurgischen Patienten anhand von Publikationen bis Januar 2019. 55

Studien (4968 Patienten) wurden eingeschlossen. In 36 Studien (65 %) wurde bei Operationen am häufigsten eine Vollnarkose verwendet, während in 8 Studien (15 %) eine Lokalanästhesie zum Einsatz kam. Acht Studien (15 %) machten keine Angaben zur verwendeten Anästhesiemethode. In 3 Studien (5,5 %) wurde Musik ausschließlich präoperativ gespielt, in 10 Studien (18 %) intraoperativ, in 25 Studien (45 %) postoperativ und in 15 Studien (27 %) zu mehreren Zeitpunkten. Perioperative Musik reduzierte signifikant den postoperativen Opioidbedarf (gepoolte standardisierte Mittelwertdifferenz [SMD] 0,31 [95 %-KI 0,45 bis 0,16], P < 0,001). Perioperative Musik reduzierte auch signifikant den intraoperativen Propofol- (gepoolte SMD 0,72 [95 %-KI 1,01 bis 0,43], P < 0,00001) und Midazolam-Bedarf (gepoolte SMD 1,07 [95 %-KI 1,70 bis 0,44], P < 0,001), wobei das gleiche Sedierungsniveau erreicht wurde. Es wurde keine signifikante Reduzierung der Aufenthaltsdauer (gepoolte SMD 0,18 [95 %-KI 0,43 bis 0,067], P = 0,15) beobachtet. Die Schlussfolgerung war, dass perioperative Musik den Bedarf an Opioiden und Sedativa reduzieren kann, was möglicherweise das Patientenergebnis verbessert und die medizinischen Kosten senkt, da eine höhere Opioiddosis mit einem erhöhten Risiko für unerwünschte Ereignisse und chronischen Opioidmissbrauch verbunden ist. Auf die Heterogenität der Studien hinsichtlich der Anästhesiemethode und des Zeitpunkts der Musikintervention sei hingewiesen.

> Die Ergebnisse der Metaanalysen zeigen, dass das Hören von Musik eine positive Wirkung auf die präoperative Angst hat. Perioperative Musik kann den Bedarf an Opioiden und Sedativa reduzieren. Musik sollte allen Patienten, die sich einem operativen Eingriff unterziehen, zur Verfügung stehen.

**Intraoperative Musik und auditorische Reize**

Ziel einer systematischen Übersicht und Metaanalyse von Fu et al. (2021) war es, die Wahrnehmung und die Auswirkungen von intraoperativen auditorischen Reizen bei erwachsenen Patienten, die sich einer Operation in Vollnarkose unterziehen, zu bewerten, indem das postoperative Ergebnis der Patienten und das explizite und implizite Gedächtnis untersucht wurden. Die explizite Gedächtnisbildung wurde definiert als unerwünschte bewusste Wahrnehmung intraoperativer sensorischer Reize, sie wird normalerweise während einer adäquaten Vollnarkose bei elektiven chirurgischen Eingriffen unterbunden. Implizites Bewusstsein war definiert als intraoperative unbewusste Wahrnehmung ohne explizite Erinnerung. 53 Artikel (4200 Patienten) wurden eingeschlossen. In 7 von 17 Studien (41 %) gab es Hinweise auf eine implizite Gedächtnisbildung, wenn sie anhand von Wahrnehmungs-Priming-Aufgaben bewertet wurden. Bei den postoperativen Verhaltens- und Bewegungsreaktionen nach intraoperativen Suggestionen wurden gemischte Ergebnisse beobachtet. Intraoperative Musik reduzierte signifikant die postoperativen Schmerzen (SMD = −0,84; 95 %-KI, −1,1 bis −0,57; P < 0,001) und den Opioidbedarf (SMD = −0,29; 95 % KI, −0,57 bis −0,015; P = 0,039). Die Ergebnisse dieser Metaanalyse zeigten, dass intraoperative auditive Reize während einer klinisch adäquaten Vollnarkose unabhängig von der Schwere des chirurgischen Eingriffs wahrgenommen und verarbeitet werden können, was zu einer impliziten Gedächtnisbildung ohne explizites Bewusstsein führt. Intraoperative Musik kann positive Auswirkungen auf postoperative Schmerzen und den Opioidbedarf haben, während positive therapeutische Anregungen (personalisierte Sprachkassetten mit spezifischen Vorschlägen oder Anweisungen) keine offensichtlichen Auswirkungen auf die Erholung der Patienten hatten. Diese Unterschiede könnten drauf beruhen, dass bei Musik und Sprache unterschiedliche Gehirnregionen aktiv sind. Inwieweit das verwendete intraoperative Anästhesieschema einen Einfluss hat, ist unklar.

Diese systematische Überprüfung mit Metaanalyse demonstriert, dass intraoperative auditive Reize während einer klinisch angemessenen Vollnarkose wahrgenommen und verarbeitet werden können, was zur Bildung impliziter Erinnerungen ohne explizite Wahrnehmung führt.

Ambler et al. (2021) untersuchten die Evidenz der bisherigen Studien zur Wirksamkeit intraoperativer Musikapplikation bei elektiven chirurgischen Patienten in einer Übersicht anhand von 3 Datenbasen (PubMed, Embase und der auf Musik spezialisierten Forschungsdatenbank RILM [International Music Literature Repository]). Studien wurden eingeschlossen, wenn sie Patienten erfassten, die während einer elektiven Operation intraoperativer Musik ausgesetzt waren, sowohl eine experimentelle als auch eine Kontrollgruppe beinhalteten und mindestens ein quantifizierbares Ergebnis maßen. Erwachsene männliche und weibliche Patienten über 18 Jahre, die eine lokale oder regionale Anästhesie mit oder ohne Sedierung erhielten, wurden eingeschlossen. Chirurgie wurde definiert als ein invasiver Eingriff, der eine Inzision erfordert. Intraoperative Musik durfte nur während der Zeit des Eingriffs stattfinden – vom Beginn der regionalen oder lokalen Anästhesie oder der 1. Inzision bis zum Verschluss. Alle Arten der Musikinterventionen wurden eingeschlossen: Musik über Kopfhörer und Musik, die im Operationsraum abgespielt wurde. Nur Artikel, die nach 1990 durchgeführt und in englischer Sprache geschrieben wurden, wurden in die Analyse inkludiert. An den 21 Studien, die in diese Übersichtsarbeit einbezogen werden konnten, nahmen insgesamt 2283 intraoperative chirurgische Patienten aus 12 Ländern teil, wobei die meisten Studien in den USA (7; 30 %) durchgeführt wurden. Die durchschnittliche Stichprobengröße für einzelne Studien betrug 103,77 ± 91,79 Patienten, mit einer Spanne von 29 bis 400. Systolischer Blutdruck, diastolischer Blutdruck, Herzfrequenz, Angst, Schmerz, Patientenzufriedenheit, Atemfrequenz und Sedierungsbedarf waren die am häufigsten berichteten Ergebnisse. Nur 15 Ergebnismaße (36 %) wurden in mehr als einer Studie verwendet, während die verbleibenden 27 Ergebnismaße (64 %) in dieser Übersichtsarbeit nur in einer einzigen Studie identifiziert wurden. Zusätzlich zur Heterogenität der Ergebnisse unterschieden sich die Musikinterventionen sowie Kontrollgruppen zwischen den Studien stark. In einigen Studien wurde den Patienten Musik über Lautsprecher bereitgestellt, in anderen Studien über abschirmende

Kopfhörer. Einige Patienten hatten keine Wahl bei der Musik, andere konnten aus einer Reihe vorgewählter Playlists auswählen, und wieder andere konnten ihre eigene Playlist zusammenstellen. Die meisten Kontrollgruppen erhielten keine Intervention, d. h., die Patienten waren wie gewohnt der Umgebung des Operationssaals ausgesetzt. Andere erhielten geräuschunterdrückende Kopfhörer in einer Stillebedingung, oder hörten über Kopfhörer weißes Rauschen oder bekamen den im Operationssaal abgespielten Lärm über ihre Kopfhörer übertragen. Die genauen Details des Designs und der Durchführung der Intervention sowie die Begründung für Design und Durchführung wurden in den Studien häufig nur unvollständig beschrieben. Diese Übersicht zeigt die Notwendigkeit, die Berichterstattung zu verbessern, aber auch die Ergebnismaße zu standardisieren, und dient als ein 1. Schritt in der Entwicklung zukünftiger Studien. Ein core outcome set (COS) wurde gefordert. Dies ist ein standardisiertes Set von Ergebnissen, die mindestens in allen Studien zu diesem Thema erhoben und berichtet werden sollten, um die verbesserte Erfassung, Zusammenführung und Synthese von Daten über Studien hinweg zu unterstützen. Insgesamt zeigten Primärstudien und systematische Übersichtsarbeiten zur Verwendung von Musik während des intraoperativen Zeitraums positive Effekte. Allerdings hat das Fehlen einer standardisierten Berichterstattung von Interventionen und Ergebnissen die Nutzung und Verbreitung von Musik als ergänzende Therapie bisher eingeschränkt. Zukünftige Studien sollten eine klare Dokumentation der Intervention liefern und die Verwendung valider und zuverlässiger Ergebnisinstrumente in Betracht ziehen.

> Die starke Heterogenität der bisherigen Studien zur intraoperativen Applikation von Musik bei Patienten mit regionaler oder lokaler Anästhesie schränkt eine definitive Aussage zu dem Nutzen von intraoperativen Musikinterventionen erheblich ein.

**Musik und Stressantwort auf den Eingriff**

Perioperative Musik hat einen signifikant positiven Effekt auf Angst, postoperative Schmerzen und die Zufriedenheit der Patienten. Der Effekt auf den Schmerz ist sogar dann nachweisbar, wenn die Musikintervention ausschließlich intraoperativ, also während der Vollnarkose, angewendet wird. Der Wirkmechanismus ist bislang unbekannt; vorgeschlagen wurden verschiedene Erklärungen, darunter eine Modulation der Aktivität des autonomen Nervensystems, der neurohormonalen Stressreaktion sowie des Immunsystems. Ziel einer systematischen Übersichtsarbeit und Metaanalyse von Fu et al. (2019) war es, den Einfluss von perioperativer Musik auf Biomarker der Stressreaktion zu untersuchen, die auf die Stressantwort während einer Operation hinweisen. 18 RCTs wurden in die qualitative Analyse einbezogen (insgesamt 1301 Patienten: 689 in der Musikgruppe und 612 in der Kontrollgruppe). Acht dieser Studien wurden in die Metaanalyse aufgenommen (insgesamt 496 Patienten: 258 in der Musikgruppe und 238 in der Kontrollgruppe). 15 Studien untersuchten den Effekt von perioperativer Musik auf die neuroendokrine Stressreaktion durch Messung von Cortisol. Die Cortisolwerte wurden in der Regel zu 3 Zeitpunkten bestimmt: vor der Narkoseeinleitung (Basiswert), während des Hautverschlusses am Ende der Operation und postoperativ auf der Aufwachstation oder der chirurgischen Station. Die Cortisolwerte unterschieden sich zu Beginn nicht signifikant zwischen der Musik- und der Kontrollgruppe. Vier Studien, die alle eine statistisch signifikante Abschwächung der Cortisolwerte beim Vergleich der Musik- und Kontrollgruppe beobachteten, wurden von der Metaanalyse ausgeschlossen, weil keine Mittelwerte angegeben wurden, die Basiswerte sich signifikant zwischen den Gruppen unterschieden oder der Zeitpunkt der Messung eine Zusammenführung der Daten nicht zuließ. Drei Studien untersuchten den Effekt von perioperativer Musik auf Speichel-Cortisolwerte. Obwohl die Daten aufgrund ihrer Darstellung nicht zusammengeführt werden konnten, berichteten alle über eine statistisch signifikante Abschwächung der Cortisolwerte in der Musikgruppe. In der 24-Stunden-Urinanalyse wurde kein signifikanter Unterschied in den Katecholaminwerten beobachtet, ebenso wenig, wenn die Musik ausschließlich intraoperativ während der Vollnarkose abgespielt wurde. Perioperative Musik beeinflusste die Prolaktinwerte nicht, während sie die Oxytocinwerte signifikant erhöhte. Die Ergebnisse deuten darauf hin, dass perioperative Musik die neuroendokrine Stressreaktion auf eine Operation abschwächt, da die postoperativen Cortisolwerte signifikant niedriger waren, wenn die Patienten Musik ausgesetzt waren. Höhere Cortisolwerte, die zu Insulinresistenz und Hyperglykämie führen, korrelieren negativ mit der Wundheilungsgeschwindigkeit und erhöhen das Risiko von Wundinfektionen. Darüber hinaus wird Cortisol mit der Entstehung von postoperativem Delir, postoperativer kognitiver Dysfunktion und Gedächtnisbeeinträchtigungen in Verbindung gebracht. Hohe Lärmpegel sind im Operationssaal häufig und gelten als schädlicher Stressor, der zu höheren Cortisolwerten und einer höheren Rate von Wundinfektionen führen kann. Ein Teil des beobachteten positiven Effekts könnte auf die Lärmreduktion durch Kopfhörer zurückzuführen sein. Mehrere der eingeschlossenen Studien hatten jedoch eine Kontrollgruppe mit Kopfhörern ohne Musik. In einer Studie mit 3 Patientengruppen stiegen die Cortisolwerte im Vergleich zu den präoperativen Werten sowohl in der Gruppe mit Standardversorgung als auch in der Gruppe mit Kopfhörer und ohne Musik signifikant an, während die Cortisolwerte in der Musikgruppe nicht anstiegen. Obwohl kein Effekt der Musik auf die ACTH-Spiegel (ACTH = adrenocorticotropes Hormon) im Plasma gefunden wurde, sollte beachtet werden, dass ACTH pulsartig freigesetzt wird und Nettoveränderungen der gesamten ACTH-Produktion mit nur wenigen Messungen, wie sie in den 3 Studien dieser Metaanalyse durchgeführt wurden, nicht erfasst werden können. Perioperative Musik kann somit die physiologische und neuroendokrine Stressreaktion auf eine Operation abschwächen. Da keine der eingeschlossenen Studien postoperative Komplikationen oder Patientenergebnisse untersucht hat, sind die klinischen Implikationen nicht vollständig geklärt.

### Musik und postoperative Erholung

Zu dem Einfluss von Musik auf die postoperative Erholung nach den unterschiedlichsten größeren und kleineren Eingriffen in Allgemeinchirurgie, Herzchirurgie, Gynäkologie, Geburtshilfe, Urologie, aber auch Interventionen wie Koloskopie und Bronchoskopie, liegt eine systematische Übersicht von Hole et al. (2015) auf Basis von 73 RCTs vor. Die Untersuchung legt nahe, dass Musik, die im perioperativen Umfeld gespielt wird, postoperative Schmerzen, Ängste und den Bedarf an Analgetika reduzieren und die Patientenzufriedenheit verbessern kann. Die Autoren konnten jedoch keinen Unterschied in der Aufenthaltsdauer der Patienten feststellen, obwohl nur wenige Studien diese gemessen hatten. Keine der Studien untersuchte die Auswirkungen von Musik auf Infektionen, Wundheilungsraten oder Kosten. Die Autoren kamen zu dem Schluss, dass ausreichend Forschung betrieben wurde, um zu zeigen, dass Musik allen Patienten, die sich einem operativen Eingriff unterziehen, zur Verfügung stehen sollte. Patienten sollten die Möglichkeit haben, die Art der Musik auszuwählen, die sie hören möchten. Der Zeitpunkt der Musikwiedergabe hatte keinen großen Einfluss auf die Ergebnisse und sollte daher an die jeweilige klinische Umgebung und das medizinische Team angepasst werden.

## 1.2 Spezifische Eingriffe

**Leistenhernienchirurgie/Bauchwandrekonstruktion**

**Präoperative Applikation**

Das Hören von bevorzugter Musik im Warteraum vor einer Operation zur Leistenbruchreparatur verringerte im Vergleich zur Kontrolle in einer randomisierten Studie die postoperative Angst und verbesserte die Erholungsqualität der Patienten, reduzierte aber nicht die postoperativen Schmerzscores (Akelma et al. 2024).

**Intraoperative Applikation**

In einer Pilotstudie hörten Kinder während der Leistenhernienoperation in Allgemeinanästhesie über Kopfhörer Musik. Die intraoperative Musikapplikation hatte keinen Einfluss auf das postoperative Schmerzniveau, Patientenkomfort oder Übelkeit und Erbrechen (Buehler et al. 2017).

Maskal et al. (2024) berichteten über eine doppelt-blinde randomisierte Studie mit Patienten mit ventralen Hernien, bei denen myofasziale Verschiebelappen erforderlich waren. Alle Patienten erhielten nach Narkoseeinleitung (Allgemeinanästhesie) einen Kopfhörer, in der Musikgruppe mit selbst-ausgewählter Musik, in der Kontrolle keine Musik. Primärer Outcome-Parameter war der Schmerzscore, gemessen mittels NRS-11-Score 24 ± 3 h (NRS = numerische Rating-Skala) postoperativ. Es fand sich postoperativ kein Unterschied im primären Ergebnis der NRS-11-Scores (5,18 ± 2,62 gegenüber 5,27 ± 2,46, p = 0,75). Zusätzlich wurde die Ängstlichkeit der Patienten mit dem STAI-6-Fragebogen ermittelt. Es gab keinen Unterschied bei den NRS-11- oder STAI-6-Scores nach 48 ± 3 und 72 ± 3 h, der intraoperativen Sedierung oder dem postoperativen Narkoseverbrauch. Im Endergebnis konnte bei Patienten mit Bauchwandrekonstruktion kein Nutzen einer intraoperativen Musik über die multimodale Routinetherapie hinaus bei der postoperativen Schmerzreduktion beobachtet werden.

> Diese Studien fanden keinen Nutzen einer intraoperativen Musik bei Patienten in Allgemeinanästhesie hinsichtlich der postoperativen Schmerzreduktion.

**Cholezystektomie**
**Intraoperative Applikation**

Szmuk et al. (2008) berichteten über eine doppelt-blinde randomisierte Studie, in die 40 Patienten, die sich einer laparoskopischen Hernien- oder Gallenblasenoperation unter Vollnarkose unterzogen, eingeschlossen wurden. Alle Patienten wurden an einen BIS-Monitor (BIS = Bispektralindex) angeschlossen. Es wurde nach dem Zufallsprinzip ausgewählt, ob die Patienten Musik hören sollten oder nicht. Den Patienten der Musikgruppe war es erlaubt, den Musikstil selbst zu wählen; ihre Auswahl war jedoch auf klassische Musik, Pop-Rock oder israelische Musik beschränkt. Die Patienten beider Gruppen erhielten vor der Narkoseeinleitung einen Kopfhörer und trugen während der gesamten Operation einen Kopfhörer. Die endtidale Konzentration von Sevofluran, die erforderlich war, um den BIS-Wert während einer laparoskopischen Cholezystektomie nahe 50 zu halten, war bei Patienten mit und ohne Musik praktisch identisch. Die Autoren kamen zu dem Schluss, dass zwar frühere Arbeiten darauf hindeuteten, dass Musik den präoperativen Stress reduziert und während der Sedierung nützlich sein kann. Die vorliegenden Ergebnisse sprechen jedoch nicht für den Einsatz von Musik während der Operation.

Graversen und Sommer (2013) führten eine randomisierte Studie mit 93 Patienten durch, bei denen eine laparoskopische Cholezystektomie vorgenommen wurde. Es wurde nach dem Zufallsprinzip ausgewählt, ob die Patienten Musik hören sollten oder nicht. Die Patienten beider Gruppen erhielten vor der Narkoseeinleitung Kopfhörer und trugen während der gesamten Operation Kopfhörer. Anhand eines visuellen Analogscores wurden Schmerzen, Übelkeit und Müdigkeit zu Beginn, 1 h, 3 h, 1 Tag und 7 Tage nach der Operation erfasst. C-reaktives Protein und Cortisol wurden vor und nach der Operation gemessen. Musik reduzierte die Schmerzen 3 h nach der Operation nicht. Die Musikgruppe hatte an Tag 7 weniger Schmerzen (P = 0,014). Die Übelkeit war in beiden Gruppen gering und wurde durch die Musik nicht beeinflusst. Die Musikgruppe war an Tag 1 (P = 0,042) und Tag 7 (P = 0,015) weniger müde. Der Cortisolspiegel sank während der Operation in der Musikgruppe (428,5–348,0 nmol/l), während er in der Gruppe ohne Musik anstieg (443,5–512,0 nmol/l); dennoch war der Unterschied zwischen den beiden Gruppen nur bei Verwendung allgemeiner linearer Modelle als Post-hoc-Analyse signifikant. Sanfte Musik hatte keinen Einfluss auf den C-reaktiven Proteingehalt.

> Der Einsatz von Musik während der Operation war in beiden randomisierten Studien von fraglichem Nutzen.

**Schilddrüsenchirurgie**

Agus und Kose (2024) berichteten über eine randomisierte Studie mit 76 Patienten, bei denen die Auswirkungen von Musik auf die Angst vor einer Schilddrüsenoperation untersucht wurde. Die Teilnehmer der Musikgruppe wurden gebeten, bis zur Operation alle 3 h mindestens 30 min lang Musik zu hören. Beide Gruppen füllten 24 h vor der Operation und 1 h vor der Verlegung in den Operationssaal den Surgical Fear Questionnaire (SFQ) und den Anxiety Specific to Surgery Questionnaire (ASSQ) aus. Es gab keinen signifikanten Unterschied zwischen beiden Gruppen, das Hören von Musik präoperativ reduzierte nicht Furcht und Ängstlichkeit vor dem Eingriff.

In einer kleinen Studie mit 2-mal 25 Patienten überprüften Tripyla et al. (2023) den Einfluss von Mozarts Musik auf postoperative Schmerzen und physiologische Parameter für 24 h nach einer totalen Schilddrüsenentfernung. In der Musikgruppe hörten die Patienten die Musik für 20 min unmittelbar nach Ankunft im Aufwachraum. In der Musikgruppe wurde nach den ersten 10 min der Musikintervention im Vergleich zur Kontrollgruppe eine signifikant höhere Rate an Schmerzreduktion beobachtet. Der Effekt hielt für 2 h an, Musik reduzierte auch die Atemfrequenz um 1,31 Atemzüge/Minute mehr als in der Kontrollgruppe an jedem Messpunkt. Die Veränderungen der übrigen physiologischen Parameter waren zwischen der Musik- und der Kontrollgruppe sowie innerhalb jeder Gruppe statistisch nicht signifikant. Angaben zum Analgetikaverbrauch fanden sich nicht.

In einer randomisierten Studie erfolgte die Feinnadelbiopsie der Schilddrüse – ohne Anästhesie – bei insgesamt 82 Patienten mit und ohne Hören von klassischer Musik (Barlas et al. 2023). Die Intervention mit klassischer Musik reduzierte zwar nicht die Schmerzwahrnehmung der Patienten, aber ihre Angst war im Vergleich zur Kontrolle signifikant geringer. Bei der leichten Durchführbarkeit empfahlen die Autoren die Biopsie unter Musik. Gürkan und Kaya (2024) gingen der identischen Fragestellung nach. In ihrer randomisierten Studie mit insgesamt 91 Patienten führte das Hören von Musik während der Feinnadelbiopsie der Schilddrüse zu einer signifikanten Reduktion von Ängstlichkeit und Schmerzempfinden der Patienten.

> Bei Feinnadelbiopsie der Schilddrüse führte das Hören von Musik zu einer signifikanten Reduktion von Ängstlichkeit und Schmerzempfinden der Patienten.

**Bariatrische Chirurgie**

In einer prospektiven Studie untersuchten van Dam et al. (2025) den Einfluss von perioperativer Musik bei Patienten mit bariatrischer Chirurgie. Der primäre Endpunkt war der postoperative Schmerz am 1. postoperativen Tag, gemessen auf einer 10-Punkte-Skala (NRS). Sekundäre Endpunkte umfassten postoperative Übelkeit, Patientenzufriedenheit sowie den Bedarf an Opioiden und Antiemetika. Die Kontrollgruppe erhielt keine Musik, während die Interventionsgruppe patientenausgewählte Musik über Kopfhörer auch während des Eingriffs unter Anästhesie hören konnte. In der Kontrollgruppe wurden 66 Patienten eingeschlossen, in der Interventionsgruppe 65. Insgesamt 21 Patienten (32,3 %) hörten ausschließlich während der Anästhesie Musik, während die übrigen Patienten auch zu einem anderen Zeitpunkt Musik hörten. Die meisten Patienten hörten direkt vor der Operation im Anästhesieraum Musik (61,4 %). Nach dem Eingriff hörten 22,8 % der Patienten Musik im Aufwachraum, 52,6 % hörten Musik auf der chirurgischen Station. Der mediane NRS-Wert betrug in beiden Gruppen 5, ohne signifikanten Unterschied (p = 0,325). Auch der Medikamentenverbrauch (Analgetika und Antiemetika) war in beiden Gruppen vergleichbar. Die Zufriedenheit der Patienten war in beiden Gruppen hoch, mit Werten von 8 (8–9) bzw. 9 (8–10) auf einer numerischen Skala, ebenfalls ohne signifikanten Unterschied (p = 0,137). In der Interventionsgruppe gaben die meisten Patienten (86 %) an, bei zukünftigen chirurgischen Eingriffen wieder Musik hören zu wollen. Die Einführung von perioperativer Musik bei bariatrischen Operationen führte aber *nicht* zu einer signifikanten Reduktion postoperativer Schmerzen oder des Medikamentenverbrauchs. Dennoch unterstreicht die starke Patientenpräferenz für Musik bei zukünftigen Eingriffen den Einsatz von Musik bei diesen Patienten in der perioperativen Versorgung.

Ziel einer Studie von Karadas und Sahin (2025) war es, die Wirkung von Musik auf die Behandlung von postoperativer Übelkeit und Erbrechen (PONV = postoperative nausea and vomiting) sowie auf die Patientenzufriedenheit bei Personen zu untersuchen, die sich einer bariatrischen Operation unterzogen haben. Insgesamt wurden 48 Patienten, 24 in der Versuchsgruppe und 24 in der Kontrollgruppe, in diese Studie aufgenommen. Die Teilnehmer der Versuchsgruppe erhielten unmittelbar vor der 2. und 6. Stunde nach der Operation eine Musikintervention, während die Teilnehmer der Kontrollgruppe routinemäßig ohne Intervention überwacht wurden. Es gab keinen signifikanten Unterschied zwischen der Versuchsgruppe und der Kontrollgruppe hinsichtlich des Schweregrads der PONV und der Werte auf der Postoperative Nausea and Vomiting Impact Scale (Skala zur Bewertung der Auswirkungen von postoperativer Übelkeit und Erbrechen) in der 2., 4., 6., 12. und 24. Stunde (p > 0,05). Die Ergebnisse dieser Studie zeigen, dass Musiktherapie keinen signifikanten Einfluss auf PONV nach bariatrischen Operationen hat, aber die Patientenzufriedenheit wirksam steigert.

**Ösophagogastrische Chirurgie**

Bei dem IMPROMPTU-Trial (IMPROMPTU = Intraoperative Music to Promote Patient Outcome) handelt es sich um eine doppelt-blinde randomisierte niederländische Studie, in der die Auswirkungen von intraoperativer Musik während der Allgemeinanästhesie bei Patienten geprüft wurde, die sich einem Eingriff bei Ösophagus- oder Magenkarzinom unterzogen (Fu et al. 2024). Primäres Ergebnis waren die Schmerzen am ersten postoperativen Tag. Diese wurden anhand einer 11-stufigen NRS während der 1. postoperativen Woche bewertet. Alle Patienten erhielten nach Einleitung der Anästhesie Kopfhörer, in der Therapiegruppe (n = 31) wurde Musik eingespielt, die Kopfhörer der Kontrollgruppe (n = 38) waren lautlos. Das mediane Alter der Patienten war 70 Jahre, 69 % der Patienten waren männlich. Die intraoperative Musik reduzierte nicht den postoperativen Schmerz (NRS 1,8 [SD 0,94] gegenüber 2,0 [1,0], mittlere Differenz −0,28 [95 %-KI −0,76–0,19], P = 0,236; SD = standard deviation). Auch wurden keine statistisch signifikanten Unterschiede in Bezug auf den Medikamentenbedarf, die Stressreaktion, die Komplikationsrate oder die Dauer der Behandlung festgestellt. Im Ergebnis verbesserte demnach intraoperative, vorgewählte klassische Musik während der Operation von Speiseröhrenkrebs nicht das postoperative Ergebnis und die Erholung der Patienten im Vergleich zu keiner Musik unter Verwendung von Kopfhörern mit Geräuschunterdrückung.

Perioperative bzw. intraoperative vorgewählte Musik bei bariatrischen Operationen oder Eingriffen bei Ösophagus- oder Magenkarzinom führte *nicht* zu einer signifikanten Reduktion postoperativer Schmerzen oder des Medikamentenverbrauchs.

**Kolorektale Chirurgie**

Über eine prospektive Studie zur perioperativen Musikintervention bei Patienten mit kolorektaler Chirurgie berichteten Kakar et al. (2024). Die Patienten hörten während ihres gesamten Krankenhausaufenthalts 2-mal täglich vor der Operation, während der Operation und nach der Operation 30-minütige Musikaufnahmen ihrer Wahl über Kopfhörer. 45/47 (95,2 %) Patienten hatten die Musikintervention präoperativ erhalten, 44/46 (95,7 %) intraoperativ und 15/47 (31,9 %) postoperativ für mindestens 60 min pro Tag. Nur 14/47 (29,7 %) erhielten die Musikintervention wie ursprünglich geplant vollständig. Im Durchschnitt hörten die Patienten postoperativ 53,8 min pro Tag Musik. Die am häufigsten gewählten Musikgenres waren Pop (26,1 %), Klassik (21,7 %), Jazz (10,9 %), Rock (10,9 %) und Sonstiges (30,4 %). Patienten der Musikgruppe zeigten im Vergleich zur Kontrolle geringere Angst und weniger Benzodiazepin- und Opioidverbrauch. Die Botschaft war, dass die Musik leicht anzuwenden sei und eine Komponente der perioperativen Standardtherapie darstellen sollte. Das Protokoll dieser Studie war zuvor publiziert worden (Kakar et al. 2021). Das Studiendesign, eine Pilotstudie vor und nach der Implementierung mit einer begrenzten Stichprobengröße in einem einzigen Zentrum, schränkt die Möglichkeit ein, Auswirkungen von Musik auf klinische Ergebnisse wie Schmerzen, Medikamenteneinnahme usw. definitiv zu bewerten. Auch kann die retrospektive Bewertung des Angstniveaus vor der Operation zu Erinnerungsverzerrungen führen. Dennoch schien sich die Intervention positiv auf die Angstzustände der Patienten und ihren Konsum von Benzodiazepinen und Opioiden auszuwirken.

Die sog. IMPROVE-Studie – eine Pilotstudie – demonstrierte geringere Angst und weniger Benzodiazepin- und Opioidverbrauch bei kolorektalen Eingriffen mit perioperativer Musikintervention.

Das Ziel einer weiteren Studie dieser Arbeitsgruppe war es, die Kosteneffizienz der Umsetzung einer Musikintervention in der perioperativen Versorgung von Patienten, die sich einem kolorektalen Eingriff unterziehen, zu analysieren. Die wirtschaftliche Bewertung wurde als Post-hoc-Analyse der IMPROVE-Studie durchgeführt (Van Bergen et al. 2025). Die Hauptendpunkte der Analyse waren postoperative Schmerzwerte und Gesundheitskosten. Es wurde ein Propensity-Score-Matching mit inverser Wahrscheinlichkeitsgewichtung angewendet. Inkrementelle Kosten und kumulative Schmerzscore-Differenzen wurden mithilfe einer Bootstrap-Analyse mit 1000 Wiederholungen geschätzt. Das Medianalter der gesamten Patientenpopulation betrug 62,5 Jahre. Die mittlere Summe der postoperativen Schmerzwerte an den postoperativen Tagen 0 bis 3 betrug 9,8 (Spanne 0–40; 95 %-KI 8,3–11,4) in der Prä-Implementierungsgruppe und 9,9 (95 %-KI 7,0–12,9) in der Post-Implementierungsgruppe (P = 0,970). Die Gesamtkosten unterschieden sich nicht signifikant zwischen der Prä- und der Post-Implementierungsgruppe in der Gesamtgruppe (7000 € vs. 8070 €; mittlerer Unterschied 1070 € [Bootstrap 95 %-KI –1190 bis 3336 €], P = 0,353). Die inkrementellen Kosten betrugen 1288 € bzw. 5030 € (Intention-to-Treat- bzw. Per-Protocol-Analyse) pro klinisch relevanter Schmerzreduktion während der postoperativen Tage 0–3. Die Implementierung einer Musikintervention führte nicht zu einem signifikanten Unterschied der Kosten. Die Studienhypothese, dass Musikinterventionen aufgrund einer Verringerung der postoperativen Schmerzen und einer damit einhergehenden Verringerung des Medikamentenverbrauchs, der die Interventionskosten überwiegt, kosteneffizient wären, konnte nicht bestätigt werden. Die kumulativen postoperativen Schmerzen und die Kosten für den Medikamentenverbrauch wurden in der Musikinterventionsgruppe nicht signifikant reduziert.

> Die Studienhypothese, dass Musikinterventionen aufgrund einer Verringerung der postoperativen Schmerzen und einer damit einhergehenden Verringerung des Medikamentenverbrauchs, der die Interventionskosten überwiegt, kosteneffizient wären, konnte nicht bestätigt werden

**Koloskopie – Metaanalysen**

Bechtold et al. (2009) erstellten eine Metaanalyse, um die Auswirkung von Musik während der Koloskopie auf Schmerzen, Zufriedenheit der Patienten, Bedarf an Sedativa und Bereitschaft zur Wiederholung der Untersuchung zu bewerten. Sie fanden 8 randomisierte Studien mit insgesamt 712 Patienten. Die Metaanalyse ergab, dass Musik während der Koloskopie die Gesamterfahrung der Patienten verbessert, jedoch keine Auswirkungen hat auf andere Parameter wie Bedarf an sedierenden Schmerzmitteln, Dauer des Eingriffs, Schmerzen der Patienten und deren Bereitschaft, denselben Eingriff in Zukunft zu wiederholen. Die Autoren folgerten trotzdem, dass es sinnvoll sei, Musik in Endoskopielaboren anzubieten, da sich das Patientenerleben durch die Wiedergabe von Musik während der Koloskopie verbessert.

Shanmuganandan et al. (2017) zogen 4 vergleichende Studien, die den Einfluss von Musik auf Angst oder Schmerzen während einer flexiblen Sigmoidoskopie bei Erwachsenen untersuchten, in eine Metaanalyse ein. Patienten, die während der flexiblen Sigmoidoskopie Musik hörten, hatten im Vergleich zu den Kontrollgruppen weniger Angst (Random-Effekte; SMD = 0,851 [0,467, 1,235], standard error [SE] = 0,196, P < 0,001) und empfanden weniger Schmerzen als diejenigen, die keine Musik hörten, jedoch war letzterer Unterschied nicht statistisch signifikant. Musik scheint Patienten, die sich einer flexiblen Sigmoidoskopie unterziehen, in Bezug auf Angst zu helfen und wurde als hilfreiche Maßnahme deklariert.

Eine weitere systematische Übersicht mit Metaanalyse beruhte auf 7 randomisierten Studien mit insgesamt 622 erwachsenen Patienten (Sorkpor et al. 2021). Es wurde geprüft, ob Musikhören Schmerzen bei Erwachsenen während einer Koloskopie lindern kann. Die verfügbaren Belege ergaben keine konsistenten Ergebnisse zugunsten einer durch Musik induzierten Analgesie. Vier der 7 Studien berichteten über statistisch signifikant niedrigere Schmerzwerte in der Musikinterventionsgruppe. Die Metaanalyse zeigte eine geringere Verbesserung des Schmerzscores bei Erwachsenen, die während der Koloskopie Musik hörten, verglichen mit Erwachsenen, die während der Koloskopie keine Musik hörten; dieser Effekt war jedoch stark heterogen ($I^2$ = 98,99 %) und statistisch nicht signifikant. Die Ergebnisse sprachen nicht für den routinemäßigen Einsatz von Musik zur Schmerzbekämpfung bei Erwachsenen, die sich einer Koloskopie unterziehen. Die Folgerung war, dass weitere Studien, die die Auswirkungen des Musikhörens auf Schmerzen bei Erwachsenen während einer Koloskopie untersuchen, erforderlich sind, um die Evidenz einer schmerzlindernden Wirkung von Musik bei Erwachsenen während einer Koloskopie zu belegen.

> Die geringe methodische Qualität der eingeschlossenen Studien und die erhebliche Heterogenität der Ergebnisse lassen die Wirkung des Musikhörens zur Schmerzbekämpfung bei Erwachsenen, die sich einer Koloskopie unterziehen, offen.

**Koloskopie – Studien**

Sun et al. (2022) berichteten über eine randomisierte Studie, in der die Patienten der Musikgruppe über Kopfhörer leichte Pianomusik (n = 112) während der Koloskopie hörten, Patienten der Kontrollgruppe (n = 104) trugen Kopfhörer ohne Musik. In dieser Studie war der Angstzustandswert nach der Koloskopie in der Klaviermusikgruppe signifikant niedriger als in der Kontrollgruppe (< 0,05). Schmerzwerte und die Zufriedenheit mit der Schmerzbehandlung waren in der Klaviergruppe signifikant besser. Die Botschaft war, dass leichte Klaviermusik die Angst der Patienten verringern und die Zufriedenheit mit der Koloskopie verbessern kann.

In einer zweiarmigen, prospektiven randomisierten dänischen Studie mit insgesamt 337 Patienten wurden die Patienten entweder einer Gruppe mit entspannender Musik (MusiCure) vor und während der Koloskopie oder der Standardversorgung (ohne Musik) zugeteilt (Brix und Pedersen 2022). Zwischen den Gruppen wurden keine Unterschiede hinsichtlich Schmerzintensität, Dauer der Koloskopie, Verbrauch von Alfentanil und Midazolam, Vitalparametern, Patientenzufriedenheit und zökale Intubationsrate festgestellt. Männer in der Musikgruppe hatten einen niedrigeren mittleren arteriellen Blutdruck im Vergleich zu Männern in der Gruppe ohne Musik, was auf ein reduziertes Stressniveau hinwies. Die Mehrheit der Patienten in der Musikgruppe würde es vorziehen, bei einer zukünftigen Koloskopie Musik zu hören. Musik vor und während einer Koloskopie kann das Patientenerlebnis verbessern.

Choi et al. (2023) schlossen in eine Propensity-Score gematchte Studie je 169 Patienten ein, die bei der Koloskopie Musik hörten oder nicht hörten. Die Frage war, ob Musik bei der Koloskopie die Aufmerksamkeit des Endoskopierenden ablenken kann. Es fanden sich keine signifikanten Unterschiede in der Einführungszeit des Geräts (4,97 vs. 5,17 min, P = 0,795) und der Adenomdetektionsrate (ADR; 39,1 % vs. 46,2 %, P = 0,226) zwischen den beiden Gruppen. Die Subgruppenanalyse zeigte, dass sich bei den Experten die Einführungszeit (3,6 vs. 3,8 min, P = 0,852) und die ADR (51,1 % vs. 44,7 %, P = 0,488) zwischen den beiden Gruppen nicht signifikant unterschieden. Bei den Assistenzärzten hingegen waren die Polypdetektionsraten (PDR; 46,9 % vs. 66,7 %, P = 0,016) und die ADR (25,9 % vs. 47,6 %, P = 0,006) in der Musikgruppe signifikant niedriger als in der Nicht-Musikgruppe. Die Erklärung war, dass Musik die Chirurgen ablenken kann, wenn sie neue oder komplexe Aufgaben ausführen. Endoskopie-Assistenzärzte sind mit der endoskopischen Handhabung noch nicht vertraut und müssen den Zustand des Patienten häufig beurteilen, was zwangsläufig ihre Aufmerksamkeit beansprucht, wobei Musik diese Situation möglicherweise negativ beeinflusst.

> Die Studie deutete darauf hin, dass Musik bei der Koloskopie unerfahrene Assistenzärzte bei der angemessenen Erkennung von Adenomen ablenken kann.

**Gemischtes Krankengut Allgemeinchirurgie**

Vazhakalayil und Varma (2024) berichteten über 60 Patienten, die sich in einer prospektiven randomisierten Studie einer elektiven Operation im Unterbauch in Allgemeinanästhesie unterzogen. Die Patienten wurden 2 Gruppen zugeteilt: Gruppe M (Musikgruppe) hörte über Kopfhörer Musik in einer vorab festgelegten Lautstärke, während Gruppe C (Kontrolle) nur Kopfhörer ohne Musik benutzte. Die Musikintervention erfolgte jeweils für 2 h in der präoperativen, intraoperativen und postoperativen Phase. Gruppe M zeigte eine bessere Kontrolle des systolischen Blutdrucks 10 und 30 min nach Einleitung der Allgemeinanästhesie und wies einen signifikant niedrigeren VAS-Wert (VAS = visuelle Analogskala) auf ($p < 0,05$). Zudem war die Patientenzufriedenheit in Gruppe M höher (81,4 %) im Vergleich zu Gruppe C (51,4 %; $p < 0,05$). In der Studiengruppe wurde eine statistisch signifikante Verlängerung der Analgesiedauer festgestellt. Allerdings wurde kein statistisch signifikanter Unterschied im Cortisolspiegel beider Gruppen beobachtet, der anhand des Cortisolspiegels gemessene Stress war nicht signifikant unterschiedlich.

Wie sehr es bei den Studienergebnissen auf die Art der Musik und das Verständnis des Patienten ankommt, demonstriert eine Studie von Yeoh und Spence (2023). In dieser einfach verblindeten Studie mit insgesamt 303 Teilnehmern in Malaysia, in der die Patienten im Warteraum einer chirurgischen bzw. radiologischen Klinik für wenigstens 20 min Musik (westliche Musik) hörten, fühlten sich die Patienten beider Kliniken ohne Musik deutlich weniger ängstlich als Patienten in beiden Musikgruppen. Die Wahrnehmung der Patienten hinsichtlich des allgemeinen Service und ihre Erwartungen an das Krankenhaus waren ohne Musik höher. Die Folgerung war, dass die Auswahl der Hintergrundmusik dem unterschiedlichen Tagesrhythmus entsprechen sollte, beispielsweise würde ein lebhafterer Song besser zur Stimmung einer geschäftigen Klinik passen und zu einer „kongruenteren" Atmosphäre führen. Zweitens kann das Abspielen von Hintergrundmusik in einer „aufgabenorientierten" und hochgradig angespannten/ängstlichen Umgebung das Erregungsniveau erhöhen, was wiederum zu einer negativen Wahrnehmung des Krankenhauses und einer Zunahme der Angst bei den Patienten führen könnte. Musik ist ein kulturelles Produkt, und Musik, die bestimmte Überzeugungen in einer Kultur hervorruft, hat möglicherweise nicht die gleichen Auswirkungen auf kulturell andere Bevölkerungsgruppen. Daher sind speziell zusammengestellte Playlists erforderlich, um verschiedenen Bevölkerungsgruppen gerecht zu werden.

**Fazit für die Praxis**

- Musik kann eine sinnvolle Alternative/Ergänzung zu Beruhigungsmitteln und Medikamenten zur Verringerung der präoperativen Angst sein und den Bedarf an Opioiden und Sedativa reduzieren.
- Musik sollte allen Patienten, die sich einem operativen Eingriff unterziehen, zur Verfügung stehen, wobei je nach Eingriff, Zielsetzung und Patientenwunsch eine prä-, intra- und postoperative Intervention infrage kommt.
- Intraoperative auditive Reize können vom Patienten während einer klinisch adäquaten Vollnarkose unabhängig von der Schwere des chirurgischen Eingriffs wahrgenommen und verarbeitet werden. Die starke Heterogenität der bisherigen Studien zur intraoperativen Applikation von Musik schränkt aber eine definitive Aussage zu dem Nutzen von intraoperativen Musikinterventionen erheblich ein.
- In der doppelt-blinden randomisierten niederländischen IMPROMPTU-Studie verbesserte intraoperative, vorgewählte klassische Musik während der Operation von Patienten mit Speiseröhrenkrebs nicht das postoperative Ergebnis und die Erholung der Patienten im Vergleich zu keiner Musik unter Verwendung von Kopfhörern mit Geräuschunterdrückung.
- Die Studienhypothese, dass Musikinterventionen aufgrund einer Verringerung der postoperativen Schmerzen und einer damit einhergehenden Verringerung des Medikamentenverbrauchs kosteneffizient wären, konnte in der niederländischen IMPROVE-Studie nicht bestätigt werden.
- Musik ist ein kulturelles Produkt, und Musik, die bestimmte Überzeugungen in einer Kultur hervorruft, hat möglicherweise nicht die gleichen Auswirkungen auf kulturell andere Bevölkerungsgruppen. Daher sind speziell zusammengestellte Playlists erforderlich, um verschiedenen Bevölkerungsgruppen gerecht zu werden.

## Literatur


Agus Y, Kose G. The effect of music on preoperative fear and anxiety in patients undergoing thyroid surgery: a randomized controlled trial. J Perianesth Nurs. 2024;S1089–9472(24):00455–6. https://doi.org/10.1016/j.jopan.2024.09.005.

Akelma FK, Altınsoy S, Nalbant B, Özkan D, Ergil J. Comparison of classical and patient-preferred music on anxiety and recovery after inguinal hernia repair: a prospective randomized controlled study. Perioper Med (Lond). 2024;13:89. https://doi.org/10.1186/s13741-024-00434-3.

Ambler M, Springs S, Garcia D, Born C. Heterogeneity of outcomes for intraoperative music interventions: a scoping review and evidence map. BMJ Evid Based Med. 2021;26:116–7. https://doi.org/10.1136/bmjebm-2020-111382.

Barlas T, Sodan HN, Avci S, Cerit ET, Yalcin MM. The impact of classical music on anxiety and pain perception during a thyroid fine needle aspiration biopsy. Hormones (Athens). 2023;22:581–5. https://doi.org/10.1007/s42000-023-00473-3.

Bechtold ML, Puli SR, Othman MO, Bartalos CR, Marshall JB, Roy PK. Effect of music on patients undergoing colonoscopy: a meta-analysis of randomized controlled trials. Dig Dis Sci. 2009;54:19–24. https://doi.org/10.1007/s10620-008-0312-0.

Bradt J, Dileo C, Shim M. Music interventions for preoperative anxiety. Cochrane Database Syst Rev. 2013;2013(6):CD006908. https://doi.org/10.1002/14651858.CD006908.pub2.

Brix LD, Pedersen ASB. Effect of music intervention in colonoscopy-naïve adults: a randomised controlled trial. Br J Nurs. 2022;31:526–32. https://doi.org/10.12968/bjon.2022.31.10.526.

Buehler PK, Spielmann N, Buehrer S, Schmidt AR, Weiss M, Schmitz A. Intraoperative music application in children and adolescents – a pilot study. Acta Anaesthesiol Scand. 2017;61:895–903. https://doi.org/10.1111/aas.12935.

Choi EJ, Jee SR, Lee SH, Yoon JS, Yu SJ, Lee JH, Lee HB, Yi SW, Kim MP, Chung BC, Lee HS. Effect of music on colonoscopy performance: a propensity score-matched analysis. World J Gastrointest Endosc. 2023;15:397–406. https://doi.org/10.4253/wjge.v15.i5.397.

van Dam K, Fu V, Verkoulen G, Broos P, de Witte E, Greve JW, Boerma EJ. Perioperative music implementation in bariatric patient care: an interventional study. Cureus. 2025;17:e78281. https://doi.org/10.7759/cureus.78281.

Fu VX, Oomens P, Sneiders D, van den Berg SAA, Feelders RA, Wijnhoven BPL, Jeekel J. The effect of perioperative music on the stress response to surgery: a meta-analysis. J Surg Res. 2019;244:444–55. https://doi.org/10.1016/j.jss.2019.06.052.

Fu VX, Sleurink KJ, Janssen JC, Wijnhoven BPL, Jeekel J, Klimek M. Perception of auditory stimuli during general anesthesia and its effects on patient outcomes: a systematic review and meta-analysis. Can J Anaesth. 2021;68:1231–53. https://doi.org/10.1007/s12630-021-02015-0.

Fu VX, Lagarde SM, Favoccia CT, Heisterkamp J, van Oers AE, Coene PLO, Koopman JSHA, van den Berg SAA, Dik WA, Jeekel J, Wijnhoven BPL. Intraoperative Music to Promote Patient Outcome (IMPROMPTU): a double-blind randomized controlled trial. J Surg Res. 2024;296:291–301. https://doi.org/10.1016/j.jss.2024.01.006.

Fu VX, Oomens P, Klimek M, Verhofstad MHJ, Jeekel J. The effect of perioperative music on medication requirement and hospital length of stay: a meta-analysis. Ann Surg. 2020;272:961–72. https://doi.org/10.1097/SLA.0000000000003506.

Geensen R, Dirven TLA, Bax FHE, Klimek M, Jeekel J. Music interventions in patients undergoing surgery: a systematic review using strict inclusion criteria. Complement Ther Med. 2025;92:103195. https://doi.org/10.1016/j.ctim.2025.103195.

Graversen M, Sommer T. Perioperative music may reduce pain and fatigue in patients undergoing laparoscopic cholecystectomy. Acta Anaesthesiol Scand. 2013;57:1010–6. https://doi.org/10.1111/aas.12100.

Gürkan O, Kaya MF. Effect of music on anxiety and pain levels of patients undergoing thyroid fine needle aspiration biopsy: a randomized controlled study. Acad Radiol. 2024;31:538–43. https://doi.org/10.1016/j.acra.2023.09.045.

Hole J, Hirsch M, Ball E, Meads C. Music as an aid for postoperative recovery in adults: a systematic review and meta-analysis. Lancet. 2015;386(10004):1659–71. https://doi.org/10.1016/S0140-6736(15)60169-6. Erratum in: Lancet 2015;386(10004):1630. https://doi.org/10.1016/S0140-6736(15)61181-3.

Kakar E, Ista E, Klimek M, Jeekel J. Implementation of music in the perioperative standard care of colorectal surgery: study protocol of the IMPROVE Study. BMJ Open. 2021;11:e051878. https://doi.org/10.1136/bmjopen-2021-051878.

Kakar E, van Ruler O, Hoogteijling B, de Graaf EJR, Ista E, Lange JF, Jeekel J, Klimek M. Implementation of music in the perioperative standard care of colorectal surgery (IMPROVE study). Colorectal Dis. 2024;26:2080–91. https://doi.org/10.1111/codi.17200.

Karadas Y, Yilmaz Sahin S. Music therapy for reduction of postoperative nausea and vomiting and evaluation of patient satisfaction in patients undergoing bariatric surgery: a prospective, randomized controlled study. Bariatric Surg Pract Patient Care. 2025. https://doi.org/10.1089/bari.2024.0040.

Kühlmann AYR, de Rooij A, Kroese LF, van Dijk M, Hunink MGM, Jeekel J. Meta-analysis evaluating music interventions for anxiety and pain in surgery. Br J Surg. 2018;105:773–83. https://doi.org/10.1002/bjs.10853.

Maskal SM, Gentle CK, Ellis RC, Tu C, Rosen MJ, Petro CC, Miller BT, Beffa LRA, Chang JH, Messer N, Melland-Smith M, Jeekel J, Prabhu AS. Does selective intraoperative music reduce pain following abdominal wall reconstruction? A double-blind randomized controlled trial. Hernia. 2024;28:1831–41. https://doi.org/10.1007/s10029-024-03092-y.

Shanmuganandan AP, Siddiqui MRS, Farkas N, Sran K, Thomas R, Mohamed S, Swift RI, Abulafi AM. Does music reduce anxiety and discomfort during flexible sigmoidoscopy? A systematic review and meta-analysis. World J Gastrointest Endosc. 2017;9:228–37. https://doi.org/10.4253/wjge.v9.i5.228.

Sorkpor SK, Johnson CM, Santa Maria DM, Miao H, Moore C, Ahn H. The effect of music listening on pain in adults undergoing colonoscopy: a systematic review and meta-analysis. J Perianesth Nurs. 2021;36:573-580.e1. https://doi.org/10.1016/j.jopan.2020.12.012.

Spielberger CD, Gorsuch RL, Lushene RE. STAI Manual for the State-Trait Anxiety Inventory. Palo Alto: Consulting Psychologists Press; 1970.

Sun DJ, You YX, He XJ, Li HT, Zeng XP, Li DZ, Wang W. Effects of light music played by piano intervention on satisfaction, anxiety, and pain in patients undergoing colonoscopy: a randomized controlled trial. Medicine (Baltimore). 2022;10:e32339. https://doi.org/10.1097/MD.0000000000032339.

Szmuk P, Aroyo N, Ezri T, Muzikant G, Weisenberg M, Sessler DI. Listening to music during anesthesia does not reduce the sevoflurane concentration needed to maintain a constant bispectral index. Anesth Analg. 2008;107:77–80. https://doi.org/10.1213/ane.0b013e3181733e16.

Tripyla N, Katsas K, Karagkouni K, Liosis I, Ntelis S, Linos D. Evaluation of the effect of Mozart music on pain and respiratory rate after thyroidectomy. Hormones (Athens). 2023;22:113–9. https://doi.org/10.1007/s42000-022-00421-7.

Van Bergen SH, Verhoeven JG, Kakar E, Jeekel J, Birnie E, Klimek M. Implementation of music in the perioperative standard care of colorectal surgery: a cost-effectiveness analysis. J Surg Res. 2025;305:47–55. https://doi.org/10.1016/j.jss.2024.10.052.

Vazhakalayil STJ, Varma S. Effects of music therapy on postoperative pain perception in patients undergoing abdominal surgeries under general anesthesia: a prospective controlled randomized comparative clinical study. Cureus. 2024;16:e68019. https://doi.org/10.7759/cureus.68019.

Yeoh JPS, Spence C. Background music's impact on patients waiting in surgery and radiology clinics. HERD. 2023;16:278–90. https://doi.org/10.1177/19375867231161094.

# Herzchirurgie/Gefäßchirurgie

# 2

## Inhaltsverzeichnis



## 2.1 Praxisempfehlungen

Die Society of Cardiovascular Anesthesiologists gibt folgende Praxisempfehlung (Makkad et al. 2025):

Patienten, die sich einer Herzoperation unterziehen und eine ergänzende prä- und/oder postoperative Musiktherapie zu dem Standardanalgetikaregime allein oder in Verbindung mit Yoga-Atemübungen erhalten, berichteten über geringere Schmerzen, einen geringeren Verbrauch von Analgetika, weniger Angstzustände und Depressionen sowie eine bessere Schlafqualität im Vergleich zu den Kontrollpersonen, die das Standardanalgetikaregime allein oder in Verbindung mit ununterbrochener Bettruhe oder Ruhezeiten erhielten.

> Perioperative Musiktherapie kann in Verbindung mit multimodaler Analgesie nützlich sein, um Schmerz und Angst nach herzchirurgischen Eingriffen zu reduzieren (Kategorie A; Level 2; Grad B).


E. S. Debus, R. T. Grundmann, *Musik in der operativen Medizin, Anästhesie und Onkologie*, https://doi.org/10.1007/978-3-662-73519-0_2

## 2.2 Musikinterventionen bei herz- und gefäßchirurgischen Eingriffen

### Herzchirurgie – Metaanalysen

Zu Musik als Intervention zur Stress- und Angstverminderung bei Patienten mit Koronarerkrankung liegt ein Cochrane Review vor (Bradt et al. 2013). Die Evidenz beruhte auf 26 Studien (1369 Teilnehmende). Das Hören von Musik war die hauptsächlich eingesetzte Intervention, in 23 Studien war kein ausgebildeter Musiktherapeut beteiligt. Die Ergebnisse deuten darauf hin, dass Musikinterventionen einen kleinen positiven Effekt auf die psychische Belastung bei Personen mit koronarer Herzkrankheit (KHK) haben und dieser Effekt in den Studien konsistent war. Das Musikhören hat einen moderaten Effekt auf die Angst bei Personen mit KHK; die Ergebnisse waren jedoch zwischen den Studien uneinheitlich. Studien, die Musikinterventionen bei Personen mit Myokardinfarkt untersuchten, fanden konsistentere angstreduzierende Effekte, mit einer durchschnittlichen Reduktion der Angst um 5,87 Punkte auf einer Skala von 20 bis 80 (95 %-Konfidenzintervall [95 %-KI] −7,99 bis −3,75, $p < 0{,}00001$, $I^2 = 53\ \%$). Darüber hinaus führten Studien, in denen die Teilnehmenden selbst die Musik auswählen konnten, zu stärkeren und konsistenten angstreduzierenden Effekten (standardisierte Mittelwertdifferenz [SMD] = −0,89, 95 %-KI −1,42 bis −0,36, $p = 0{,}001$, $I^2 = 48\ \%$). Das Hören von Musik senkt die Herzfrequenz, reduziert die Atemfrequenz und verringert den systolischen Blutdruck. Studien mit 2 oder mehr Musiksitzungen zeigten zudem einen kleinen, aber konsistenten schmerzlindernden Effekt (SMD = −0,27, 95 %-KI −0,55 bis −0,00, $p = 0{,}05$). Die Ergebnisse deuteten außerdem darauf hin, dass Musikhören die Schlafqualität nach einem kardialen Eingriff oder einer Operation verbessern kann (SMD = 0,91, 95 %-KI 0,03 bis 1,79, $p = 0{,}04$). Die Schlussfolgerungen der Autoren waren: Musikhören kann bei Personen mit KHK – insbesondere bei Myokardinfarkt – einen positiven Effekt auf die Angst haben. Darüber hinaus kann Musikhören günstige Auswirkungen auf systolischen Blutdruck, Herzfrequenz, Atemfrequenz, Schlafqualität und Schmerz bei Personen mit KHK haben. Die klinische Relevanz dieser Ergebnisse ist jedoch unklar. Da viele Studien ein hohes Risiko für Verzerrungen aufweisen, sollten diese Ergebnisse vorsichtig interpretiert werden. Es bedarf weiterer Forschung zu den Effekten von Musikinterventionen, die durch ausgebildete Musiktherapeuten durchgeführt werden.

Der Wertigkeit von perioperativen Musikinterventionen in der Kardiochirurgie gingen Kakar et al. (2021) in einer Metaanalyse nach. 20 Studien wurden für die qualitative Analyse (1169 Patienten) und 16 Studien (987 Patienten) für die Metaanalyse berücksichtigt. 14 Studien boten ausschließlich postoperative Musik an, davon 7 auf der Intensivstation, 2 auf der chirurgischen Station und 1 auf der Intensivstation und Station, 4 machten keine Angaben. Fünf Studien untersuchten postoperative Musik zusätzlich zu präoperativer und/oder intraoperativer Musik. Eine Studie berichtete sowohl präoperative als auch intraoperative Musik. Die Ergebnisparameter während des Krankenhausaufenthalts wurden bis zum 8. postoperativen Tag bewertet. Die Dauer jeder Musikintervention betrug mindestens 20 min. Die 1. postoperative Musiksitzung war mit einer signifikanten Verringerung der postoperativen Ängste (SMD = −0,50 [95 %-KI −0,67 bis −0,32], p < 0,01) und Schmerzen (SMD = −0,51 [95 %-KI −0,84 bis −0,19], p < 0,01) verbunden. Dies entspricht einer Verringerung um 4,00 Punkte (95 %-KI 2,56 bis 5,36) und 1,05 Punkte (95 %-KI 0,67 bis 1,41) auf dem State-Trait Anxiety Inventory (STAI) und der visuellen Analogskala (VAS)/numerischen Rating-Skala (NRS) für Angst bzw. 1,26 Punkte (95 %-KI 0,47 bis 2,07) auf der VAS/NRS für Schmerzen. Eine mehrtägige Musikintervention reduzierte die Angst bis 8 Tage postoperativ (SMD = −0,39 [95 %-KI −0,64 bis −0,15], p < 0,01). Perioperativ angebotene Musikinterventionen waren demnach mit einer signifikanten Verringerung der postoperativen Angst und Schmerzen bei herzchirurgischen Patienten assoziiert. In Anbetracht der Tatsache, dass perioperative Angst und Depressionen die Morbidität und Mortalität nach herzchirurgischen Eingriffen negativ beeinflussen können (Takagi et al. 2017), empfahlen die Autoren perioperative Musikeinspielungen bei der Standardversorgung herzchirurgischer Patienten.

Li et al. (2024) überprüften in einer Metaanalyse die Auswirkungen einer Musiktherapie auf Vitalparameter, Schmerzen, Angst und Stresshormone bei Patienten nach kardiothorakalen Eingriffen. Die Studie umfasste 24 randomisierte kontrollierte Studien (RCTs) mit insgesamt 1576 Patienten. Musiktherapie reduzierte die Angstwerte (SMD = −0,74, 95 %-KI [−0,96, −0,53], p < 0,01) und die Schmerzwerte (SMD = −1,21, 95 %-KI [−1,78, −0,65], p < 0,01) von Patienten nach Herz-Thorax-Chirurgie signifikant. Im Vergleich zur Kontrollgruppe erhöhte die Musiktherapie die postoperative Sauerstoffsättigung deutlich (SMD = 0,75, 95 %-KI [0,11, 1,39], p = 0,02). Darüber hinaus zeigte die Therapiegruppe eine signifikante Senkung der Herzfrequenz, des Blutdrucks und des Opioidverbrauchs. Bei der Atemfrequenz, den Stresshormonen, dem diastolischen Blutdruck, der Dauer des Krankenhausaufenthalts und der Dauer der mechanischen Beatmung gab es jedoch keinen signifikanten Unterschied zwischen Therapie- und Kontrollgruppen.

Zu der Frage: „Musiktherapie nach einer Herzoperation – ist sie eine wirksame Methode zur Reduktion von Schmerz und Angst?“ erstellten Grafton-Clarke et al. (2019) eine systematische Übersicht. Sie waren bei der Beantwortung der Frage auf Basis von 7 Studien, davon 6 randomisiert, zurückhaltend. Die eingesetzten Musiktherapieprotokolle variierten stark – von einer kurzen Sitzung am 1. postoperativen Tag bis hin zu mehreren Sitzungen pro Tag über einen Zeitraum von 72 h. Die meisten Interventionen verwendeten entspannende Musik mit einer Lautstärke von typischerweise 50 bis 60 dB. Alle 7 Studien berichteten über Schmerzen, wobei 4 signifikante Unterschiede in den Schmerzskalen zeigten; jedoch gingen 3 dieser 4 Studien nicht mit einer Reduktion des Bedarfs an Schmerzmitteln einher. Fünf Studien untersuchten Angstzustände, wobei 2 eine statistisch signifikante Verbesserung der Angstsymptome nachweisen konnten. Diese Ergebnisse müssen im Kontext der geringen Teilnehmerzahlen in den einzelnen Studien sowie der Heterogenität der angewandten Therapieprotokolle betrachtet werden. Die Autoren folgerten, dass die derzeit beste verfügbare Evidenz nicht überzeugend für die Wirksamkeit einer Musiktherapie als nicht-medikamentöse Maßnahme zur Schmerz- und Angstreduktion nach einer offenen Herzoperation spricht.

In eine andere systematische Übersicht mit Metaanalyse wurden insgesamt 1706 Patienten mit kardialen Prozeduren aus 18 RCTs und einer Kohortenstudie eingeschlossen (Tharwani et al. 2025). Die Empfänger der Musiktherapie zeigten signifikant geringere Angstwerte, gemessen mit dem STAI (mean difference [MD]: −4,75; P = 0,002), eine Verbesserung der Herzfrequenz (MD: −4,90; P = 0,02), des systolischen Blutdrucks (MD: −5,14; P = 0,01) und der Atemfrequenz (MD: −1,15; P = 0,01). Keine signifikanten Unterschiede wurden bei der Angst, gemessen mit der Numerical Anxiety Rating Scale, dem diastolischen Blutdruck, dem mittleren arteriellen Druck oder der Sauerstoffsättigung beobachtet.

Ho et al. (2021) fanden für eine systematische Übersicht 18 Studien mit 1758 Patienten, in denen die Wirksamkeit von Musik bei Patienten mit Koronarangiografie und offener Herzchirurgie untersucht wurde. Die Studien waren methodisch von hoher Heterogenität, sodass eine Metaanalyse unterlassen wurde. Signifikante Änderungen kardiovaskulärer Endpunkte unter Musiktherapie im Vergleich zur Kontrolle wurden nicht gefunden.

**Herzchirurgie – Studien**

Sendelbach et al. (2006) verglichen in einer RCT die Wirkung einer Musikintervention gegenüber einer ungestörten Ruheperiode auf Schmerzintensität, Angst, physiologische Parameter und Opioidverbrauch nach einer Herzoperation. 50 Patienten erhielten 20 min Musik 2-mal täglich an Tag 1–3 postoperativ (Intervention), während 36 Patienten 20 min Ruhe im Bett hatten (Kontrollgruppe). Angst, Schmerz, physiologische Parameter und Opioidverbrauch wurden vor und nach der 20-minütigen Phase gemessen. In der Musikgruppe zeigte sich im Vergleich zur Kontrollgruppe eine signifikante Verringerung von Angst (P < 0,001) und Schmerz (P = 0,009). Hinsichtlich des systolischen Blutdrucks (P = 0,17), des diastolischen Blutdrucks (P = 0,11) oder der Herzfrequenz (P = 0,76) wurden jedoch keine Unterschiede festgestellt. Auch beim Opioidverbrauch ergab sich zwischen den beiden Gruppen kein Unterschied. Die Folgerung war, dass Patienten in der Erholungsphase nach einer Herzoperation von einer Musikintervention profitieren können.

Nilsson (2009) überprüfte in einer randomisierten Studie die Wirkung einer Musikintervention auf den Cortisolspiegel bei Patienten, die sich einer Koronarbypassoperation oder einem Aortenklappenersatz unterzogen hatten, während der Bettruhe am 1. postoperativen Tag mit einer Kontrollgruppe. Nach 30 min Bettruhe gab es einen signifikanten Unterschied im Serum-Cortisolspiegel zwischen Therapie- und Kontrollgruppe: 484,4 mmol/l in der Musikgruppe (n = 28) und 618,8 mmol/l in der Kontrollgruppe (n = 30; p = 0,02). Dieser Unterschied war nach 1 h Bettruhe nicht mehr feststellbar. Hinsichtlich Herzfrequenz, Atemfrequenz, mittlerem arteriellem Druck, arterieller Sauerstoffspannung, arterieller Sauerstoffsättigung sowie subjektiven Schmerz- und Angstwerten wurde kein Unterschied zwischen den Gruppen gefunden. Obwohl demnach nur ein untergeordneter Effekt zu beobachten war, sprachen diese Ergebnisse nach Meinung der Autorin für den Einsatz von entspannender Musik in Kombination mit einer medikamentösen Behandlung zur Stressreduktion nach einer Herzoperation.

Dong et al. (2023) führten eine randomisierte, einfach verblindete Studie mit insgesamt 86 Patienten durch, die sich einem elektiven Herzklappenersatz unterzogen. Die Musik (15 min sanfte Musik) wurde den Patienten über binaurale Kopfhörer 3-mal verabreicht, 2 h nach der Extubation, am 2. Tag nach der Verlegung auf die Normalstation und am Morgen einen Tag vor der Entlassung. Im Vergleich zur Kontrollgruppe zeigte die experimentelle Gruppe im zeitlichen Verlauf einen statistisch signifikanten Rückgang von Schmerz, Angst, systolischem Blutdruck, Herzfrequenz und Atemfrequenz (alle $P < 0{,}001$). Allerdings gab es keine signifikanten Unterschiede beim diastolischen Blutdruck ($P > 0{,}05$). Die Autoren empfahlen die Musiktherapie als Zusatzmaßnahme zur Behandlung von Schmerz und Angst in der Herzchirurgie.

Ziel einer randomisierten Studie von Zhou und Hu (2025) war es, die Wirkung von Musik in Kombination mit präoperativer Aufklärung auf die perioperative Angst bei Patienten, die sich einer offenen Herzoperation unterziehen, zu beobachten. Die Patienten wurden nach dem Zufallsprinzip anhand einer Zufallszahlentabelle in 2 Gruppen von je 161 Patienten eingeteilt – eine Kontrollgruppe und eine Versuchsgruppe. Die Patienten der Versuchsgruppe erhielten am Abend vor der Operation auf der Station eine Musikintervention in Kombination mit einer präoperativen Aufklärung mittels eines 8-minütigen Informationsvideos. Der Inhalt basierte auf einschlägiger Literatur und umfasste die in dem betreffenden Krankenhaus angewandten Verfahren der offenen Herzchirurgie, einschließlich den präoperativen Vorbereitungen, der Umgebung und Abläufe im Operationssaal und einer Einführung in die Intensivstation (ICU = Intensive Care Unit) sowie Informationen zu tiefer Atmung, Husten, Gliedmaßenübungen und Schmerzmanagement. Der Videoinhalt wurde durch Rollenspiele des medizinischen Personals des Krankenhauses erstellt und von professionellen Synchronsprechern vertont. Die Patienten sahen sich das Video am Nachmittag vor der Operation zwischen 16:00 und 18:00 Uhr in ihren Krankenzimmern auf ihren Mobiltelefonen an, und die Untersucher beantworteten nach dem Ansehen Fragen zum Inhalt. Die Patienten hörten vor und nach der Operation (auf der Intensivstation 1 h nach der Extubation) mindestens 30 min lang über Kopfhörer auf ihren Mobiltelefonen klassische Musik, während sie im Bett lagen. Die für die Intervention ausgewählte Musik bestand aus langsamen, sanften klassischen Instrumentalstücken ohne Gesang, die sich durch ihre Sanftheit und entspannende Wirkung auszeichneten, mit einem Tempo von 60 bis 80 Schlägen/min und einer Lautstärke zwischen 50 und 60 dB. Die Patienten der Kontrollgruppe wurden auf der Station über die üblichen präoperativen Protokolle aufgeklärt. Der primäre Endpunkt war der perioperative Angstscore. Zu den sekundären Endpunkten gehörten die Aufenthaltsdauer auf der Intensivstation, die Dauer des Krankenhausaufenthalts, der perioperative mittlere Blutdruck, die Herzfrequenz, die Atemfrequenz und der Lebensqualitätsscore anhand der SF-36-Subskalenwerte (SF-36 = Short Form 36 Health Survey). Die Daten wurden zu folgenden 6 Zeitpunkten erhoben: T0 (präoperativer Ausgangswert), T1 (10 min nach der präoperativen kombinierten Intervention), T2 (nach der Extubation des Patienten), T3 (10 min nach der Intensivpflege), T4 (der 1. Tag nach der Aufnahme des Patienten auf Station) und T5 (1 Monat nach der Entlassung des Patienten). Die Versuchsgruppe wies sowohl zum Zeitpunkt T1 als auch zum Zeitpunkt T4 signifikant niedrigere Angstwerte auf als die Kontrollgruppe. Die Versuchsgruppe hatte eine signifikant kürzere Aufenthaltsdauer auf der Intensivstation und im Krankenhaus als die Kontrollgruppe. Die Herzfrequenz, der mittlere Blutdruck und die Atemfrequenz waren in der Versuchsgruppe zu den Zeitpunkten T1, T3 und T4 signifikant niedriger. Der mittlere Blutdruck und die Herzfrequenz waren in der Versuchsgruppe zum Zeitpunkt T2 signifikant niedriger. Die SF-36-Subskalenwerte waren in der Versuchsgruppe zum Zeitpunkt T5 signifikant höher. Die Schlussfolgerung war: Die Kombination aus Musik und präoperativer Aufklärung wirkt effektiv gegen Angstzustände und beschleunigt die Genesung von Patienten, die sich einer offenen Herzoperation unterziehen.

Ghetti (2013) berichtete über den Einsatz von Musiktherapie, mit besonderem Schwerpunkt auf emotional-orientiertem Coping, unmittelbar vor einer ambulanten Herzkatheteruntersuchung. Das randomisierte Pretest-/Posttest-Kontrollgruppendesign bestand aus 2 Experimentalgruppen – einer Gruppe mit Musiktherapie und emotional-orientiertem Coping (EAC = emotional approach coping; n = 13) sowie einer gesprächsbasierten EAC-Gruppe (n = 14) – im Vergleich zu einer Kontrollgruppe mit Standardversorgung (n = 10). In der Musiktherapiesitzung (30 min) wurden die Teilnehmer aktiv durch Musizieren und Diskussion von Liedtexten einbezogen, um Emotionen, Stress und Coping-Ressourcen im Hinblick auf den bevorstehenden Eingriff zu reflektieren. Bei der EAC-Sitzung (30 min) lag der Fokus auf verbaler emotionaler Verarbeitung und Ausdruck, um Stimmung, Stresslevel und Coping-Strategien zu besprechen. Musiktherapie mit EAC führte zu verbesserten positiven affektiven Zuständen bei Erwachsenen, die auf eine elektive Herzkatheteruntersuchung warteten, während eine gesprächsbasierte Betonung von emotional-orientiertem Coping oder die Standardversorgung dies nicht taten. Alle Gruppen zeigten einen signifikanten Gesamtrückgang negativer Affekte. Die Musiktherapie-EAC-Gruppe zeigte einen statistisch signifikanten, jedoch klinisch nicht signifikanten Anstieg des systolischen Blutdrucks, höchstwahrscheinlich aufgrund der aktiven Teilnahme an der Musiktherapie. Die Musiktherapie-EAC-Gruppe tendierte zu der kürzesten Prozedurdauer und dem geringsten Bedarf an Anxiolytika während des Eingriffs, während die EAC-Gruppe tendenziell den geringsten Analgetikabedarf während des Eingriffs aufwies; diese Unterschiede waren jedoch statistisch nicht signifikant. Das Ergebnis war:

> Die aktive Teilnahme an einer Musiktherapiesitzung mit Schwerpunkt auf emotional-orientiertem Coping (EAC) kann das Wohlbefinden von Erwachsenen, die auf Herzkatheteruntersuchungen warten, verbessern.

Den Auswirkungen des Musikhörens auf die präoperative Angst, die postoperativen Schmerzen (in Ruhe und beim Husten) sowie die kardiorespiratorischen Parameter bei Patienten, die sich einer Herzoperation unterzogen, gingen de Andrade et al. (2025) in einer randomisierten Studie mit insgesamt 50 Patienten nach.

Die Patienten in der Versuchsgruppe hörten Musik in der präoperativen Phase (bis zu 24 h vor der Operation) und am 1. postoperativen Tag (24 bis 48 h nach der Operation), insgesamt 2 Musikhörsitzungen pro Patient. Jede Musiksitzung dauerte 20 min und wurde über Kopfhörer mit einer SD-Karte (Secure-Digital-Speicherkarte) durchgeführt, auf der die Musikaufnahmen gespeichert waren. Die Intervention wurde vom Untersucher durchgeführt, der die Lautstärke der Kopfhörer einstellte und die Patienten anwies, sich in eine bequeme Position im Bett zu begeben, die Augen zu schließen und dann mit dem Musikhören zu beginnen. Patienten der Kontrollgruppe erhielten die Standardtherapie. Die Datenerhebung erfolgte präoperativ am Krankenbett des Patienten zwischen 18:00 und 19:00 Uhr. In der postoperativen Phase erfolgte sie zur gleichen Zeit am Krankenbett auf der koronaren Intensivstation. Die Beurteilung von Angstzuständen oder Schmerzen sowie die Messung der kardiorespiratorischen Parameter wurden unmittelbar vor und unmittelbar nach der Intervention oder Standardversorgung, d. h. zweimal täglich, durchgeführt. Die klassische Musik reduzierte die präoperativen Angstwerte ($p < 0{,}001$), die postoperative Schmerzintensität in Ruhe ($p < 0{,}001$) und beim Husten ($p < 0{,}001$) signifikant. Es gab auch eine statistisch signifikante Senkung des systolischen ($p = 0{,}001$) und diastolischen Blutdrucks ($p = 0{,}016$), der Herzfrequenz ($p < 0{,}001$) und der Atemfrequenz ($p < 0{,}001$) sowie einen signifikanten Anstieg der Sauerstoffsättigung ($p < 0{,}001$).

Die Ergebnisse zeigten, dass die Musikintervention bei Herzchirurgiepatienten wirksam war, um die präoperative Angst zu verringern, die kardiorespiratorischen Parameter während der prä- und postoperativen Phase zu verbessern und die postoperativen Schmerzen in Ruhe und beim Husten zu reduzieren.

**Musikintervention bei Carotis-Endarteriektomie**

Es wurde nur eine prospektiv randomisierte Studie zur Musikintervention bei Carotis-Endarteriektomie (CEA) gefunden (Kavakli et al. 2019). Der primäre Endpunkt dieser Studie war der Unterschied in der intraoperativen Angst bei Patienten mit oder ohne Musik während einer CEA unter Regionalanästhesie. Die sekundären Endpunkte umfassten intraoperative und postoperative Schmerzen, den Einsatz zusätzlicher Lokalanästhetika, die Verwendung intravenöser Analgetika, die Zufriedenheit von Patient und Operateur sowie Komplikationen. Angst wurde mittels des STAI und der NRS bewertet. Zur Schmerzerfassung wurde die VAS verwendet. Die postoperativen STAI-Werte waren in beiden Gruppen ähnlich ($p = 0{,}839$). Die direkt nach Operationsende gemessenen NRS-Werte waren in der Musikgruppe statistisch signifikant höher ($p = 0{,}001$). Die intraoperative Angst nahm in der Musikgruppe im Vergleich zur Kontrolle statistisch signifikant zu, wenn die Antworten auf die intraoperativen Fragen „Sind Sie entspannt?“ und „Sind Sie ruhig?“ verglichen wurden (jeweils $p = 0{,}0001$). Bezüglich der Menge der intra- und postoperativ verwendeten Analgetika zeigten sich keine statistisch signifikanten Unterschiede (p = 0,801 bzw. p = 0,773). Die intra- und postoperativen VAS-Werte sowie die Zufriedenheitswerte von Patienten und Chirurgen waren in beiden Gruppen ähnlich. Die Ergebnisse zeigten, dass das Hören von Musik während einer CEA unter Regionalanästhesie die intraoperative Angst der Patienten erhöhte und keinen Einfluss auf intraoperative oder postoperative Schmerzen oder die Patientenzufriedenheit hatte. Als Erklärung bietet sich an, dass das Hören über Kopfhörer den Patienten keine Informationen über seine Umgebung zukommen ließ, dass aber umgekehrt in der Kontrollgruppe die Patienten den Fortgang der Operation besser verfolgen konnten und Kontakt mit der Umgebung hatten, was zu geringerer Angst beitrug.

> Musikintervention über Kopfhörer bei CEA unter Regionalanästhesie erhöhte die intraoperative Angst der Patienten und hatte keinen Einfluss auf intra- und postoperative Schmerzen oder die Patientenzufriedenheit.

**Musikintervention bei Angiografien**

Eine systematische Übersicht mit Metaanalyse von Lieber et al. (2019) untersuchte die vorhandene Literatur zum Einsatz von Musik bei zerebraler, koronarer und peripherer Angiografie. Es sollte ermittelt werden, ob Musiktherapie und aufgenommene Musik (Musikmedizin) das Angstniveau der Patienten und physiologische Angstindikatoren wie erhöhte Herzfrequenz und Blutdruck verbessern können. Zwölf Studien gingen in die Analyse ein. Trotz erheblicher Heterogenität zwischen den Studien gab es starke Hinweise darauf, dass Musiktherapie die Angst von Patienten, die sich angiografischen Verfahren unterziehen, im Vergleich zu dem Angstniveau in Kontrollgruppen verringert. Sowohl in den Musikmedizin- und/oder Musiktherapiegruppen als auch in den Kontrollgruppen kam es zu einer signifikanten Verringerung der STAI-Werte von vor bis nach dem Eingriff, jedoch hatte die Musikmedizin und/oder Musiktherapie-Gruppe (n = 458 Patienten) eine durchschnittliche weitere Verringerung der STAI-Werte um 2,81 Punkte im Vergleich zur Kontrollgruppe (keine Musik; n = 448 Patienten). Bei der Untersuchung der 10 einzelnen RCTs, die zu diesem Ergebnis führten, stellten 9 fest, dass Musiktherapie bei Angstzuständen wirksamer war als keine Therapie. Die Metaanalyse zeigte, dass aufgezeichnete Musik bei Angiografien das Angstniveau der Patienten signifikant senkt, während sie kaum oder gar keine Auswirkungen auf physiologische Parameter wie Herzfrequenz und Blutdruck hat. Was den Einsatz von Live-Musiktherapieprotokollen in Angiografieräumen zur Linderung von Angstzuständen der Patienten angeht, so gibt es nur wenige Daten, was auf die Notwendigkeit hochwertiger RCTs zur Untersuchung dieser Effekte hinweist.

**Fazit für die Praxis**

- Perioperative Musik kann in Verbindung mit multimodaler Analgesie nützlich sein, um Schmerz und Angst bei herzchirurgischen Eingriffen zu reduzieren.
- Die berichteten Therapie-/Interventionsprotokolle variieren allerdings stark, da in den Metaanalysen und auch Studien nicht scharf zwischen Musikinterventionen

(Hören von Musik – mehrheitlich berichtet) und Musiktherapie durch ausgebildete Musiktherapeuten unterschieden wird.
- Insgesamt ist der Einsatz von Musiktherapeuten in der Herzchirurgie ungenügend untersucht, um empfohlen werden zu können.
- Ob die Musik bereits präoperativ, nur postoperativ (auf Intensivstation und auf Station) und wie oft und über wie viele Tage angeboten werden soll, ist offen.
- Von den hier in PubMed gefundenen randomisierten Studien kann die von Zhou und Hu (2025) am effektivsten in der klinischen Praxis bei offener Herzchirurgie umgesetzt werden.
- Bei Eingriffen in Lokal-/Regionalanästhesie, bei denen der Kontakt zwischen Operationsteam und Patient gewünscht wird, wie z. B. Überprüfung auf neurologische Ausfälle bei der CEA, kann das Hören von Musik über Kopfhörer die Angst des Patienten eher verstärken als reduzieren.

## Literatur


de Andrade ÉV, Haas VJ, de Faria MF, Dos Santos Felix MM, Guimarães Raponi MB, Barichello E, da Silva PP, Gómez-Cantarino S, Barbosa MH. Effect of listening to music on anxiety, pain, and cardiorespiratory parameters in cardiac surgery: a randomized clinical trial. Intensive Crit Care Nurs. 2025;87:103939. https://doi.org/10.1016/j.iccn.2024.103939.

Bradt J, Dileo C, Potvin N. Music for stress and anxiety reduction in coronary heart disease patients. Cochrane Database Syst Rev. 2013;2013(12):CD006577. https://doi.org/10.1002/14651858.CD006577.

Dong Y, Zhang L, Chen LW, Luo ZR. Music therapy for pain and anxiety in patients after cardiac valve replacement: a randomized controlled clinical trial. BMC Cardiovasc Disord. 2023;23:32. https://doi.org/10.1186/s12872-023-03058-5.

Ghetti CM. Effect of music therapy with emotional-approach coping on preprocedural anxiety in cardiac catheterization: a randomized controlled trial. J Music Ther. 2013;50:93–122. https://doi.org/10.1093/jmt/50.2.93.

Grafton-Clarke C, Grace L, Harky A. Music therapy following cardiac surgery-is it an effective method to reduce pain and anxiety? Interact Cardiovasc Thorac Surg. 2019;28:722–7. https://doi.org/10.1093/icvts/ivy311.

Ho CY, Wexberg P, Schneider B, Stöllberger C. Effect of music on patients with cardiovascular diseases and during cardiovascular interventions: a systematic review. Wien Klin Wochenschr. 2021;133:790–801. https://doi.org/10.1007/s00508-020-01782-y.

Kakar E, Billar RJ, van Rosmalen J, Klimek M, Takkenberg JJM, Jeekel J. Music intervention to relieve anxiety and pain in adults undergoing cardiac surgery: a systematic review and meta-analysis. Open Heart. 2021;8:e001474. https://doi.org/10.1136/openhrt-2020-001474.

Kavakli AS, Kavrut Ozturk N, Yavuzel Adas H, Kudsioglu ST, Ayoglu RU, Özmen S, Sagdic K, Yapici N. The effects of music on anxiety and pain in patients during carotid endarterectomy under regional anesthesia: a randomized controlled trial. Complement Ther Med. 2019;44:94–101. https://doi.org/10.1016/j.ctim.2019.04.005.

Li T, Guo Y, Lyu D, Xue J, Sheng M, Jia L, Jin X, Yu W, Weng Y, Wu Y. The effectiveness of music in improving the recovery of cardiothoracic surgery: a systematic review with meta-analysis and trial sequential analysis. BMC Anesthesiol. 2024;24:339. https://doi.org/10.1186/s12871-024-02732-1.

Lieber AC, Bose J, Zhang X, Seltzberg H, Loewy J, Rossetti A, Mocco J, Kellner CP. Effects of music therapy on anxiety and physiologic parameters in angiography: a systematic review and meta-analysis. J Neurointerv Surg. 2019;11:416–23. https://doi.org/10.1136/neurintsurg-2018-014313.

Makkad B, Heinke TL, Sheriffdeen R, et al. Practice advisory for postoperative pain management of cardiac surgical patients: executive summary. A report from the society of cardiovascular anesthesiologists. J Cardiothorac Vasc Anesth. 2025;39:40–8. https://doi.org/10.1053/j.jvca.2024.10.015.

Nilsson U. The effect of music intervention in stress response to cardiac surgery in a randomized clinical trial. Heart Lung. 2009;38:201–7. https://doi.org/10.1016/j.hrtlng.2008.07.008.

Sendelbach SE, Halm MA, Doran KA, Miller EH, Gaillard P. Effects of music therapy on physiological and psychological outcomes for patients undergoing cardiac surgery. J Cardiovasc Nurs. 2006;21:194–200. https://doi.org/10.1097/00005082-200605000-00007.

Takagi H, Ando T, Umemoto T. ALICE (All-Literature Investigation of Cardiovascular Evidence) Group. Perioperative depression or anxiety and postoperative mortality in cardiac surgery: a systematic review and meta-analysis. Heart Vessels. 2017;32:1458–68. https://doi.org/10.1007/s00380-017-1022-3.

Tharwani ZH, Kumar P, Kumar A, Javaid S, Kumar R, Shah MA, Shaeen SK, Sunita F, Ladhwani NK, Malikzai A. Effects of music therapy on anxiety among patients undergoing cardiac procedures: a systematic review and meta-analysis. Ann Med Surg (Lond). 2025;87:2904–13. https://doi.org/10.1097/MS9.0000000000003226.

Zhou B, Hu Z. The effect of music combined with preoperative education on perioperative anxiety in patients undergoing open cardiac surgery: a randomized controlled trial. J Perianesth Nurs. 2025;40:925–9. https://doi.org/10.1016/j.jopan.2024.10.004.

# Orthopädische Chirurgie

# 3

## Inhaltsverzeichnis



**Metaanalysen/systematische Reviews**

Orthopädische Eingriffe gehören zu den schmerzhaftesten Operationen. In einer systematischen Übersicht mit Metaanalyse untersuchten Patiyal et al. (2021) die Wirkung einer Musikintervention auf Schmerzen, Angstzustände und den Einsatz von Opioiden bei Patienten nach orthopädischen Eingriffen auf Basis von 13 Studien mit insgesamt 778 Patienten, darunter 10 randomisierte kontrollierte Studien (RCTs) und 3 quasi-experimentelle Studien. Der Zeitpunkt der Musikintervention variierte von Tag 1 bis 5 postoperativ oder Wochen postoperativ, die Dauer betrug 20 bis 60 min. Die Ergebnisse zeigten einen signifikanten Unterschied zwischen Therapie- und Kontrollgruppe hinsichtlich der Schmerzlinderung (standardisierte Mittelwertdifferenz [SMD] = −0,27; p = 0,002] und der Angstreduktion (SMD = −0,40; p = 0,0009) zugunsten der Musikmedizin. Hinsichtlich des Opioidverbrauchs und physiologischer Parameter konnte kein statistisch signifikanter Unterschied festgestellt werden. Die Autoren empfahlen, Musiktherapie routinemäßig in die Versorgung orthopädischer Patienten zu integrieren. Art, Dauer und Zeitpunkt der Intervention sollten individuell angepasst werden.

Kritischer war eine systematische Übersicht von Sibanda et al. (2019). Diese Autoren untersuchten die Wirksamkeit von Musik als ergänzende Behandlung bei Schmerzen, Angstzuständen oder postoperativem Delirium bei Patienten, die sich einer Hüft- oder Knieoperation unterzogen. Zehn Studien (RCTs oder quasi-experimentelle Studien) gingen in eine quantitative Analyse ein. Insgesamt fanden sich gemischte Ergebnisse. Von den 10 Studien untersuchte keine alle 3 Phänomene, da sich jede Studie entweder auf 1 oder 2 der interessierenden Ergebnisse konzen-



E. S. Debus, R. T. Grundmann, *Musik in der operativen Medizin, Anästhesie und Onkologie*, https://doi.org/10.1007/978-3-662-73519-0_3

trierte. Sechs der 10 Studien berichteten über positive Effekte von Musik auf Angst, Schmerz oder Delir. Die Musikinterventionen waren nicht standardisiert, sodass es schwierig war, die Ergebnisse zu verallgemeinern. Kleine Stichproben, Unterschiede in den Ergebnismessungen sowie methodische Schwächen der eingeschlossenen Studien unterstreichen den Bedarf an weiterer Forschung in diesem Bereich.

Eine weitere systematische Übersicht mit Metaanalyse zu Musikinterventionen bei totalem Kniegelenksersatz basierte auf 8 randomisierten Studien mit insgesamt 555 Teilnehmern (Yu et al. 2020). Die Ergebnisse belegten keinen signifikanten Unterschied zwischen Musik- und Kontrollgruppen in Bezug auf Schmerzen auf der visuellen Analogskala (VAS) während des Aufenthalts im postoperativen Aufwachraum sowie nach Rückkehr auf die Station nach der Operation; ebenso nicht im Hinblick auf den Angstgrad (VAS), die Herzfrequenz, die Atemfrequenz, die Sauerstoffsättigung, den Blutdruck, den systolischen Blutdruck und den diastolischen Blutdruck. Dennoch wurden signifikante Unterschiede zwischen den beiden Gruppen beim durchschnittlichen Anstieg der Winkel im kontinuierlichen passiven Bewegungsgerät (CPM = Continuous Passive Motion) sowie bei der Herzfrequenzvariabilität beobachtet. Letztlich konnten die Studien eine eindeutige kurzfristige Schmerzverbesserung nach totalem Kniegelenksersatz durch Musikinterventionen nicht belegen.

Eine systematische Übersichtsarbeit von Lin et al. (2020) schließlich hatte zum Ziel, die Auswirkungen von Musiktherapie auf Schmerzen nach orthopädischen Operationen zu untersuchen. Es wurden 9 RCTs gefunden, wobei auch chinesische Datenbanken überprüft wurden. Die Autoren folgerten, dass Musik Schmerzen sowohl bei Musikmedizin als auch bei Musiktherapie signifikant senken kann. Die Angstzustände verbesserten sich bei Patienten, die Musiktherapie anwendeten, signifikant. Die Ergebnisse für die physiologischen Parameter, den Opioidbedarf und die Aufenthaltsdauer zeigten im Vergleich zu den Kontrollen aber nur geringfügige Unterschiede.

> Die Metaanalysen der Literatur bieten keinen eindeutigen Beweis für die Wirkung einer Musikintervention auf Schmerzen und Angst bei Patienten mit Hüft- und Kniegelenksoperationen.

**Studien – intraoperative Musikinterventionen**

Tran et al. (2020) haben darauf hingewiesen, dass laute Geräusche, wie sie in der orthopädischen Chirurgie häufig vorkommen, bei Patienten während eines Gelenkersatzes Angst auslösen. Eine Sedierung ist notwendig, um den Patientenkomfort aufrechtzuerhalten. Die Geräusche des orthopädischen Knochenhammers und der oszillierenden Säge können bis zu 105 dB erreichen, was in etwa der Lautstärke entspricht, die man in der Nähe eines Hubschraubers wahrnimmt. Bis zu 50 % des Personals im Operationssaal der orthopädischen Chirurgie weisen ein gewisses Maß an lärmbedingtem Hörverlust auf. Unter diesen theoretischen Überlegungen führten sie eine doppelt-blinde randomisierte Studie mit Teilnehmern durch, die sich einer primären Knieendoprothesenimplantation unter kombinierter Spinal- und Epidural-anästhesie als primärem Anästhesieverfahren unterzogen. Alle Patienten erhielten intraoperativ geräuschunterdrückende, kabellose Kopfhörer. Patienten in der Kontrollgruppe (n = 16) nutzten ausschließlich die Geräuschunterdrückungsfunktion, während Patienten in der experimentellen Gruppe (n = 16) zusätzlich Musik ihrer Wahl hörten. Die Patienten signalisierten intraoperativ den Wunsch nach Sedierung, indem sie ein quietschendes Gummispielzeug in Form eines Nilpferdes zusammendrückten. Die primären Endpunkte umfassten den Sedierungswunsch der Patienten, die Anzahl der angeforderten Sedierungsdosen sowie die während des Eingriffs verabreichte Menge an Propofolsedierung. Sekundäre Endpunkte waren postoperative Schmerzwerte, der gesamte Opioidverbrauch und die Zeit bis zur 1. Anforderung eines Opioids. 44 % der Teilnehmer in der Geräuschunterdrückungsgruppe und 19 % der Teilnehmer in der Musikgruppe forderten eine Sedierung an (P = 0,25). Der mediane Propofolverbrauch unterschied sich nicht zwischen den Gruppen. Auch bei den Schmerzbewertungen zeigten sich keine signifikanten Unterschiede. Die Folgerung war, dass Musikhören eine Aktivität mit wenigen Nachteilen sei, jedoch würden ihre Vorteile als isolierte Maßnahme in einer komplexen Operationssaalumgebung überschätzt. Dennoch lieferte die Studie praktische Ergebnisse, da sie Lärmreduzierungstechnologie und patientengesteuerte Sedierung kombinierte, was zu einer sichereren und angenehmeren Anästhesie führen kann. Die Studiengruppen waren zu klein, um signifikante Unterschiede nachweisen zu können.

Demirci et al. (2023) berichteten über eine randomisierte kontrollierte Multizenterstudie aus Amsterdam. 50 Patienten, die sich einer orthopädischen Operation unter Lokalanästhesie und/oder Regionalanästhesie in einer Tagesklinik unterzogen, wurden nach dem Zufallsprinzip entweder einer Gruppe mit Betrachten eines AVD-Hintergrundbilds (AVD = audio-visual distraction; Videobrille) oder einer Gruppe von Patienten, die über Kopfhörer wählbare Musik hörten, zugeteilt. Das intraoperative Ansehen eines Films (mit einer Videobrille und einem Kopfhörer) und das Hören von Musik (nur mit einem Kopfhörer) reduzierten die Angst deutlich. Das Hören der Musik war dabei effektiver.

Eine randomisierte Studie mit je 36 Patienten, in der die Patienten mit Eingriffen an den unteren Extremitäten in Spinalanästhesie entweder über Kopfhörer Beat-Musik hörten, lediglich Kopfhörer zur Geräuschunterdrückung erhielten oder keine Kopfhörer hatten, kam zu einem nicht ganz identischen Ergebnis (Ligree et al. 2023). Binaurale Beat-Musik oder Geräuschunterdrückung mittels Kopfhörer reduzierten die Angstwerte und verbesserten die Patientenzufriedenheit im Vergleich zu keiner Geräuschunterdrückung. Darüber hinaus war hier der Angstwert bei Musik signifikant besser als bei alleiniger Geräuschunterdrückung. Unter Musik kam es auch zu einer Senkung des systolischen Blutdrucks.

Azi et al. (2021) überprüften in einer prospektiven RCT, ob Instrumentalmusik den Angstzustand und den intraoperativen Sedierungsbedarf eines Patienten bei orthopädischen Eingriffen an den unteren Extremitäten unter Spinalanästhesie beeinflusst. Patienten wurden einer von 2 Gruppen zugewiesen: (1) Musikgruppe: Patienten, die während des gesamten Eingriffs über Kopfhörer Instrumentalmusik hörten, oder (2) Nicht-Musikgruppe: Patienten, die Kopfhörer ohne Musik trugen. Vor und nach dem Eingriff wurde der Angstzustand des Patienten anhand des State-Trait Anxiety Inventory (STAI) bewertet und der intraoperative Verbrauch an Sedativa gemessen. Insgesamt wurden 107 Patienten analysiert. Bei den Patienten der Musikgruppe wurde nach der Operation eine signifikante Verringerung der Angst festgestellt (p = 0,023). Die Patienten benötigten auch weniger zusätzliche Medikamente für die intraoperative Sedierung (p = 0,004), und 88,9 % der Patienten der Musikgruppe gaben an, dass die Musik ihnen geholfen habe, während des Eingriffs ruhig zu bleiben. Die Studie zeigte, dass das Hören von Instrumentalmusik während orthopädischer Operationen an den unteren Extremitäten zu einer Verringerung der Angst und des Sedativabedarfs führte.

Zur Beurteilung der Auswirkungen von Musik auf Patienten, die sich einer Kniegelenkersatzoperation (TKR) unter Subarachnoidalanästhesie (Spinalanästhesie) unterzogen, führten Abdul Hamid et al. (2022) eine RCT mit je 45 Teilnehmern (Musik- und Nicht-Musikgruppe) durch. Die Musik wurde über einen MP3-Player und Kopfhörer wiedergegeben. Die Angst wurde in beiden Gruppen unter Verwendung der adaptierten Krankenhaus-Angst- und Depressionsskala (HADS), dem Spielberger STAI-S und der VAS gemessen, zusätzlich wurden Cortisolspiegel und Blutdruck bestimmt. Bei den Patienten in der Musikgruppe wurden während 3 Sitzungen hämodynamische Daten erhoben: 1. Sitzung = 30 min vor der Operation in der orthopädischen Station, bevor die Patienten in den Operationssaal gebracht wurden (Ausgangswert), 2. Sitzung = 30 min nach der Verabreichung der Regionalanästhesie, während der den Patienten MP3-Player und Kopfhörer zur Verfügung gestellt wurden, um Musik zu hören, und 3. Sitzung = 30 min nach Beendigung der 2. Sitzung (die Musiktherapie endete). Die Patienten in der Kontrollgruppe (ohne Musik) erhielten während der Operation die Standardpflege für die 3 Sitzungen. Die Veränderungen der mittleren VAS-Werte von der präoperativen zur postoperativen Phase unterschieden sich signifikant zwischen der Musikgruppe und der Nicht-Musikgruppe (p = 0,001). Es gab signifikante Unterschiede im mittleren systolischen und diastolischen Blutdruck und in der mittleren Herzfrequenz zwischen den Gruppen in Abhängigkeit von der Zeit (beide, p < 0,001). Die Ergebnisse deuten darauf hin, dass Musik das Angstniveau der Patienten im Operationssaal senken kann.

In einer anderen randomisierten Studie mit insgesamt 57 Patienten mit Kniegelenksersatz unter Spinalanästhesie waren die postoperativen Angstwerte unter Musikintervention über Kopfhörer ebenfalls niedriger als in der Kontrollgruppe (Kukreja et al. 2020). Es konnte jedoch nicht belegt werden, dass die Musik die Dosierung an Sedativa und anxiolytischer Medikation reduzieren kann, die Propofoldosierung pro kg/Körpergewicht und Minute Operationszeit war in beiden Gruppen nicht unterschiedlich.

Über die intraoperative Musikintervention bei orthopädischen Patienten mit Eingriffen an der unteren Extremität in Spinalanästhesie berichteten auch Shukla et al. (2024) in einer prospektiven randomisierten Studie. 46 Patienten erhielten Musik über Kopfhörer nach Applikation der Spinalanästhesie, 46 Patienten der Kontrolle erhielten ebenfalls Kopfhörer, aber keine Musik. Das Angstniveau des Patienten wurde mit der STAI-Skala gemessen. Postoperativ war der mittlere STAI-Wert in der Musikgruppe signifikant niedriger als in der Nicht-Musikgruppe, was auf eine reduzierte Angst hindeutete. Die durchschnittlichen Serum-Cortisolwerte der Musikgruppe waren intraoperativ signifikant niedriger, was mit einem geringeren Stress erklärt wurde. Darüber hinaus benötigte die Musikgruppe signifikant weniger Propofol im Vergleich zur Gruppe ohne Musik (= geringerer Sedierungsbedarf). Die Ergebnisse deuten darauf hin, dass Musik Angst, Stress und Sedierungsbedarf bei Patienten mit Operationen unter regionaler Anästhesie verringern kann.

Die Wirksamkeit von Musikinterventionen zur Verringerung perioperativer Angstzustände bei Patienten, die sich einer orthopädischen Operation unterzogen, wurde von Hsieh et al. (2025) in einer RCT mit insgesamt 64 Patenten untersucht. Einschlusskriterien waren erstmalige orthopädische Operationen, die unter Spinalanästhesie, intravenöser Regionalanästhesie oder peripherem Nervenblock durchgeführt wurden. Die Musikintervention wurde zu 3 Zeitpunkten durchgeführt: (1) 15 min vor der Operation im Wartebereich, (2) kontinuierlich während der gesamten Operation und (3) 15 min nach der Operation in der Aufwachstation (PACU = Post-Anesthesia Care Unit). Die durchschnittliche Gesamtdauer der Intervention betrug etwa 90 min. Die Teilnehmer hörten die Musik über kabellose Bluetooth-Kopfhörer von Bose mit Geräuschunterdrückung und konnten zwischen 3 Musikrichtungen wählen: klassischer Musik, leichter Instrumentalmusik oder populärer taiwanesischer Musik. Das Angstniveau wurde mithilfe des Visual Analogue Anxiety Rating (VIRA) gemessen, und physiologische Indikatoren wie Blutdruck, Herzfrequenz und Atemfrequenz wurden vor und nach der Intervention aufgezeichnet. Die Musikgruppe zeigte im Vergleich zur Kontrollgruppe eine signifikante Verringerung der Angstwerte ($p < 0{,}05$). Darüber hinaus gab es innerhalb der Musikgruppe nach der Intervention Verbesserungen des systolischen Blutdrucks und der Herzfrequenz. Die Intervention wie hier beschrieben kann nach Meinung der Autoren als Teil der routinemäßigen Versorgung bei der genannten Patientengruppe in Betracht gezogen werden.

> Intraoperative Geräuschreduzierung mittels Kopfhörer ist bei Patienten mit einer orthopädischen Operation an den unteren Extremitäten unter Spinal- und Epiduralanästhesie sinnvoll. Ob dabei zusätzlich Musik gehört werden soll, ist zwar nicht zweifelsfrei belegt, wird aber in der Mehrzahl der Untersuchungen empfohlen.

**Studien – postoperative Musikinterventionen**

In einer randomisierten Studie mit 50 Teilnehmern beobachteten Laframboise et al. (2021) bei Patienten mit Hüft- oder Kniegelenksersatz, die postoperativ 3-mal täglich selbstausgewählte Musik für 30 min hörten, eine signifikant geringere Schmerzintensität im Vergleich zu Patienten ohne postoperative Musikintervention. Hinsichtlich der Analgetikamedikation ergaben sich aber keine signifikanten Unterschiede.

Zweck einer Initiative zur Qualitätsverbesserung (QI) von Beatty et al. (2024) war es, die postoperative Verwendung von Musik im Aufwachraum bei erwachsenen Patienten, die sich einer totalen Kniegelenksersatzoperation unterzogen hatten, hinsichtlich Unruhe, Schmerzen und Opioidverbrauch zu bewerten. Klassische Klaviermusik wurde über ein MP3-Gerät im Aufwachraum angeboten. Die Unruhe wurde anhand des Richmond Agitation Sedation Score (RASS) gemessen. Die vom Patienten empfundenen Schmerzen wurden mit einer Skala von 0 bis 10 bestimmt, der Opioidverbrauch wurde anhand der Morphin-Milligramm-Äquivalente (MME) gemessen. Insgesamt erhielten 40 Patienten Musik und 50 Patienten eine Standardbehandlung ohne Musik. Der RASS-Wert war in der Musikgruppe signifikant niedriger als in der Nicht-Musikgruppe, die Schmerzen waren signifikant niedriger und der Opioidverbrauch war in der Musikgruppe mit MME von 9,51 (SD = 8,62) ebenfalls signifikant geringer als in der Nicht-Musikgruppe mit MME von 13,38 (SD = 9,71). Der nicht-randomisierte Vergleich beider Kollektive und die Beschränkung auf 20 min im Aufwachraum schränken die Wertigkeit der Aussagen ein.

Gallagher et al. (2018) überprüften die Auswirkungen von Musiktherapiesitzungen (innerhalb von 24 h nach Aufnahme sowie jeden Tag bis zur Entlassung unter Leitung eines Musiktherapeuten) auf Schmerzen, Stimmung, Übelkeit, Angstzustände, den Gebrauch von Betäubungsmitteln und Antiemetika sowie die Aufenthaltsdauer von Patienten nach elektiven orthopädischen Operationen in einer randomisierten Studie. Es wurden Daten von 163 Patienten im Alter von 60,5 ± 11,1 Jahren erhoben. Die Operationen betrafen die Hüften (54 %), Knie (42 %) und Schultern (4 %). Es gab signifikante Unterschiede zugunsten der Musiktherapiegruppe am Tag 1 (Schmerzen, Angst und Stimmung), Tag 2 (Schmerzen, Angst, Stimmung und Übelkeit) und Tag 3 (Schmerzen, Angst und Stimmung). Insgesamt berichteten 73 % der Musiktherapiepatienten gegenüber 41 % der Kontrollpatienten über eine Verbesserung der Schmerzen ($P < 0{,}001$). Auswirkungen auf den Gebrauch von Betäubungsmitteln oder Antiemetika oder die Aufenthaltsdauer wurden aber nicht festgestellt.

> Musik nach orthopädischen Eingriffen führte zu einer Reduktion der Schmerzen; eine Verringerung des Analgetikabedarfs ist aber nicht zweifelsfrei belegt.

**Fazit für die Praxis**

- Die Lautstärke im Operationssaal übersteigt bei orthopädischen Eingriffen aufgrund der verwendeten Instrumentarien deutlich die, wie sie beispielsweise bei Eingriffen in der Viszeralchirurgie beobachtet wird. Bei orthopädischen Eingriffen in Regionalanästhesie sollte deshalb das intraoperative Hören von Musik über Kopfhörer als einfache Methode empfohlen werden, um die Angst und den Sedierungsbedarf des Patienten zu reduzieren.
- Sowohl Musiktherapie als auch Musikmedizin können nach orthopädischen Eingriffen die postoperativen Schmerzen und Angstzustände senken, der nicht ge-

sicherte Einfluss auf den postoperativen Schmerzmittebedarf macht den Nutzen aber umstritten. Trotzdem sollte bei dem geringen Aufwand zumindest das Hö ren von Musik auf der Station propagiert werden.

## Literatur


Abdul Hamid MR, Mansor MB, Zainal Abidin MF. Music therapy for reducing anxiety in patients undergoing total knee replacement surgery under subarachnoid anesthesia. J Orthop Surg (Hong Kong). 2022;30:10225536221122347. https://doi.org/10.1177/10225536221122347.

Azi LMTA, Azi ML, Viana MM, Panont ALP, Oliveira RMF, Sadigursky D, Alencar DF. Benefits of intraoperative music on orthopedic surgeries under spinal anesthesia: a randomized clinical trial. Complement Ther Med. 2021;63:102777. https://doi.org/10.1016/j.ctim.2021.102777.

Beatty J, Prasun MA, Su Y. The effect of music on postoperative agitation, pain, and opioid use among patients undergoing total knee replacement. Pain Manag Nurs. 2024;25:571–5. https://doi.org/10.1016/j.pmn.2024.04.009.

Demirci H, van der Storm SL, Huizing NJ, Fräser M, Stufkens SAS, Krips R, Kerkhoffs GMMJ, Barsom EZ, Schijven MP. Watching a movie or listening to music is effective in managing perioperative anxiety and pain: a randomised controlled trial. Knee Surg Sports Traumatol Arthrosc. 2023;31:6069–79. https://doi.org/10.1007/s00167-023-07629-z.

Gallagher LM, Gardner V, Bates D, Mason S, Nemecek J, DiFiore JB, Bena J, Li M, Bethoux F. Impact of music therapy on hospitalized patients post-elective orthopaedic surgery: a randomized controlled trial. Orthop Nurs. 2018;37:124–33. https://doi.org/10.1097/NOR.0000000000000432.

Hsieh MY, Chen C, Chen YH, Lee CH. Effectiveness of music intervention on perioperative anxiety and physiological indicators in orthopedic surgery patients: a pilot randomized controlled trial. J Perianesth Nurs. 2025;25:00338–7. https://doi.org/10.1016/j.jopan.2025.05.177.

Kukreja P, Talbott K, MacBeth L, Ghanem E, Sturdivant AB, Woods A, Potter WA, Kalagara H. Effects of music therapy during total knee arthroplasty under spinal anesthesia: a prospective randomized controlled study. Cureus. 2020;12:e7396. https://doi.org/10.7759/cureus.7396.

Laframboise-Otto JM, Horodyski M, Parvataneni HK, Horgas AL. A randomized controlled trial of music for pain relief after arthroplasty surgery. Pain Manag Nurs. 2021;22:86–93. https://doi.org/10.1016/j.pmn.2020.09.003.

Ligree N, Nanda S, Morwal S, Garg K. Effect of binaural beat music and noise cancelling headphones on intraoperative anxiety in patients undergoing spinal anaesthesia – a randomised controlled study. Indian J Anaesth. 2023;67:590–4. https://doi.org/10.4103/ija.ija_740_22.

Lin CL, Hwang SL, Jiang P, Hsiung NH. Effect of music therapy on pain after orthopedic surgery – a systematic review and meta-analysis. Pain Pract. 2020;20:422–36. https://doi.org/10.1111/papr.12864.

Patiyal N, Kalyani V, Mishra R, Kataria N, Sharma S, Parashar A, Kumari P. Effect of music therapy on pain, anxiety, and use of opioids among patients underwent orthopedic surgery: a systematic review and meta-analysis. Cureus. 2021;13:e18377. https://doi.org/10.7759/cureus.18377.

Shukla U, Yadav U, Kannan TK, Yadav JBS. Effect of music therapy on anxiety, stress and sedative requirements in patients undergoing lower limb orthopedic surgery under spinal anesthesia: a randomized controlled study. Cureus. 2024;16(11):e73809. https://doi.org/10.7759/cureus.73809.

Sibanda A, Carnes D, Visentin D, Cleary M. A systematic review of the use of music interventions to improve outcomes for patients undergoing hip or knee surgery. J Adv Nurs. 2019;75:502–16. https://doi.org/10.1111/jan.13860.

Tran BW, Nowrouz MY, Dhillon SK, Xie KK, Breslin KM, Golladay GJ. The impact of music and noise-cancellation on sedation requirements during total knee replacement: a randomized controlled trial. Geriatr Orthop Surg Rehabil. 2020;11:2151459320910844. https://doi.org/10.1177/2151459320910844.

Yu R, Zhuo Y, Feng E, Wang W, Lin W, Lin F, Li Z, Lin L, Xiao L, Wang H, Huang Y, Wu C, Zhang Y. The effect of musical interventions in improving short-term pain outcomes following total knee replacement: a meta-analysis and systematic review. J Orthop Surg Res. 2020;15:465. https://doi.org/10.1186/s13018-020-01995-x.

# Plastische, Rekonstruktive und Ästhetische Chirurgie

4

## Inhaltsverzeichnis



**Metaanalysen/systematische Reviews**

Die Datenbasis zu Untersuchungen von Musik in der plastischen Chirurgie ist sehr schmal, Zapata-Copete et al. (2019) fanden nur 4 Studien mit insgesamt 306 Patienten, die für eine quantitative Analyse geeignet waren. Alle Studien untersuchten die Wirkung von Musik auf Angstzustände. Die Autoren fanden eine standardisierte Mittelwertdifferenz (SMD) von −3,64 (95 %-Konfidenzintervall [95 %-KI] −5,71 bis −1,56 [p-Wert = 0,0006]) zugunsten von Musik. Zwei Studien untersuchten die Wirkung von Musik auf Schmerzen, hier ergaben sich keine signifikanten Unterschiede. Weitere gesicherte Aussagen ließ diese Untersuchung nicht zu.

Dies galt letztlich auch für eine Übersicht von Li et al. (2017) zu Musikinterventionen bei Brandverletzten, basierend auf 17 Studien mit insgesamt 804 Patienten. Die Autoren berichteten zwar bei brandverletzten Patienten über einen positiven Zusammenhang zwischen Behandlungen, die Musikinterventionen einschlossen, und Schmerzlinderung, Angstabbau und Senkung der Herzfrequenz. Jedoch war das Studienkollektiv sehr inhomogen und umfasste randomisierte kontrollierte Studien (RCTs) mit Parallelgruppen-, Crossover- oder Cluster-Design, an denen Brandverletzte teilnahmen, die verschiedenen Verfahren unterzogen wurden (z. B. Verbandwechsel, Debridement, Bewegungsübungen und Operationen). Die Musikinterventionen beinhalteten Musiktherapie und Musikmedizin, die Musik konnte live gespielt oder aufgezeichnet sein, und es gab keine Einschränkungen hinsichtlich des Musikstils.

Zu Musikinterventionen bei Brandverletzten erstellten auch Wang et al. (2025) eine systematische Übersicht mit einer Metaanalyse von RCTs, um die Wirkung



E. S. Debus, R. T. Grundmann, *Musik in der operativen Medizin, Anästhesie und Onkologie*, https://doi.org/10.1007/978-3-662-73519-0_4

von Musikinterventionen während den Behandlungen zu untersuchen. 16 Studien zu Musikinterventionen mit insgesamt 1038 Brandverletzten wurden eingeschlossen. Musikinterventionen reduzierten im Vergleich zu Nicht-Musikinterventionen signifikant Schmerzen (SMD = −1,01; 95 %-KI [−1,15; −0,86]), Angst (SMD = −1,68; 95 %-KI [−2,44; −0,93]) und Muskelverspannungen (SMD = −2,23; 95 %-KI [−3,46; −1,00]). Allerdings zeigten dic Ergebnisse keine signifikanten statistischen Unterschiede in Herzfrequenz, Atemfrequenz und mittlerem Blutdruck zwischen der Musik- und der Nicht-Musikgruppe. Die Musikinterventionen umfassten sowohl Musiktherapie als auch Musikmedizin und konnten als Live- oder Aufnahmemusik ohne Einschränkungen bezüglich des Musikstils durchgeführt werden. Die Interventionsgruppe bestand aus Brandverletzten, die vor, während und/oder nach medizinischen Prozeduren Musikinterventionen erhielten – unabhängig von verbrannter Fläche, Alter, ethnischer Zugehörigkeit, Geschlecht, Grunderkrankungen oder Behandlungsphase. Auch diese Metaanalyse zeigte demnach eine erhebliche Heterogenität zwischen den Studien hinsichtlich der demografischen Merkmale der Patienten, der eingesetzten Arten von Musikinterventionen und der verwendeten Behandlungsmethoden.

Gleichwohl ließ sich folgern, dass Musikinterventionen einen positiven Effekt auf die Linderung von Schmerzen, Angst und Muskelverspannung bei Patienten mit Brandverletzungen haben.

**Studien**

Eine Untersuchung zur Musikintervention bei kleinen Eingriffen unter Lokalanästhesie liegt aus der Abteilung für Plastische und Rekonstruktive Chirurgie des John Radcliffe Hospital in Oxford vor (Sadideen et al. 2012). Die Exzision von Lipomen und benignen Hautläsionen machte die Hälfte der elektiven Fälle aus, während die Exploration und Spülung von Wunden an der oberen Extremität den Großteil der Traumafälle darstellten. Gemessen wurden Angst und Zufriedenheit der Patienten. Das Angstniveau wurde objektiv durch Messung der Atemfrequenz und subjektiv mittels der validierten visuellen Analogskala (VAS) für Angst erhoben. Während der Eingriffe wurde Musik abgespielt – entweder von einer CD mit einer Auswahl an Chart-Klassikern und leichter Unterhaltungsmusik oder, falls keine CD verfügbar war, gelegentlich über ein Radio. Insgesamt nahmen je 48 Patienten (Interventions- und Kontrollgruppe) an der Studie teil. Der mittlere präoperative VAS-Wert war in beiden Gruppen ähnlich (5,7 in der Interventionsgruppe und 5,8 in der Kontrollgruppe). Die mittlere präoperative Atemfrequenz lag in beiden Gruppen bei 15 Atemzügen/min. Postoperativ waren sowohl der VAS-Wert als auch die Atemfrequenz in der Interventionsgruppe niedriger (VAS: 3,5 vs. 4,9; $p < 0,01$ und Atemfrequenz: 11 vs. 13 Atemzüge/min; $p < 0,05$). Nach dieser Studie scheint Musik die intraoperative Angst bei wachen Patienten sowohl im elektiven als auch im traumatologischen plastisch-chirurgischen Setting zu reduzieren.

**Fazit für die Praxis**

- Die Datenbasis für eine Empfehlung von Musikinterventionen bei Eingriffen in der Plastischen und Rekonstruktiven Chirurgie ist zu schmal, um evidenzbasierte Aussagen machen zu können. Hier besteht erheblicher Studienbedarf.
- Eine Ausnahme stellen brandverletzte Patienten dar. Patienten mit Verbrennungen profitieren von einer Musiktherapie/Musikmedizin zur Linderung von Schmerzen, Angst und Muskelverspannung, vor allem bei Verbandswechsel, Debridement, Bewegungsübungen und Operationen.

## Literatur

Li J, Zhou L, Wang Y. The effects of music intervention on burn patients during treatment procedures: a systematic review and meta-analysis of randomized controlled trials. BMC Complement Altern Med. 2017;17:158. https://doi.org/10.1186/s12906-017-1669-4.

Sadideen H, Parikh A, Dobbs T, Pay A, Critchley PS. Is there a role for music in reducing anxiety in plastic surgery minor operations? Ann R Coll Surg Engl. 2012;94:152–4. https://doi.org/10.1308/003588412X13171221501861.

Wang H, Qiu R, Huang H, Chen B. Effects of music intervention in patients with burn injury: a systematic review and meta-analysis. Medicine (Baltimore). 2025;104(43):e45531. https://doi.org/10.1097/MD.0000000000045531.

Zapata-Copete JA, Cordoba-Wagner MJ, García-Perdomo HA. Role of music in a plastic surgery setting: a systematic review and meta-analysis. Indian J Plast Surg. 2019;52:160–5. https://doi.org/10.1055/s-0039-1696792.

# Kinderchirurgie 5

## Inhaltsverzeichnis



**Systematischer Review**

Van der Heijden et al. (2015) überprüften die Wirksamkeit von Musikinterventionen zur Reduktion von Schmerz, Angst und Stress bei pädiatrischen Patienten, die sich minimalinvasiven oder invasiven Operationen unterziehen, in einer systematischen Übersicht und Metaanalyse der Literatur. Es konnten nur 3 randomisierte kontrollierte Studien (RCTs) ausgewertet werden. Alle 3 Studien untersuchten die Effekte der Musik auf den Patienten nach der Operation, wobei die Ergebnisse mit den Ausgangswerten und denen der Kontrollgruppe verglichen wurden. Schmerzen wurden mittels der visuellen Analogskala (VAS), der Coloured Analogue Scale und der Facial Pain Scale gemessen. Angst und Stress wurden mit einer emotionalen Indexskala (nicht validiert), dem Spielberger Short State-Trait Anxiety Inventory (STAI) und einer Facial Affective Scale erfasst. Es handelte sich um 196 orthopädische, kardiologische und ambulante Patienten (Alter von 1 Tag bis 18 Jahre), die entweder Live-Musiktherapie oder aufgezeichnete Musik erhielten. Insgesamt zeigte sich ein statistisch signifikanter positiver Effekt auf postoperativen Schmerz (standardisierte Mittelwertdifferenz [SMD] −1,07; 95 %-Konfidenzintervall [95 %-KI] −2,08; −0,07) sowie auf Angst und Stress (SMD −0,34; 95 %-KI −0,66; −0,01 und SMD −0,50; 95 %-KI −0,84; −0,16). Die Evidenz dieser Übersichtsarbeit legt nahe, dass Musikintervention für den klinischen Einsatz in der Kinderchirurgie in Betracht gezogen werden könnte. Die kleine Gruppengröße kann aber nur zur Initiierung von Studien anregen.



E. S. Debus, R. T. Grundmann, *Musik in der operativen Medizin, Anästhesie und Onkologie*, https://doi.org/10.1007/978-3-662-73519-0_5

**Studien**

Hartling et al. (2013) berichteten über eine randomisierte klinische Studie, in der Musik mit Standardversorgung zur Behandlung von Schmerz und Belastung bei Kindern verglichen wurde, die in der Notaufnahme (ED = emergency department) einen intravenösen (i. v.) Zugang gelegt bekamen. Kinder im Alter von 3 bis 11 Jahren, die bei Bewusstsein waren und einen i. v. Zugang benötigten, waren teilnahmeberechtigt. In der Experimentalgruppe wählte ein Musiktherapeut die Musik aus, die über eine iPod-Dockingstation abgespielt wurde. Alle Kinder hörten dieselben Musikstücke über Lautsprecher in folgender Reihenfolge: „The Planets Op. 32 – Jupiter", „Storms in Africa", „Disco Beat" und „Sunny Days". Die Lautstärke war einheitlich, und die Kinder hörten so lange Musik, bis der Eingriff beendet war. Primäres Outcome war die Belastung des Kindes, gemessen mit der Observational Scale of Behavioral Distress-Revised (OSBD-R), sekundäres Outcome vom Kind berichteter Schmerz, Herzfrequenz, Zufriedenheit der Eltern und des Behandlungsteams, Durchführbarkeit des Eingriffs und elterliche Angst. Insgesamt zeigte sich kein signifikanter Unterschied in der Veränderung von Stress vor und nach dem Eingriff. Wenn Kinder ohne Stress während des Eingriffs ausgeschlossen wurden, zeigte die Musikgruppe einen deutlich geringeren Anstieg der Belastung (Standardgruppe = 2,2 vs. Musikgruppe = 1,1; $P < 0{,}05$). Schmerzwerte stiegen in der Standardgruppe um 2 Punkte, blieben in der Musikgruppe jedoch unverändert ($P = 0{,}04$), was klinisch als bedeutsam bezeichnet wurde. Die Zufriedenheit der Eltern mit der Schmerzbehandlung war in der Musikgruppe tendenziell höher ($P = 0{,}07$). Die behandelnden Fachkräfte berichteten, dass der Eingriff in der Musikgruppe deutlich leichter durchzuführen war (76 % „sehr leicht" vs. 38 % in der Standardgruppe; $P = 0{,}03$). Auch ihre Zufriedenheit war höher (86 % „sehr zufrieden" vs. 48 %; $P = 0{,}02$). Musik kann demnach Schmerz und Stress bei Kindern während der i. v. Anlage reduzieren. Einschränkend muss auf die geringe Studienpopulation hingewiesen werden (insgesamt lediglich 42 Patienten)

Ziel einer Studie von Kühlmann et al. (2020) war es, die Auswirkungen von Musikinterventionen auf Belastung, Angst und postoperative Schmerzen bei Säuglingen, die sich einer Operation unterziehen, zu untersuchen. Die Studie „Music Under Surgery In Children" wurde als parallele, einfach verblindete RCT konzipiert. Es gab eine 24-stündige Nachbeobachtung mit verblindeter primärer Ergebnisbewertung. 178 Säuglinge und Kleinkinder mit einem mittleren Alter von 0 bis 3 Jahren, die zur Orchidopexie, Hypospadie- oder Leistenhernienoperation unter Allgemeinanästhesie und kaudaler Blockade aufgenommen wurden, wurden in die Primäranalyse eingeschlossen. Die Teilnehmer wurden per Zufallszuweisung einer präoperativen, prä- und intraoperativen Musikintervention oder keiner Musikintervention (Kontrollgruppe) zugeteilt. Hauptzielparameter war das postoperative Belastungsniveau, gemessen mit der COMFORT Behavior Scale, einer Beobachtungsskala. Darüber hinaus wurden präoperatives Belastungsniveau, präoperative Angst sowie physiologische Parameter wie Herzfrequenz und Blutdruck erfasst. Es wurde kein signifikanter Unterschied in den COMFORT-Behavior-Scale-Werten zwischen der Gruppe mit prä- und intraoperativer Musikintervention und der Kontrollgruppe 4 h nach der Operation gefunden (mittlerer Unterschied −1,22; 95 %-KI: 2,60 bis

0,17; P = 0,085). Generalisierte lineare Modellierung zeigte eine statistisch signifikant niedrigere Herzfrequenz nach der präoperativen Musikintervention im Wartebereich in der kombinierten Gruppe der präoperativen und intraoperativen Musikintervention im Vergleich zur Kontrollgruppe (P = 0,003). Die Unterschiede in der Herzfrequenz zwischen den 3 Studiengruppen waren jedoch zu allen Zeitpunkten nicht statistisch signifikant (P = 0,069). Musikinterventionen haben bei Säuglingen und Kleinkindern, die sich einer Operation unterziehen, einen fraglichen Nutzen.

Hekimoglu Sahin et al. (2022) untersuchten die Auswirkungen von Musik im Operationssaal bei 5 bis 6 Jahre alten Kindern, bei denen ein elektiver abdominalchirurgischer Eingriff unter Allgemeinanästhesie geplant war. Es wurden 3 Gruppen gebildet: Die Stillegruppe (n = 35) erhielt vom Anästhesisten eingesetzte Ohrstöpsel während der Narkoseeinleitung; die Ohrstöpsel wurden unmittelbar vor der Extubation des Trachealtubus entfernt. Die Musikgruppe (n = 35) verwendete einen CD-Player mit 5 Kinderliedern (klassische Musik). Der CD-Player wurde während der Narkoseeinleitung eingeschaltet und lief bis 15 min postoperativ weiter. Die Kontrollgruppe (n = 35) war dem Umgebungsgeräusch des Operationssaals ausgesetzt. Die präoperativen Angstwerte der Kinder wurden mit der Modified Yale Preoperative Anxiety Scale (M-YPAS) bewertet. Der mittlere arterielle Blutdruck (MAP) und die Herzfrequenz wurden alle 30 min bis zum Ende der Operation und postoperativ aufgezeichnet. Bei jeder Messung wurde der Geräuschpegel mittels Schallpegelmesser erfasst. Der PAED-Score (PAED = Pediatric Anesthesia Emergence Delirium) wurde nach der postoperativen Extubation bewertet. Im Ergebnis waren die M-YPAS-Werte zwischen den Gruppen ähnlich. Der MAP nach 30 und 60 min intraoperativ, am Ende der Operation sowie 5, 10 und 15 min postoperativ war in der Gruppe mit Ohrstöpseln signifikant niedriger als in der Gruppe mit üblichen Operationssaalgeräuschen. Es gab keine Unterschiede in der Herzfrequenz zwischen den Gruppen. Der postoperative PAED-Score unterschied sich nicht signifikant zwischen den Gruppen. Die Musikintervention war nicht wirksamer als Stille oder der normale Geräuschpegel im Operationssaal, um postoperativ den PAED-Score bei pädiatrischen Patienten zu reduzieren.

Calcaterra et al. (2014) führten eine Studie mit 3 bis 14 Jahre alten Kindern (n = 42) durch, die einem tageschirurgischen Eingriff (Orchidopexie, Leistenhernienoperation und Zirkumzision) unterzogen wurden. Unterschieden wurde zwischen einer Interventionsgruppe mit Musik während der Aufwachphase und einer Nicht-Musikgruppe mit Standardversorgung. Das Aufwachen erfolgte im Aufwachraum. Es wurden 6 Titel mit langsamer (70–80 Schläge/min) und schneller (140–150 Schläge/min) klassischer Musik von erfahrenen Musikern ausgewählt, die Musik wurde während des Aufwachens 20 min lang über Umgebungslautsprecher übertragen. Musik führte in der Aufwachphase zu einem geringeren Anstieg von systolischem und diastolischem Blutdruck und geringerer stressbedingter Hyperglykämie. Die Schmerzwahrnehmung war aber zwischen den Gruppen nicht signifikant unterschiedlich.

Nguyen et al. (2021) konzipierten eine RCT mit Blick auf 3 Hauptfragen: (1) Verringert das Hören von Musik die Angst bei Kindern vor einer Operation, (2) spielt die Art der Musik eine Rolle, und (3) verringern andere routinemäßig verfügbare Maßnahmen die Angst? 150 Kinder, Alter 4 bis 18 Jahre, die sich einem Eingriff unter Vollnarkose unterziehen mussten, wurden randomisiert und hörten vor der Einleitung entweder Musik ihrer Wahl, Wiegenlieder oder gar keine Musik. Die Herzfrequenz wurde im Warteraum, beim 1. Betreten des Operationssaals und unmittelbar vor der Einleitung gemessen. Es gab keinen signifikanten Unterschied in der durchschnittlichen Herzfrequenzänderung vom Warteraum bis zur Einleitung in der Patientengruppe mit Musik der Wahl, der Wiegenliedgruppe und der Kontrollgruppe. Ein höheres Alter war mit höheren Herzfrequenzänderungen zwischen dem Ausgangswert und dem Betreten des Operationssaals verbunden.

> Der Einsatz von Musik im Operationssaal vor Einleitung der Vollnarkose zeigt bei Kindern keine Wirksamkeit bei der Verringerung von Angst, gemessen an den Herzfrequenzänderungen.

Über Ergebnisse einer randomisierten Pilotstudie mit 52 Kindern im Alter von 3 bis 12 Jahren, die sich einer elektiven Operation unterzogen und zufällig einer Musikgruppe (n = 26) oder einer Kontrollgruppe (n = 26) zugeteilt wurden, berichteten Franzoi et al. (2016). Das Musikrepertoire war instrumental, ohne Text, mit 60 bis 80 Schlägen/min, einer Lautstärke von 60 dB und tiefen Tönen, gespielt auf Saiteninstrumenten und mit minimalem Einsatz von Perkussion und wurde über einen MP3-Player angeboten. Auch gab es Kinderlieder. Die Angst wurde in beiden Gruppen mittels M-YPAS sowie durch Messung physiologischer Variablen bei Ankunft im Operationssaal und 15 min nach der 1. Messung bewertet. Die Atemfrequenz der Vorschulkinder in der Experimentalgruppe sank in der 2. Messung im Vergleich zur Kontrollgruppe (p = 0,0453). Die Experimentalgruppe zeigte eine statistisch signifikante Reduktion der Angstlevel nach 15-minütigem Musikhören (p = 0,0441), insbesondere in den Verhaltensbereichen Aktivität, Lautäußerung, emotionale Ausdrucksformen und scheinbarer Wachzustand. Die Autoren bezeichneten Musikhören als potenzielle pflegerische Intervention zur Linderung präoperativer Angst bei Kindern, die sich chirurgischen Eingriffen unterziehen.

Die mögliche schmerzlindernde Wirkung von Musik und Hörbüchern bei Kindern, die sich größeren chirurgischen Eingriffen unterziehen, untersuchten Sunitha Suresh et al. (2015) in einer prospektiven randomisierten Studie. Die Kinder (6 bis 18 Jahre alt) wurden nach dem Zufallsprinzip einer von 3 Gruppen zugeteilt: Musik, Hörbuch oder Kontrolle (Stille). Der primäre Endpunkt war die Verringerung der Schmerzbelastung durch 2 Behandlungen innerhalb von 48 h nach der Operation. Die Schmerzbelastung wurde anhand der Fläche unter der Schmerzskala im Verhältnis zum 30-Minuten-Intervall für jede Behandlung gemessen. Die Hörbuchgruppe trug geräuschunterdrückende Kopfhörer, die an einen iPod mit einer Auswahl an Hörbüchern angeschlossen waren, und hörte 30 min lang ein Hörbuch ihrer Wahl. Für die Musikgruppe wurde aus den auf einem iPod bereitgestellten Stücken eine Playlist erstellt. Die Kinder trugen geräuschunterdrückende Kopfhörer und hörten 30 min lang ihre Musik. Die Kontrollgruppe „Stille" erhielt keine Intervention. 60 Patienten wurden eingeschlossen, und 56 schlossen die Studie ab. Die Schmerzbelastung war in den Musik- und Hörbuchgruppen im Vergleich zur Kontrollgruppe reduziert (P = 0,04). Eine lineare Regressionsanalyse zeigte einen unabhängigen Gruppeneffekt auf die Schmerzlinderung, selbst nach Anpassung an die mittleren zu Beginn der Behandlung aufgezeichneten Schmerzwerte.

Die wichtigste Erkenntnis der vorliegenden Untersuchung war demnach die Verringerung der postoperativen Schmerzen bei Kindern, die nach größeren Operationen Musik oder Hörbücher gebrauchten, im Vergleich zur Kontrollgruppe.

Liu et al. (2020) untersuchten die Machbarkeit einer personalisierten Musikintervention bei mechanisch beatmeten Patienten auf der pädiatrischen Intensivstation (PICU = Pediatric Intensive Care Unit) eines tertiären Kinderkrankenhauses in China mit einer 40-Betten-PICU. Das Patientenkollektiv bestand aus Kindern im Alter von 1 Monat bis 7 Jahren unter mechanischer Beatmung mit je 25 Patienten in der Musik- oder Kontrollgruppe. Die Kinder der Musikgruppe hörten ihre Lieblingsmusik jeweils 60 min, 3-mal täglich, in der Kontrollgruppe erfolgte eine routinemäßige Versorgung ohne Musik. Der primäre Outcome-Parameter war der Komfort, gemessen mit der COMFORT Behavior Scale, 5 min vor und nach der Musik. Sekundäre Outcome-Parameter waren Herzfrequenz, Atemfrequenz, Blutdruck, Sauerstoffsättigung, Beatmungsdauer, Aufenthaltsdauer und Sedativa. Kinder der Musikgruppe hatten niedrigere COMFORT-Behavior-Scale-Werte (15,7 vs. 17,6; p = 0,011), und die physiologischen Werte waren günstiger. Des Weiteren fanden sich bei Kindern der Musikgruppe eine kürzere Beatmungsdauer (148,7 vs. 187,6 h; p = 0,044) und Aufenthaltsdauer, letzterer Unterschied war aber nicht signifikant (11,2 vs. 13,8 Tage; p = 0,071). Der Midazolambedarf war in der Musikgruppe im Median signifikant geringer (29 vs. 33 mg; p = 0,040). Die Ergebnisse dieser Pilotstudie zeigen, dass eine personalisierte Musikintervention auf der PICU durchführbar ist und den Komfort von mechanisch beatmeten Kindern verbessern könnte.

Ob Live-Musiktherapie direkt nach einer Wundversorgung hilfreich sein könnte, um das Leid und die Schmerzen von Kindern mit einer Brandverletzung zu verringern, überprüften van der Heijden et al. (2018) in einer RCT. Eingeschlossen wurden Kinder von 0 bis 13 Jahre, mittleres Alter 22,6 Monate. 71 Kinder erhielten die Musikintervention, 64 dienten der Kontrolle. Live-Musiktherapie wurde direkt nach der Wundpflege am Bett von 1 der 3 zertifizierten Musiktherapeuten durchgeführt. Der Therapeut stellte sich zunächst vor, bewertete das Verhalten, die Stimmung und das Engagement des Kindes und passte die Musik entsprechend an. Die Musiktherapeuten wurden gebeten, die Dauer der Sitzung auf 3 bis 5 min zu standardisieren, um die interne Validität zu gewährleisten, Störfaktoren zu minimieren und die Intervention so reproduzierbar wie möglich zu machen. Am Ende der Sitzung verabschiedete sich der Therapeut vom Kind, um klarzustellen, dass die Sitzung beendet war, und verließ den Raum. Die Interventionsgruppe erhielt direkt nach der Wundpflege eine Live-Musiktherapiesitzung zusätzlich zur Standardversorgung. Die Kontrollgruppe erhielt ausschließlich die Standardversorgung. Das primäre Ergebnis war das Maß an Stress, erfasst mit der Observational Scale of Behavioral Distress-Revised (OSBD-R). Das sekundäre Ergebnis war Schmerz, gemessen mit der COMFORT-Verhaltensskala (COMFORT-B). Zusätzlich wurden bei Kindern über 5 Jahren selbst berichteter Stress mit der validierten Wong-Baker-Skala (FACES) und Schmerz mit der Faces Pain Scale-Revised (FPS-R) erhoben. Die Patienten beider Gruppen wurden jeweils 3 min vor der Wundpflege, während der Musiktherapie oder der Kontrollbedingung sowie 2 min danach videografiert. Zwei Untersucher, die über die Studienbedingung verblindet waren, werteten unabhängig voneinander OSBD-R und COMFORT-B anhand des Videomaterials vor und nach der Musiktherapie aus. Die Veränderungswerte unterschieden sich zwischen der Interventions- und der Kontrollgruppe weder im Stressmaß ($p = 0{,}53$; $d = 0{,}11$; 95 %-KI −0,23 bis 0,45) noch im Schmerzmaß ($p = 0{,}99$; $d = 0{,}04$; 95 %-KI −0,30 bis 0,38) signifikant. Bei einer kleinen Gruppe von Kindern über 5 Jahren ($n = 18$) zeigte der selbstberichtete Stress eine signifikante Reduktion nach Live-Musiktherapie ($p = 0{,}05$).

> Im Endergebnis erwies sich Live-Musiktherapie nicht als wirksam zur Reduktion von Stress und Schmerz bei jungen brandverletzten Kindern nach der Wundpflege. Ältere Kinder könnten auf diese Intervention positiver reagieren.

**Fazit für die Praxis**

- Musik erleichtert in der Notfallaufnahme bei Kindern die Anlage eines i. v. Zugangs.
- Ob Musik vor einer Operation und bei Narkoseeinleitung im Operationssaal bei Kindern die Angst reduziert, ist möglich, aber nicht ausreichend belegt.
- Das Bereitstellen von Hörbüchern ist eine sinnvolle Maßnahme, um bei Kindern die postoperativen Schmerzen zu verringern.
- Live- Musiktherapie *nach* Wundversorgung war bei brandverletzten Kindern ohne Nutzen hinsichtlich der Reduktion von Stress und Schmerz. Zu prüfen wäre, ob die Therapie nicht besser unmittelbar *vor und während* der Wundversorgung angeboten werden sollte.

## Literatur

Calcaterra V, Ostuni S, Bonomelli I, Mencherini S, Brunero M, Zambaiti E, Mannarino S, Larizza D, Albertini R, Tinelli C, Pelizzo G. Music benefits on postoperative distress and pain in pediatric day care surgery. Pediatr Rep. 2014;6:5534. https://doi.org/10.4081/pr.2014.5534.

Franzoi MA, Goulart CB, Lara EO, Martins G. Music listening for anxiety relief in children in the preoperative period: a randomized clinical trial. Rev Lat Am Enfermagem. 2016;24:e2841. https://doi.org/10.1590/1518-8345.1121.2841.

Hartling L, Newton AS, Liang Y, Jou H, Hewson K, Klassen TP, Curtis S. Music to reduce pain and distress in the pediatric emergency department: a randomized clinical trial. JAMA Pediatr. 2013;167:826–35. https://doi.org/10.1001/jamapediatrics.2013.200.

van der Heijden MJ, Oliai Araghi S, van Dijk M, Jeekel J, Hunink MG. The effects of perioperative music interventions in pediatric surgery: a systematic review and meta-analysis of randomized controlled trials. PLoS One. 2015;10:e0133608. https://doi.org/10.1371/journal.pone.0133608.

van der Heijden MJE, Jeekel J, Rode H, Cox S, van Rosmalen J, Hunink MGM, van Dijk M. Can live music therapy reduce distress and pain in children with burns after wound care procedures? A randomized controlled trial. Burns. 2018;44:823–33. https://doi.org/10.1016/j.burns.2017.12.013.

Hekimoglu Sahin S, Duran R, Basaran UN, Sut N, Colak A, Duran S. Is music the food of the anesthesia in children? World J Pediatr Surg. 2022;5:e000328. https://doi.org/10.1136/wjps-2021-000328.

Kühlmann AYR, van Rosmalen J, Staals LM, Keyzer-Dekker CMG, Dogger J, de Leeuw TG, van der Toorn F, Jeekel J, Wijnen RMH, van Dijk M. Music interventions in pediatric surgery (The Music Under Surgery In Children Study): a randomized clinical trial. Anesth Analg. 2020;130:991–1001. https://doi.org/10.1213/ANE.0000000000003983.

Liu MH, Zhu LH, Peng JX, Zhang XP, Xiao ZH, Liu QJ, Qiu J, Latour JM. Effect of personalized music intervention in mechanically ventilated children in the PICU: a pilot study. Pediatr Crit Care Med. 2020;21:e8–e14. https://doi.org/10.1097/PCC.0000000000002159.

Nguyen CV, Alvin M, Lee C, George D, Gilmore A, Tripi PA, Liu RW. A prospective randomised study on efficacy of music for decreasing preoperative anxiety in children. J Perioper Pract. 2021;31:268–73. https://doi.org/10.1177/1750458920939780.

Sunitha Suresh BS, De Oliveira GS, Suresh S. The effect of audio therapy to treat postoperative pain in children undergoing major surgery: a randomized controlled trial. Pediatr Surg Int. 2015;31:197–201. https://doi.org/10.1007/s00383-014-3649-9.

# Neurochirurgie

# 6

## Inhaltsverzeichnis



**Metaanalysen/systematische Reviews**

Ng Kee Kwong et al. (2022) erstellten eine systematische Übersicht zu der Frage des Nutzens einer Musikintervention im Rahmen des perioperativen neurochirurgischen Managements. Sie fanden lediglich 7 Studien mit Stichprobengrößen zwischen 8 und 60 Patienten, wobei Zeitpunkt, Dauer, Häufigkeit und Art der Musikintervention zwischen den Studien erheblich variierten. Alle Studien bis auf eine beinhalteten eine postoperative Musikintervention, in 3 Studien wurde zusätzlich eine präoperative Musikintervention durchgeführt. Zwei Studien umfassten mehr als eine Musiksitzung. Die quantitative Analyse von 5 Studien ergab in 4 Studien einen signifikanten Rückgang der Angstzustände nach der Musikintervention ($p < 0{,}05$) und in 3 Studien eine verringerte Schmerzwahrnehmung ($p < 0{,}05$). Bei den physiologischen Ergebnissen, darunter Herzfrequenz und Blutdruck, wurden gemischte Ergebnisse erzielt. Das Bias-Risiko war moderat bis hoch. Die quantitativen Ergebnisse wurden im Allgemeinen durch die qualitative Analyse gestützt, die zusätzliche Einblicke in die Faktoren lieferte, die die Wirksamkeit der Musikintervention beeinflussen. Trotz der Heterogenität der Studiencharakteristika demonstrierte diese Untersuchung eine potenzielle Rolle für perioperative Musikinterventionen in der Neurochirurgie.

**Studien**

„Music to prevent deliriUm during neuroSurgerY Clinical" (MUSYC) ist die erste randomisierte kontrollierte Studie (RCT), die den Effekt von Musik auf die Inzidenz eines Delirs nach Kraniotomie untersuchte (Kappen et al. 2023). Patienten in



E. S. Debus, R. T. Grundmann, *Musik in der operativen Medizin, Anästhesie und Onkologie*, https://doi.org/10.1007/978-3-662-73519-0_6

der Interventionsgruppe (n = 95) hörten von ihnen bevorzugte Musik vor, während und nach der Operation bis zum 3. Tag postoperativ. Patienten der Kontrollgruppe (n = 94) wurden nach den Standards der klinischen Versorgung behandelt. Primärer Outcome-Parameter waren das Vorhandensein oder Fehlen eines Delirs innerhalb der ersten 5 postoperativen Tage, gemessen mit der Delirium Observation Screening Scale (DOSS) und nach den Kriterien des Diagnostic and Statistical Manual of Mental Disorders (DSM-5). Delir, bestimmt mit DOSS, war in der Musikgruppe signifikant weniger häufig (n = 11, 11,6 %) als in der Kontrollgruppe (n = 21, 22,3 %; Odds Ratio [OR]: 0,49, p = 0,048), jedoch waren die Unterschiede nach einer DSM-5-Bestätigung nicht signifikant (4,2 % vs. 7,4 %, OR 0,47, p = 0,342). Alle anderen sekundären Ergebnisparameter unterschieden sich zwischen den Gruppen nicht. Die Ergebnisse unterstützten demnach die Wirksamkeit von Musik bei der Reduzierung der Inzidenz von Delir nach Kraniotomie, gefunden mit DOSS, aber nicht nach DSM-5-Bestätigung. Die kleinen Patientenzahlen können diese Studie aber nur als Pilotstudie etikettieren. Screening-Tools sollten im neurochirurgischen Kontext validiert werden, und die langfristigen Auswirkungen eines Delirs, definiert entweder durch eine erhöhte DOSS oder DSM-5, sollten in größerem Umfang bewertet werden.

Zu der MUSYC-Studie liegt auch eine Kosteneffektivitätsberechnung für die Musikintervention vor (Dirven et al. 2025). Im Durchschnitt waren die medizinischen Kosten während der Erstaufnahme in der Musikgruppe im Vergleich zur Kontrollgruppe niedriger, wenn auch nicht statistisch signifikant (11.819 € gegenüber 13.106 €), was hauptsächlich auf eine kürzere Aufenthaltsdauer und weniger Konsultationen zurückzuführen war. Die Gesamtkosten über einen Zeitraum von 6 Monaten waren in beiden Gruppen nahezu identisch und beliefen sich auf 18.587 € in der Musikgruppe und 18.571 € in der Kontrollgruppe. Die beobachteten Trends einer geringeren Häufigkeit von Delir bei niedrigeren oder zumindest identischen Kosten deuten darauf hin, dass die untersuchte Musikintervention bei neurochirurgischen Patienten ein positives Preis-Leistungs-Verhältnis bieten könnte. Jedoch sind weitere Untersuchungen erforderlich, um auf den vorläufigen Erkenntnissen dieser Studie aufzubauen und das Potenzial von Musik als kostengünstige Intervention für neurochirurgische Patienten zu bestätigen.

> Die Ergebnisse der MUSYC-Studie weisen auf die Wirksamkeit von Musik bei der Reduzierung der Inzidenz von Delir nach Kraniotomie hin, bei günstigem Preis-Leistungs-Verhältnis. Weitere Untersuchungen müssen dieses Ergebnis bestätigen.

Wu et al. (2017) untersuchten den Einfluss des Musikhörens auf das Angstniveau und physiologische Reaktionen bei Patienten mit Wachkraniotomie in einer randomisierten Studie. Die Teilnehmer in der experimentellen Gruppe (19 Patienten) wählten Musik nach ihren eigenen Vorlieben aus und hörten diese sowohl im Warteraum als auch während des gesamten chirurgischen Eingriffs. Die Kontrollgruppe

(19 Patienten) erhielt ausschließlich die übliche Versorgung. Bestimmt wurden das State-Trait Anxiety Inventory (STAI), Herzfrequenz, Atmung und Blutdruck. Musikhören führte zu einem signifikanten Rückgang des Angstniveaus ($p < 0{,}001$), der Herzfrequenz und des systolischen und diastolischen Blutdrucks im Zeitverlauf.

> Musikhören reduziert das Angst- und Belastungsniveau und kann bei Patienten mit Wachkraniotomie empfohlen werden.

**Musik bei hirngeschädigten Patienten/Übersichten**
Zu Musikinterventionen bei Patienten mit erworbener Hirnschädigung liegt ein Cochrane Review vor (Magee et al. 2017). Erworbene Hirnschädigungen umfassen eine Vielzahl von Krankheitsbildern. Dazu zählen Traumata infolge einer Kopfverletzung oder postoperative Schäden, vaskuläre Ereignisse wie Schlaganfall oder Subarachnoidalblutung, zerebrale Anoxie, toxische oder metabolische Einflüsse wie Hypoglykämie sowie Infektionen oder Entzündungen. Eine erworbene Hirnverletzung (ABI = acquired brain injury) kann zu Beeinträchtigungen der Motorik, Sprache, Kognition, sensorischen Verarbeitung sowie zu emotionalen Störungen führen. Hemiplegie und Hemiparese treten häufig auf und können die Lebensqualität der Betroffenen erheblich beeinträchtigen. Daher ist die Wiederherstellung der motorischen Funktionen ein zentrales Ziel in der Rehabilitation nach einer ABI.

Geprüft wurden in dieser Übersicht die Wirksamkeit von Musikinterventionen in Bezug auf die Rehabilitation von Personen mit ABI – einschließlich der Bereiche Gangrehabilitation, Funktion der oberen Extremitäten, Kommunikation, Stimmung und Emotionen, kognitive Funktionen, soziale Fähigkeiten, Schmerz, Verhaltensänderungen, Aktivitäten des täglichen Lebens sowie mögliche Nebenwirkungen.

Die Evidenz dieses Reviews basierte auf insgesamt 29 Studien mit 775 Teilnehmern. Eine Musikintervention, die als rhythmische auditive Stimulation bezeichnet wird, könnte hilfreich sein, um nach einem Schlaganfall verschiedene Gangparameter zu verbessern. Es wurde eine Zunahme der Gehgeschwindigkeit um durchschnittlich 11,34 m/min festgestellt (9 Studien; 268 Teilnehmer; $P < 0{,}00001$; Evidenzqualität: moderat). Auch die Schrittlänge der betroffenen Seite könnte profitieren, mit einem durchschnittlichen Anstieg von 0,12 m (5 Studien; 129 Teilnehmende; $P = 0{,}003$; Evidenzqualität: moderat). Für die allgemeine Gehfähigkeit wurde eine durchschnittliche Verbesserung von 7,67 Punkten auf dem Dynamic Gait Index berichtet (2 Studien; 48 Teilnehmer; $P < 0{,}00001$). Darüber hinaus könnten Musikinterventionen positive Effekte auf die kommunikativen Fähigkeiten von Menschen mit Aphasie nach einem Schlaganfall haben. Insgesamt verbesserte sich die Kommunikation in der Interventionsgruppe um 0,75 Standardabweichungen, was einem mittleren Effekt entspricht (3 Studien; 67 Teilnehmende; $P = 0{,}02$; Evidenzqualität: sehr niedrig). Das Benennen von Wörtern verbesserte sich im Aachener Aphasie-Test um 9,79 Punkte (2 Studien; 35 Teilnehmende; $P = 0{,}02$). Auch die Sprachwiederholung zeigte eine durchschnittliche Verbesserung um 8,90 Punkte in demselben Test (2 Studien; 35 Teilnehmende; $P = 0{,}002$). Es könnte zudem eine Verbesserung der Lebensqualität nach Schlaganfall durch rhythmische auditive Stimulation geben, gemessen als Zuwachs von 0,89 Standardabweichungen auf der Stroke Specific Quality of Life Scale, was einem großen Effekt entspricht (2 Studien; 53 Teilnehmende; P = 0,002; Evidenzqualität: niedrig). Für Gedächtnis- und Aufmerksamkeitsfunktionen fanden sich keine belastbaren Hinweise auf einen Effekt. Die Mehrheit der in dieses Update einbezogenen Studien wies ein hohes Risiko für Bias auf, weshalb die Gesamtqualität der Evidenz als niedrig einzustufen ist.

Klinische Empfehlungen können nicht ausgesprochen werden.

Mishra et al. (2021) überprüften in einer systematischen Übersicht mit Metaanalyse auf Basis von 6 Studien die Wirkung einer Musiktherapie als Rehabilitationsmaßnahme hinsichtlich motorischer und kognitiver Funktionen bei Patienten mit traumatischer Hirnschädigung. Zielparameter für die Motorik waren Ganggeschwindigkeit, Schrittlänge und Schrittfrequenz. Gedächtnis und exekutive Funktionen waren die wichtigsten kognitiven Ergebnismaße. Musiktherapie zeigte eine gepoolte mittlere Differenz bei der Verbesserung der Gehgeschwindigkeit um 12,29 cm/s (95 %-Konfidenzintervall [95 %-KI] 2,31–22,27), bei der Schrittfrequenz um 7,19 Schritte/min (95 %-KI −25,35 bis 39,73) und bei der Schrittlänge um 0,19 m (95 %-KI 0,13–0,12). Es wurden keine schwerwiegenden Nebenwirkungen festgestellt. Die Verbesserung der Schrittfrequenz und der Gehgeschwindigkeit war statistisch nicht signifikant, ein signifikanter Effekt der Musiktherapie auf das Gedächtnis dieser Patienten wurde nicht beobachtet. Letztlich war die Evidenz zu niedrig, um eine Empfehlung aussprechen zu können.

**Fazit für die Praxis**

- Die Datenbasis zu perioperativen Musikinterventionen in der Neurochirurgie ist zu gering, um evidenzbasiert gesicherte Empfehlungen abgeben zu können.
- Die Ergebnisse der MUSYC-Studie, der methodisch anspruchsvollsten Studie, die hier gefunden wurde, weisen auf die Wirksamkeit von Musik bei der Reduzierung der Inzidenz von Delir nach Kraniotomie hin. Musikhören kann möglicherweise auch das Angst- und Belastungsniveau bei Patienten mit Wachkraniotomie reduzieren.
- Eine Musikintervention, die als rhythmische auditive Stimulation bezeichnet wird, könnte hilfreich sein, um nach einem Schlaganfall verschiedene Gangparameter zu verbessern.

## Literatur

Dirven TLA, Kappen PR, van der Beek FTH, van der Holt B, Jeekel H, Dirven CMF, Vincent AJPE, Klimek M, Poley MJ. The effect of music interventions compared to standard-of-care on the prevention of delirium in neurosurgical patients: an analysis of costs and cost-effectiveness based on the MUSYC-trial. Acta Neurochir (Wien). 2025;167:46. https://doi.org/10.1007/s00701-025-06448-0.

Kappen PR, Mos MI, Jeekel J, Dirven CMF, Kushner SA, Osse RJ, Coesmans M, Poley MJ, van Schie MS, van der Holt B, Klimek M, Vincent AJPE. Music to prevent deliriUm during neuroSurgerY (MUSYC): a single-centre, prospective randomised controlled trial. BMJ Open. 2023;13:e069957. https://doi.org/10.1136/bmjopen-2022-069957.

Magee WL, Clark I, Tamplin J, Bradt J. Music interventions for acquired brain injury. Cochrane Database Syst Rev. 2017;1(1):CD006787. https://doi.org/10.1002/14651858.CD006787.pub3.

Mishra R, Florez-Perdomo WA, Shrivatava A, Chouksey P, Raj S, Moscote-Salazar LR, Rahman MM, Sutar R, Agrawal A. Role of music therapy in traumatic brain injury: a systematic review and meta-analysis. World Neurosurg. 2021;146:197–204. https://doi.org/10.1016/j.wneu.2020.10.130.

Ng Kee Kwong KC, Kang CX, Kaliaperumal C. The benefits of perioperative music interventions for patients undergoing neurosurgery: a mixed-methods systematic review. Br J Neurosurg. 2022;36:472–82. https://doi.org/10.1080/02688697.2022.2061421.

Wu PY, Huang ML, Lee WP, Wang C, Shih WM. Effects of music listening on anxiety and physiological responses in patients undergoing awake craniotomy. Complement Ther Med. 2017;32:56–60. https://doi.org/10.1016/j.ctim.2017.03.007.

# Urologie

# 7

## Inhaltsverzeichnis



**Metaanalysen/systematische Reviews**

Kyriakides et al. (2018) erstellten eine systematische Übersicht mit Metaanalyse zu der Wirkung des Einsatzes von Musik bei ambulanten urologischen Eingriffen. Es wurden Daten aus 16 randomisierten Studien von 1980 bis 2017 berücksichtigt, in denen bei 972 von 1950 Patienten (49,8 %) während eines ambulanten Eingriffs Musik eingesetzt wurde. Die Eingriffe umfassten transrektale ultraschallgesteuerte Prostatabiopsien (4 Studien, 286 Patienten), Stoßwellenlithotripsie (6 Studien, 1023 Patienten), Zystoskopie (3 Studien, 331 Patienten), Urodynamik (2 Studien, 210 Patienten) und perkutane Nephrostomie in 1 Studie mit insgesamt 100 Patienten. Alle Studien verwendeten eine visuelle Analogskala (VAS) zur Messung der Schmerzen. Die Angst wurde in 13 Studien mit dem State-Trait Anxiety Inventory (STAI) und in 2 Studien mit einer VAS gemessen. 14 Studien berichteten über eine Verringerung der selbst berichteten Schmerzen, in ebenfalls 14 Studien wurde eine Verringerung der Angst festgestellt. Diese Verringerung von Schmerz und Angst war sowohl bei Messung mit VAS und als auch mit STAI signifikant ($p < 0{,}001$).

Gauba et al. (2021) fanden für eine systematische Übersicht zu der Frage, ob Musik die Verwendung von Analgetika und Anxiolytika während der flexiblen Zystoskopie reduzieren kann, 3 randomisierte kontrollierte und 1 prospektive Erhebung, publiziert zwischen 2014 and 2017, mit 399 Patienten (199 in der Musikgruppe, 200 ohne Musik). Drei der 4 Studien zeigten eine signifikante Reduzierung von Schmerzen und Angstzuständen bei der Verwendung von Musik, die Herzfrequenz war bei der Gruppe ohne Musik höher, was auf eine höhere Schmerzwahrnehmung dieser Patienten hindeutete. Musik erhöhte die Patientenzufriedenheit,


E. S. Debus, R. T. Grundmann, *Musik in der operativen Medizin, Anästhesie und Onkologie*, https://doi.org/10.1007/978-3-662-73519-0_7

was in Anbetracht der Tatsache, dass die flexible Zystoskopie oft zur Überwachung im Follow-up wiederholt werden muss, für das Einverständnis der Patienten bedeutsam ist. Musik sollte demnach routinemäßig bei ambulanten urologischen Prozeduren angeboten werden.

Eine weitere Metaanalyse (Chen et al. 2021) kam auf Basis von 6 Studien (639 Patienten) zu einem ähnlichen Ergebnis: Das Hören von Musik verbesserte das Schmerzempfinden bei der Zystoskopie und reduzierte das Angstgefühl, die Herzfrequenz war niedriger. Dies galt speziell für männliche Patienten, die einer Zystoskopie mit einem starren Zystoskop unterzogen wurden. Musik ist eine einfache, kostengünstige und effektive Ergänzung zur Sedierung während einer Zystoskopie.

Lei et al. (2024) untersuchten in einer Metaanalyse auf Basis von 10 randomisierten kontrollierten Studien (RCTs) mit 879 Patienten die potenzielle analgetische Wirksamkeit einer Musikintervention bei Patienten mit extrakorporaler Lithotripsie. Im Vergleich zur Routineversorgung ohne Musik war eine Intervention mit Musik mit deutlich reduzierten Schmerzwerten (standardisierte Mittelwertdifferenz [SMD] = −1,00; 95 %-Konfidenzintervall [95 %-KI] = −1,57 bis −0,42; P = 0,0007), verbesserter Patientenzufriedenheit (SMD = 1,61; 95 %-KI = 0,45 bis 2,77; P = 0,006) und Bereitschaft zur Wiederholung (SMD = 2,06; 95 %-KI = 0,40 bis 3,72; P = 0,01) des Eingriffs verbunden, hatte jedoch keinen Einfluss auf den Analgetikaverbrauch oder unerwünschte Ereignisse.

> Die systematischen Übersichten demonstrieren – bei allerdings kleinen Fallzahlen – eine Verringerung von Angst und Schmerzen, wenn ambulante urologische Eingriffe unter Musik vorgenommen werden.

**Studien**

**Roboter-assistierte laparoskopische Prostatektomie**

Es wurde nur eine kleine Studie mit insgesamt 40 Patienten zu diesem Eingriff gefunden (Mishra et al. 2022). Die Musikgruppe erhielt für 30 min Musik im Aufwachraum und am 1. postoperativen Tag, während die Kontrollgruppe keine postoperative Musik hörte. Die stationäre Opioidapplikation (Morphin-Milligramm-Äquivalent, MME) und das STAI wurden am 1. postoperativen Tag sowie ambulant am Tag 7 gemessen. Es gab keinen statistisch signifikanten Unterschied in dem stündlichen MME (2,06 [0,71–3,17] vs. 1,55 [0,83–3,37]) oder dem gesamten MME (49,52 [17–76] vs. 37,25 [20–69]), die in der Musik- und Nicht-Musikgruppe verwendet wurden. Die Auswertung des STAI-Fragebogens zeigte keine Unterschiede in den Angstniveaus zwischen den beiden Gruppen am Tag 1 oder Tag 7 postoperativ. Patienten, die der Musikintervention zugewiesen wurden, hatten aber eine Reduzierung des Narkotikaverbrauchs nach der Krankenhausentlassung.

**Zystoskopie**

In einer randomisierten Studie konnten 62 Männer während der flexiblen Zytoskopie Musik ihrer Wahl hören, 62 Patienten hörten keine Musik (Zhang et al.

2014). Es fanden sich bei Patienten, die Musik hörten, statistisch signifikant geringere Werte im mittleren Schmerzscore auf der VAS, im mittleren postprozeduralen STAI-Schmerzscore und in der postprozeduralen Pulsfrequenz. Patienten, die Musik hörten, empfanden weniger Unbehagen und weniger Angst während der Zystoskopie. Die Botschaft war, dass das Hören von Musik ihrer Wahl während einer flexiblen Zystoskopie eine einfache Möglichkeit darstellt, den Komfort männlicher Patienten zu verbessern und ihre Angst zu reduzieren.

In einer anderen prospektiven randomisierten Studie wurde die Musikintervention bei Männern mit starrer Zytoskopie überprüft (Yeo et al. 2013). Patienten der Gruppe 1 (n = 35) hörten keine Musik, die der Gruppe 2 (n = 35) klassische Musik. Der durchschnittliche Angstwert und der durchschnittliche Schmerzscore der Gruppe 2 waren signifikant niedriger als die der Gruppe 1 (p < 0,001 für beide). Die Gruppe 2 wies außerdem einen signifikant höheren durchschnittlichen Zufriedenheitswert auf als die Gruppe 1 (p < 0,001). Es wurden statistisch signifikante Unterschiede zwischen den Gruppen hinsichtlich der Pulsfrequenz und des systolischen Blutdrucks nach dem Eingriff festgestellt, während Pulsfrequenz und systolischer Blutdruck vor dem Eingriff vergleichbar waren. Das Hören von Musik während einer starren Zystoskopie wurde für die klinische Routine empfohlen.

Mumm et al. (2021) schlossen in eine prospektive randomisierte Studie 127 Patienten ein, die sich einer elektiven Zystoskopie unterzogen. Es wurden 3 Gruppen gebildet: Gruppe I: Zystoskopie unter klassischer Musik (n = 35), Gruppe II: Zystoskopie unter Musik nach Wahl des Patienten (n = 33) und Gruppe III: Zystoskopie ohne Musik (n = 44). Die Musik wurde über Lautsprecher abgespielt, sodass Patient und Untersucher die Musik hören konnten. Die Dauer der Zystoskopie betrug 5,7 (1–30) min. Der mediane VAS-Schmerzscore war signifikant niedriger in Gruppe I mit 1,7 und Gruppe II mit 2,3 im Vergleich zu 5,2 in der Kontrollgruppe III (p < 0,001). Die Kontrollgruppe III hatte im Vergleich zu den Gruppen I und II signifikant schlechtere Schmerz- und Patientenzufriedenheitsraten. Gruppe I hatte einen signifikant niedrigeren VAS-Schmerzscore als Gruppen II und III (p < 0,001). Klassische Musik erhöhte auch die Beurteilungsfähigkeit des durchführenden Urologen. Die Autoren empfahlen die Nutzung von klassischer Musik oder Musik nach Wahl des Patienten während der flexiblen/starren Zystoskopie im Rahmen der klinischen täglichen Routine zur Verbesserung des Patienteneinverständnisses und Steigerung der Patientenzufriedenheit.

> Die Nutzung von klassischer Musik oder Musik nach Wahl des Patienten während der flexiblen/starren Zystoskopie wird in nicht Patienten-geblindeten Studien empfohlen.

Zu einem ganz anderen Ergebnis kamen McClintock et al. (2021) in einer Patienten-geblindeten randomisierten kontrollierten australischen Studie mit insgesamt 109 Patienten, die sich einer flexiblen Zystoskopie unterzogen. Da es nicht möglich ist, Patienten hinsichtlich ihrer Zuordnung zu verblinden, wenn sie wissen, dass Musik die Intervention ist, wurde die Studie stattdessen so konzipiert, dass ihr Zweck vor den Patienten verborgen blieb. Der Zweck wurde erst nach Abschluss des Verfahrens und der Datenerhebung offenbart. In dieser Studie wurden keine statistisch signifikanten Unterschiede zwischen der Gruppe ohne Musik und der Gruppe mit Musik hinsichtlich des VAS-Schmerzscores, der Veränderung des STAI-Angst-Scores oder den Vitalzeichen nach dem Eingriff (Herzfrequenz; systolischer Blutdruck) beobachtet. Die Schlussfolgerung war, dass Musik die wahrgenommene Schmerzempfindung oder Angst während einer flexiblen Zystoskopie nicht zu verringern vermag. Diese Ergebnisse weichen von anderen Studien wie der oben beschriebenen Studie von Mumm et al. (2021) ab, und zwar vor allem aufgrund der Verblindung der Teilnehmer, aber möglicherweise auch aufgrund der ethnischen Zusammensetzung der Studienpopulation oder der fehlenden Auswahl der Musik durch den Patienten.

> In einer der sehr seltenen *Patienten-geblindeten Studien* vermochte Musik die wahrgenommene Schmerzempfindung oder Angst während einer flexiblen Zystoskopie nicht zu verringern.

**Stoßwellenlithotripsie**

In einer RCT analysierten Cakmak et al. (2017) die Auswirkungen von Musik auf Schmerzen, Angst und allgemeine Zufriedenheit bei Patienten mit Stoßwellenlithotripsie (SWL). Gruppe 1 bestand aus 95 Patienten, die während der SWL-Sitzung Musik hörten, in Gruppe 2 hörten 105 Patienten während des Eingriffs keine Musik. Es wurden keine statistisch signifikanten Unterschiede zwischen den beiden Gruppen hinsichtlich der Steineigenschaften, der SWL-Parameter, der STAI-T/S-Scores vor der SWL und der hämodynamischen Parameter vor der SWL festgestellt. Die STAI-S-Werte waren nach der SWL bei Patienten, die Musik hörten, niedriger ($p = 0{,}006$). Am Ende der SWL unterschieden sich die VAS-Werte für Schmerzen, Zufriedenheit und Bereitschaft zur Wiederholung des Eingriffs signifikant zugunsten der Musikgruppe ($p = 0{,}007$, $p = 0{,}001$, $p = 0{,}015$). Systolischer und diastolischer Blutdruck und Herzfrequenz waren bei Patienten, die keine Musik hörten, signifikant höher ($p = 0{,}002$, $p = 0{,}024$, $p = 0{,}001$). Die Autoren folgerten, dass Musik eine ideale ergänzende Behandlungsmethode für Patienten sein kann, die sich einer SWL-Behandlung unterziehen. Sie hat das Potenzial, die Compliance der Patienten und deren Zufriedenheit mit der Behandlung zu verbessern, indem sie die mit dem Eingriff verbundenen Ängste und Schmerzwahrnehmungen verringert.

Dogan und Ceylan (2021) schlossen in eine randomisierte Studie zur Musikintervention bei extrakorporaler SWL insgesamt 80 Patienten (50 Männer, 30 Frauen) ein. Die 1. Gruppe (24 Patienten) hörte 20 min *vor* dem Eingriff über Kopfhörer klassische Instrumentalmusik, die 2. Gruppe (28 Patienten) hörte klassische Instrumentalmusik *während* des Eingriffs. Die 3. Gruppe (28 Patienten) war die

Kontrollgruppe und bestand aus Patienten, die vor oder während des Eingriffs keine Musik hörten. Die Patienten wurden einem STAI-Test unterzogen, um den Angstzustand nach dem Eingriff zu messen. Es fand sich ein signifikanter Unterschied in den STAI-Werten zwischen den Patienten, die vor/während des Eingriffs Musik hörten und der Kontrollgruppe, aber kein signifikanter Unterschied zwischen den Patienten, die vor dem Eingriff Musik hörten, und denen, die während des Eingriffs Musik hörten. Hinsichtlich des Analgetikabedarfs unterschieden sich die 3 Gruppen nicht. Die Autoren empfahlen die Musikapplikation zur Reduzierung der Angst bei extrakorporaler SWL.

**Prostatabiopsie**

Öztürk et al. (2025) berichteten über die Musikintervention bei Patienten mit transperinealer Prostatabiopsie. Die Patienten in der Musikgruppe (n = 49) wählten zwischen klassischer, populärer oder lokaler Volksmusik aus, die während der Biopsie über Lautsprecher abgespielt wurde. Patienten der Kontrolle (n = 48) hörten keine Musik. Die Angst wurde mit dem Spielberger STAI und dem Beck Anxiety Inventory bewertet, während die Schmerzen mit der VAS gemessen wurden. Die Patienten wurden auch gefragt, ob sie bereit wären, sich bei Bedarf einer weiteren Biopsie zu unterziehen. Die Musikgruppe hatte niedrigere VAS-Werte für die Gesamtschmerzen und die Schmerzen während der Verabreichung der Lokalanästhesie (P = 0,002 bzw. P = 0,003). Auch die Angstwerte nach der Biopsie waren in der Musikgruppe deutlich niedriger. Die Ergebnisse deuteten darauf hin, dass Musik das Wohlbefinden der Patienten verbessert und ihre Bereitschaft erhöht, sich wiederholten Eingriffen zu unterziehen. Die Studie legte nahe, die transperineale Prostatabiopsie durch Musik zu ergänzen.

Zu einem anderen Ergebnis kamen Packiam et al. (2018), allerdings bei transrektaler und nicht transperinealer Prostatabiopsie. Männer, die sich einer transrektalen Prostatabiopsie unterzogen, wurden nach dem Zufallsprinzip in einer randomisierten Studie einer Musikgruppe (n = 85) oder einer Kontrollgruppe (n = 97) zugewiesen. Zu den primären Endpunkten gehörten die mit dem STAI-S bewertete Angst und die Schmerzen, die anhand einer VAS gemessen wurden. Es gab keine signifikanten Unterschiede in den Ausgangsmerkmalen zwischen der Musikgruppe und der Kontrollgruppe, einschließlich des medianen Alters, des prostataspezifischen Antigens, der Verwendung von MRT-gesteuerten Biopsien (MRT = Magnetresonanztomografie) oder des STAI. Die Mehrheit (93 %) der Patienten gab vor der Biopsie an, dass sie Musik wünschten. Im Ergebnis fanden sich keine signifikanten Unterschiede im STAI-S (33,7 ± 8,9 vs. 34,4 ± 9,9, P = 0,6), im Schmerzscore (2,3 ± 2,1 vs. 2,0 ± 2,1, P = 0,3) oder in den Vitalparametern zwischen der Musikgruppe und der Kontrollgruppe. Auch bei einer Stratifizierung nach Alter, prostataspezifischem Antigen oder Anzahl der vorangegangenen Biopsien gab es keine Unterschiede zwischen den Gruppen. Männer, die Musik erhielten, wünschten sich mit höherer Wahrscheinlichkeit auch bei zukünftigen Prostatabiopsien Musik als Männer, die keine Musik erhielten (93 % vs. 83 %, P = 0,07). Diese randomisierte

Studie zeigte keinen Unterschied in den Angst- oder Schmerzwerten bei Patienten, die während der transrektalen Prostatabiopsie Hintergrundmusik hörten im Vergleich zur Kontrolle ohne Musik.

> Die Aussagen zur Wertigkeit der Musikintervention bei Prostatabiopsie sind widersprüchlich und hängen möglicherweise auch von der Technik der Biopsie (transperineal/transrektal) ab.

**Fazit für die Praxis**

- Musik ist eine einfache, kostengünstige und effektive Ergänzung zur Analgesie während einer Zystoskopie, speziell, wenn die Zystoskopie mit dem starren Zystoskop vorgenommen wird.
- Musik kann bei extrakorporaler SWL die Ängste des Patienten verringern.
- Musik ist eher bei transperinealer als bei transrektaler Prostatabiopsie indiziert, um Angst und Schmerzen bei dem Eingriff zu reduzieren.
- Für andere urologische Interventionen ist die Datenbasis zu schmal, um konkrete Aussagen zuzulassen.

## Literatur


Cakmak O, Cimen S, Tarhan H, Ekin RG, Akarken I, Ulker V, Celik O, Yucel C, Kisa E, Ergani B, Cetin T, Kozacioglu Z. Listening to music during shock wave lithotripsy decreases anxiety, pain, and dissatisfaction: a randomized controlled study. Wien Klin Wochenschr. 2017;129:687–91. https://doi.org/10.1007/s00508-017-1212-0.

Chen G, Tang C, Liu Y, Liu Y, Dai Y, Yang L. Does listening to music improve pain perception and anxiety in patients undergoing cystoscopy: a meta-analysis. Front Surg. 2021;8:689782. https://doi.org/10.3389/fsurg.2021.689782.

Dogan S, Ceylan C. The effect of music on state anxiety in patients undergoing extracorporeal shockwave lithotripsy. Int J Clin Pract. 2021;75:e14293. https://doi.org/10.1111/ijcp.14293.

Gauba A, Ramachandra MN, Saraogi M, Geraghty R, Hameed BMZ, Abumarzouk O, Somani BK. Music reduces patient-reported pain and anxiety and should be routinely offered during flexible cystoscopy: outcomes of a systematic review. Arab J Urol. 2021;19:480–7. https://doi.org/10.1080/2090598X.2021.1894814.

Kyriakides R, Jones P, Geraghty R, Skolarikos A, Liatsikos E, Traxer O, Pietropaolo A, Somani BK. Effect of music on outpatient urological procedures: a systematic review and meta-analysis from the European Association of Urology section of uro-technology. J Urol. 2018;199:1319–27. https://doi.org/10.1016/j.juro.2017.11.117.

Lei M, Li G, Tang Y, Yuan J, Yang T, Gao Z. Efficacy of music therapy for pain control of extracorporeal shock wave lithotripsy: a meta-analysis of randomized controlled studies. Medicine (Baltimore). 2024;103(22):e38182. https://doi.org/10.1097/MD.0000000000038182.

McClintock G, Wong E, Mancuso P, Lalak N, Gassner P, Haghighi K, Rathore P, McAulay L, Jeffery N. Music during flexible cystoscopy for pain and anxiety – a patient-blinded randomised control trial. BJU Int. 2021;128(Suppl 1):27–32. https://doi.org/10.1111/bju.15527.

Mishra K, Jesse E, Bukavina L, Sopko E, Arojo I, Fernstrum A, Ray A 3rd, Mahran A, Calaway A, Block S, Ponsky L. Impact of music on postoperative pain, anxiety, and narcotic use after robotic prostatectomy: a randomized controlled trial. J Adv Pract Oncol. 2022;13:121–6. https://doi.org/10.6004/jadpro.2022.13.2.3.

Mumm JN, Eismann L, Rodler S, Vilsmaier T, Zehni AZ, Apfelbeck M, Pfitzinger PL, Volz Y, Chaloupka M, Bauer RM, Stief CG, Staehler M. Listening to music during outpatient cystoscopy reduces pain and anxiety and increases satisfaction: results from a prospective randomized study. Urol Int. 2021;105:792–8. https://doi.org/10.1159/000517275.

Öztürk E, Özden E, Işikdoğan M, Dagli İ, Uzel T, Duvarci M, Ünal SH, Hamidi N. The effect of listening to music on pain and anxiety scores during office based transperineal prostate biopsy: a prospective study. Urology. 2025;196:254–9. https://doi.org/10.1016/j.urology.2024.11.064.

Packiam VT, Nottingham CU, Cohen AJ, Eggener SE, Gerber GS. No effect of music on anxiety and pain during transrectal prostate biopsies: a randomized trial. Urology. 2018;117:31–5. https://doi.org/10.1016/j.urology.2018.04.014.

Yeo JK, Cho DY, Oh MM, Park SS, Park MG. Listening to music during cystoscopy decreases anxiety, pain, and dissatisfaction in patients: a pilot randomized controlled trial. J Endourol. 2013;27:459–62. https://doi.org/10.1089/end.2012.0222.

Zhang ZS, Wang XL, Xu CL, Zhang C, Cao Z, Xu WD, Wei RC, Sun YH. Music reduces panic: an initial study of listening to preferred music improves male patient discomfort and anxiety during flexible cystoscopy. J Endourol. 2014;28:739–44. https://doi.org/10.1089/end.2013.0705.

# Musik und die Performance des Operateurs

# 8

## Inhaltsverzeichnis



## 8.1 Trainingsmodelle

Rauscher et al. (1993) führten den Begriff des sog. Mozart-Effekts ein. Sie zeigten, dass Studierende ihre räumliche Leistungsfähigkeit steigerten, nachdem sie 10 min lang eine Mozart-Sonate gehört hatten. Die leistungssteigernde Wirkung der Musik war nur vorübergehend und reichte nicht über einen Zeitraum von 10–15 min hinaus, in dem die Probanden jeweils an den Experimenten teilnahmen. Die Ergebnisse waren in Folgestudien nicht reproduzierbar (Steele et al. 1999). Ob und wie Musik das Erlernen chirurgischer Eingriffe wie die Laparoskopie beeinflusst, ist daher unklar und lässt sich unter standardisierten Bedingungen unter anderem mit laparoskopischen Box-Trainingsgeräten bestimmen.

**Training des Anfängers – Box-Trainer**

Das Ziel einer prospektiven Studie von Nees et al. (2021b) war es, die Wirkung verschiedener Musikstile auf die Leistung von Laparoskopie-Anfängern zu bewerten. 82 Studenten führten 3 verschiedene Übungen anhand der „Lübecker Toolbox" durch. Die Studenten wurden einer von 4 Gruppen zugeordnet, die jeweils einer Zusammenstellung von Musik aus einem Genre (Hip-Hop, Klassik, Rock oder gemischte Radiomusik) ausgesetzt waren, oder einer 5. Kontrollgruppe, die keine Musik hörte. Die Musik wurde mit einem konstanten Schalldruckpegel von 70 dB abgespielt. Gemessen wurde die Zeit, die für die Bewältigung der 3 Übungen benötigt wurde. In dieser Studie hatte die Exposition von klassischer Musik und Hip-Hop bei



E. S. Debus, R. T. Grundmann, *Musik in der operativen Medizin, Anästhesie und Onkologie*, https://doi.org/10.1007/978-3-662-73519-0_8

einem Schalldruckpegel von 70 dB einen positiven Einfluss auf die Leistung von chirurgischen Anfängern unter standardisierten Bedingungen. Die Folgerung war, dass diese Musikstile Vorteile für das chirurgische Training bieten und den Erwerb chirurgischer Fähigkeiten effizienter machen könnten.

In einer anderen Studie untersuchte diese Arbeitsgruppe (Nees et al. 2021a) anhand standardisierter Übungen auf Box-Trainern die Leistung von Laparoskopie-Anfängern, die Musik mit unterschiedlichen Schalldruckpegeln ausgesetzt waren. Insgesamt nahmen 87 Studierende an der Studie teil, davon 38 Frauen (43,7 %) und 49 Männer (56,3 %). Alle Teilnehmer waren Studenten der Medizinischen Fakultät der Universität Heidelberg. Die meisten von ihnen hatten keine praktische Erfahrung in der laparoskopischen Chirurgie (67,8 %). Die Studierenden führten 3 verschiedene Laparoskopie-Übungen mit der „Lübecker Toolbox" durch, die unter standardisierten Bedingungen 2-mal wiederholt wurden. Die Zeit wurde für jeden Durchgang aufgezeichnet. Alle Studierenden wurden nach dem Zufallsprinzip 4 Gruppen zugeordnet, die derselben Musikzusammenstellung, jedoch unterschiedlichen Schalldruckpegeln (50–80 dB) ausgesetzt waren, sowie einer akustisch abgeschirmten Gruppe (Ohrstöpsel) oder einer Kontrollgruppe (keine Intervention). Die beste absolute Leistung wurde bei einer Belastung von 70 dB in allen 3 Übungen erzielt. Musik scheint sich positiv auf die Trainingsleistung auszuwirken. Im Vergleich zur Kontrollgruppe wurden bei einem Schalldruckpegel von 70 dB signifikant bessere Ergebnisse erzielt, während die Exposition gegenüber niedrigeren (50 oder 60 dB) oder höheren (80 dB) Schalldruckpegeln sowie unter akustischer Abschirmung keinen Einfluss auf die Leistung hatte.

Oomens et al. (2020) schlossen in eine randomisierte Crossover-Studie 60 Teilnehmer ein, die meisten waren Medizinstudenten im 1. Studienjahr ohne Laparoskopie-Erfahrung. Ein randomisiertes Vier-Perioden-vier-Sequenzen-zwei--Behandlungs-Crossover-Studien-Design wurde verwendet, wobei jeder Teilnehmer als seine eigene Kontrolle fungierte. Die Teilnehmer wurden zufällig einer Sequenz zugeordnet, die die Reihenfolge der 4 Perioden bestimmte und führten 4 Perioden durch, bestehend aus jeweils 5 Peg-Transfer-Aufgaben pro Periode, an einem laparoskopischen Box-Trainer: 2 Perioden während des Tragens von aktiven geräuschunterdrückenden Kopfhörern und 2 Perioden während der Musikeinwirkung. Die Parameter: Zeit bis zum Abschluss der Aufgabe, Pfadlänge (Gesamtstrecke, die die Instrumentenspitze während der Stiftübertragungsaufgabe zurückgelegt hat) und normalisierter Ruck (Änderungsrate der Beschleunigung der Instrumentenspitze) wurden bewertet. Die mentale Arbeitsbelastung wurde mittels des Surgical-Task-Load-Index-Fragebogens bestimmt. Außerdem wurden Herzfrequenz und Blutdruck gemessen. Im Ergebnis führten die Teilnehmer die Peg-Transfer-Aufgabe signifikant schneller aus (Mediandifferenz:−0,81 s [Interquartilsbereich, −3,44–0,69] p = 0,037) und handhabten ihre Instrumente signifikant effizienter, da die Pfadlänge reduziert war (Mediandifferenz,−52,24 mm [Interquartilsbereich, −196,97–89,81] p = 0,019), wenn sie Musik ausgesetzt waren. Außerdem war die mentale Arbeitsbelastung während der Musik signifikant reduziert (Median-Differenz, −2,41 [Interquartilsbereich,−7,17–1,83] p = 0,021). Kein statistisch signifikanter Effekt wurde auf Herzfrequenz und Blutdruck beobachtet. In dieser

Studie verbesserte das Hören bevorzugter Musik im Trainingsmodell bei Laparoskopie-Anfängern die Leistung bei laparoskopischen Operationen und reduzierte die mentale Arbeitsbelastung in einer simulierten Umgebung.

In den genannten Studien verbesserte Musik bei Laparoskopie-Anfängern und speziell Studenten im Box-Trainer die Trainingsleistung.

Die Angaben, ob Laparoskopie-Anfänger unter Musik ihre Aufgaben besser bewältigen, sind aber widersprüchlich. Fu et al. (2021) berichteten über eine vierarmige, vierperiodische, zweiphasige randomisierte kontrollierte Crossover-Studie mit 97 Laparoskopie-Anfängern, die Medizinstudenten einschloss. In dieser qualitativ hochwertigen Studie verbesserte das Abspielen bevorzugter Musik in einem simulierten Setting (Laparoscopic Box Simulator) bei Aufgaben, wie sie in den USA in dem Programm „Fundamentals of Laparoscopic Surgery" für chirurgische Residenten vorgeschrieben sind, nicht die Aufgabenleistung. In wichtigen stressbedingten Bereichen war während der Durchführung laparoskopischer Aufgaben die mentale Belastung aber unter Musik signifikant geringer, verglichen mit der Belastung bei gewöhnlichen Operationssaalgeräuschen.

Miskovic et al. (2008) waren in einem wesentlich weniger aufwendigen Studiendesign zu einem ähnlichen Ergebnis gekommen. In ihre randomisierte Studie wurden 45 Junior-Chirurgen, mittleres Alter 31 Jahre, ohne laparoskopische Erfahrung eingeschlossen. Die Teilnehmer wurden aufgefordert, an einem laparoskopischen Simulator zu arbeiten (Xitact LS500; XITact SA, Vevey, Schweiz). Es wurden 3 Gruppen gebildet: Gruppe 1: Exposition zu aktivierender Musik; Gruppe 2: Exposition zu deaktivierender Musik, Gruppe 3: ohne Musik. Die verschiedenen Musikstücke wurden von den Autoren auf der Grundlage zuvor durchgeführter Studien ausgewählt, um die Teilnehmer zu aktivieren oder zu deaktivieren. Richard Wagners „Walküre" wurde beispielsweise verwendet, um einen aktivierten mentalen Zustand hervorzurufen, oder bestimmte Stücke von Nicholas Gunn (z. B. „Seeking Serenity") für den gegenteiligen Effekt. Die Musik wurde auf einem Computer mit einer konstanten Lautstärke von 35 dB abgespielt. Alle chirurgischen Leistungsparameter verbesserten sich mit zunehmender Erfahrung (Wiederholung der Aufgabe) signifikant. Die Gesamtpunktzahl zeigte einen Trend zu einem Unterschied zwischen den Gruppen: Die Gruppe, die aktivierende Musik hörte, erbrachte die schlechteste Leistung. Diese Beobachtung wurde durch einen signifikanten Unterschied zwischen den Gruppen beim 1. Versuch, jedoch nicht bei den nachfolgenden Versuchen bestätigt. Kritisch muss angemerkt werden, dass die Teilnehmer in dieser Studie nicht Musik ihrer Wahl hörten.

Die Autoren meinten, dass der Mozart-Effekt Wunschdenken seitens der Chirurgen sei. Musik im Operationssaal könne auf unerfahrene Chirurgen, die neue Aufgaben ausführen, sogar ablenkend wirken.

Ziel einer Studie von Yang et al. (2022) war es, den Effekt von verschiedenen Musikstilen und Amplituden auf die Leistungsfähigkeit des chirurgischen Anfängers in der laparoskopischen Chirurgie zu untersuchen. Unerfahrene Chirurgen durchliefen ein auf Fertigkeiten basierendes laparoskopisches Trainingsprogramm. Die Teilnehmer mussten diese Aufgaben unter 3 Bedingungen ausführen: ohne Musik, mit Musik mittlerer Lautstärke (45–50 dB) und mit Musik hoher Lautstärke (65–70 dB). Gespielt wurden Soft Rock von den Beatles und Hard Rock. Die Aufgabenleistung wurde durch die Analyse von Geschwindigkeit und Genauigkeit bewertet. Bei Soft Rock in mittlerer Lautstärke waren die Teilnehmer genauer beim Nähen mit intrakorporaler Knotenbildung im Vergleich zu „ohne Musik". Die Gesamtnote wurde verbessert durch eine gesteigerte Genauigkeit. Dieser positive Effekt ging verloren, wenn der Soft Rock in hoher Lautstärke gespielt wurde. Bei Hard Rock in mittlerer Lautstärke waren die Teilnehmer schneller beim Präzisionsschnitt im Vergleich zu „ohne Musik". Sowohl die Ballonpräparation als auch der Präzisionsschnitt wurden schneller durchgeführt und die Genauigkeit blieb erhalten. Hard Rock in hoher Lautstärke führte ebenfalls zu erhöhter Geschwindigkeit im Vergleich zu „ohne Musik". Die Daten zeigten, dass die Wirkung von Musik von der Kombination Musikstil und Lautstärke abhängen könnte. Allgemein gut akzeptierte Musik (z. B. Rockmusik), die mit der richtigen Lautstärke abgespielt wird, verbesserte die Leistung chirurgischer Anfänger in der laparoskopischen Chirurgie.

Han et al. (2022) gingen der Frage nach, ob laparoskopische Teams, die unter angenehmen akustischen Bedingungen operieren, bessere Leistungen erbringen als unter lauten Bedingungen. Insgesamt 114 chirurgische Assistenzärzte ohne Erfahrung mit simuliertem laparoskopischem Training in Teams (88 Männer, 26 Frauen im Alter von 34,3 ± 4,8 Jahren) bildeten 57 Zweierteams. Jedes Team musste 2 laparoskopische Aufgaben (Objekttransport und gemeinsames Nähen) an einer Simulationsübungsbox unter musikalischen, neutralen und lauten akustischen Bedingungen durchführen. Die Aufgabenleistung wurde anhand der Dauer bis zur Fertigstellung einer Aufgabe, der Gesamtzahl der Fehler und objektiver Leistungsbewertungen gemessen. Die Messungen wurden unter den 3 akustischen Bedingungen verglichen. Eine musikalische Umgebung führte sowohl beim Transport von Gegenständen (Leistungswert: 66,3 ± 8,6 gegenüber 57,6 ± 11,2; $p < 0{,}001$) als auch bei gemeinsamen Nähaufgaben (78,6 ± 5,4 gegenüber 67,2 ± 11,1; $p < 0{,}001$) zu höheren Leistungswerten als eine laute Umgebung. Insbesondere benötigten die Teams deutlich weniger Zeit für die gemeinsamen Nahtarbeiten und erhielten weniger Zeitstrafen, wenn sie angenehme und ruhige Musik hörten als in einer lauten Umgebung. Chirurgenteams, die aus erfahrenen Chirurgen bestanden, waren weniger von einer lauten Umgebung beeinträchtigt als Teams, die aus unerfahrenen Chirurgen bestanden.

Die Ergebnisse einer prospektiven Beobachtungsstudie, an der alle 36 Assistenzärztinnen und Assistenzärzte eines universitätsassoziierten Weiterbildungsprogramms für Allgemeinchirurgie in den USA zwischen Februar 2021 und Mai 2021 teilnahmen, wurden von Urps et al. (2023) berichtet. Die Teilnehmer wurden gebeten, einen anonymisierten Fragebogen zu ihren Musikvorlieben auszufüllen und Musikgenres in der Reihenfolge von „am wenigsten bevorzugt" bis „am meisten bevorzugt“ zu bewerten – einschließlich der Option „keine Musik“. Anschließend sollten sie 2 standardisierte laparoskopische Aufgaben ausführen: einen Peg-Transfer und das intrakorporale Knotenbinden. Jede Aufgabe wurde 5-mal durchgeführt, während im Hintergrund Musik verschiedener, zufällig zugeordneter Genres gespielt wurde: Country, Pop, Classic Rock, klassische Musik oder keine Musik. Für den Peg-Transfer wurden 2 Maryland-Dissektoren, 1 Steckbrett und 6 Gummiringe verwendet. Die maximale Zeitgrenze betrug 300 s. Für das intrakorporale Knotenbinden wurden 2 Nadelhalter, eine 15 cm lange 2-0-Seidennaht, laparoskopische Scheren, ein Nahtblock und ein Penrose-Drain mit markierten Zielpunkten und einem offenen Schlitz bereitgestellt. Die maximale Zeitgrenze betrug 600 s. 64 % der Assistenzärzte bewerteten Popmusik als ihr Lieblingsgenre, gefolgt von Classic Rock (17 %), Country (11 %) und klassischer Musik (8 %). Interessanterweise gaben die meisten Residenten an, dass sie keine Musik im Operationssaal als ihre am wenigsten bevorzugte Option einstufen würden. Bei den Aufgaben Peg-Transfer und intrakorporales Knotenbinden war die Aufgabenbewältigungszeit am schnellsten bei Popmusik (57,4 s, $p < 0,49$; 109,6 s, $p < 0,47$) und am langsamsten bei klassischer Musik (61,4 s, $p < 0,49$; 148,1 s, $p < 0,47$). Popmusik wurde als das bevorzugte Genre eingestuft und führte zu den schnellsten Aufgabenzeiten. Dennoch konnte kein Musikgenre eine statistisch signifikante Leistungssteigerung zeigen. Die Mehrheit der Assistenzärzte änderten ihre Einstellung zur Musik, wenn gerade ihr am wenigsten favorisiertes Genre gespielt wurde.

Die Aussagen zum Effekt von Musik auf das Erlernen laparoskopischer Techniken sind widersprüchlich, entscheidend ist die Auswahl der Musik. Das Hören von bevorzugter Musik kann die Leistung des Anfängers beim Erlernen laparoskopischer Operationen möglicherweise verbessern.

Ob das Spielen eines Musikinstruments auf den Erwerb chirurgischer Basisfähigkeiten einen Einfluss hat, überprüften Sun et al. (2021) in einer Kohorte von 51 Medizinstudenten. Teilnehmer mit vorheriger Musikerfahrung schnitten im Miniprofil der musikalischen Wahrnehmungsfähigkeiten ($P = 0,015$), bei der Geschicklichkeit der dominanten Hand ($P = 0,05$), der Nahtqualität ($P < 0,03$) und der Geschwindigkeit beim laparoskopischen Peg-Transfer-Test ($P < 0,01$) besser ab als Nicht-Musiker. Hinsichtlich der Nahtgeschwindigkeit gab es keinen signifikanten Unterschied zwischen Musikern und Nicht-Musikern. Die Geschicklichkeitswerte und die Ergebnisse im Miniprofil der musikalischen Wahrnehmungsfähigkeiten waren prädiktiv für die Nahtqualität ($P < 0,01$). Unter den Musikern standen Dauer der musikalischen Ausbildung, Inaktivität, Instrumententyp und Zertifizierungsstufen nicht in Zusammenhang mit Unterschieden in der chirurgischen Leistungsfähigkeit. Ein musikalischer Hintergrund war demnach mit einer besseren Ausführung chirurgischer Basisfertigkeiten bei chirurgischen Anfängern assoziiert.

Dies impliziert allerdings keine überlegene Fertigkeit bei Personen, die bereits chirurgische Erfahrung haben. Arbel et al. (2024) berichteten über eine Kohorte von

100 Residenten, Fellows und behandelnden Ärzten, in der minimalinvasive chirurgische Fertigkeiten geprüft wurden. Die Hälfte der Teilnehmer spielte wenigstens ein Musikinstrument. Es ergaben sich keine statistisch signifikanten Unterschiede zwischen Teilnehmern, die ein Musikinstrument spielten, und solchen, die kein Instrument spielten. Ein Unterschied in den Punktzahlen für Peg-Transfer oder Geschwindigkeit des intrakorporalen Nähens von Personen, die ein Instrument spielten, und denen, die kein Instrument spielten, fand sich nicht ($p > 0,05$). Das Spielen einer größeren Anzahl von Instrumenten korrelierte nicht signifikant mit einer Leistungssteigerung ($p > 0,05$). Es gab auch keinen statistisch signifikanten Unterschied oder Zusammenhang zwischen den Ergebnissen innerhalb der Gruppe, die Instrumente spielte, basierend auf dem Instrumententyp oder der Anzahl der Jahre, in denen ein Instrument gespielt wurde ($p > 0,05$). Im Endeffekt verschaffte die Erfahrung im Spielen von Musikinstrumenten keinen Vorteil bei den in der vorliegenden Studie getesteten Fähigkeiten in der minimalinvasiven Chirurgie.

> Musikalischer Hintergrund (Spielen eines Instruments) ist bei chirurgischen Anfängern mit einer besseren Ausführung grundlegender chirurgischer Fertigkeiten assoziiert. Bei fortgeschrittenen Chirurgen ist dies nicht belegt.

**Anmerkung zum laparoskopischen Training**

In den meisten Untersuchungen zum laparoskopischen Training in sog. Box-Trainern wurde der Peg-Transfer als klassische Übung verwendet. Pegs sind kleine Kunststoffstifte oder -zylinder, die auf Stiften oder Zapfen stecken. Bei der Übung müssen die Teilnehmenden

- kleine Pegs mit einem laparoskopischen Greifer aufnehmen,
- sie von einem Stift auf einen anderen umsetzen,
- oft von einer Hand zur anderen übergeben,
- alles unter Kamerasicht (2D-Bildschirm) vornehmen.

Der Peg-Transfer ist simpel, aber didaktisch sehr effektiv. Er trainiert vor allem Folgendes:

- Hand-Auge-Koordination
- Tiefenwahrnehmung im 2D-Bild
- Bimanualität (beide Hände koordiniert einsetzen)
- Feinmotorik
- Ökonomie der Bewegung (ruhig, präzise, ohne Zittern)
- Instrumentenführung und Greiftechnik

Die Übung stellt eine Grundlage für alle laparoskopischen Eingriffe dar, ist messbar (Zeit, Fehler, fallen gelassene Pegs) und wird international standardisiert eingesetzt (z. B. in FLS-Programmen; FLS = Fundamentals of Laparoscopic Surgery).

**In-vitro-Modelle**

Shover et al. (2021) berichteten über eine prospektive, verblindete, randomisierte Studie mit 19 chirurgischen Auszubildenden, durchgeführt unter Verwendung eines In-vitro-Modells. Jeder Auszubildende führte eine Basisgefäßanastomose (Naht von 2 Penrose-Drains) ohne Musik durch. Anschließend führten sie eine Gefäßanastomose mit Musik (ein Lied, das nachweislich Angstzustände reduziert) und eine ohne Musik durch, in zufälliger Reihenfolge und ohne vorherige Kenntnis des Studienzwecks. Der primäre Endpunkt waren die Unterschiede gegenüber dem Ausgangswert mit und ohne Musik in Bezug auf die Zeit bis zur Fertigstellung, die Beschleunigung/Verzögerung (unter Verwendung eines zuvor validierten Hand-Tracking-Bewegungsgeräts) und die Bewertung der Leistung anhand von Videos (durch 3 verblindete Experten unter Verwendung einer validierten Skala). Die Teilnehmer füllten nach der Studie einen Fragebogen aus zu ihrer Meinung zur Musik während der Aufgabe. Insgesamt wurden 57 Gefäßanastomosen von 19 Auszubildenden bewertet. Die durchschnittliche Zeit bis zur Fertigstellung betrug 11,6 min. Im Vergleich zum Ausgangswert verbesserte sich die Zeit bis zur Fertigstellung sowohl für die Musikgruppe ($p = 0{,}01$) als auch für die Gruppe ohne Musik ($p = 0{,}001$). Beim Vergleich von Musik und Nicht-Musik gab es keinen Unterschied hinsichtlich der Zeit bis zur Fertigstellung ($p = 0{,}7$), der Beschleunigung/Verzögerung ($p = 0{,}3$) oder den Videoleistungsbewertungen. Von den Teilnehmern gaben 89 % an, dass sie gerne Musik hören, während sie Aufgaben ausführen. Entspannende Musik verbesserte demnach nicht die Leistung von chirurgischen Auszubildenden, die eine komplexe chirurgische Aufgabe ausführten, aber Musik verschlechterte auch nicht ihre Leistung.

Lies und Zhang (2015) berichteten in einer randomisierten Studie über die Wirkung von Musik auf die Effizienz des chirurgischen Wundverschlusses. 15 Assistenzärzte der plastischen Chirurgie wurden gebeten, mehrschichtige Verschlüsse an Schweinefüßen mit und ohne ihre bevorzugte Musik durchzuführen. Die Assistenzärzte wurden nach dem Zufallsprinzip der Gruppe zugeordnet, in der zuerst Musik gespielt wurde, oder der Gruppe, in der Musik als Zweites gespielt wurde. Die Zeit bis zum Abschluss der Reparatur wurde gemessen und die Reparaturen wurden von verblindeten Dozenten bewertet. Die Teilnehmer wurden in einer 2. Sitzung mit Musik in umgekehrter Reihenfolge erneut getestet, um die Konsistenz zu bewerten. Das Hören der bevorzugten Musik verkürzte die Reparaturzeit für alle Assistenzärzte der plastischen Chirurgie um 8 % ($p = 0{,}009$). Die Subgruppenanalyse zeigte eine noch stärkere Verbesserung der Geschwindigkeit bei den Assistenzärzten im höheren Ausbildungsjahr (postgraduate year [PGY] 4–6), was zu einer Verkürzung der Reparaturzeit um 10 % führte ($p = 0{,}006$). Die Qualität der Reparatur war in der Musikgruppe auch besser ($p = 0{,}047$). Die Ergebnisse waren unabhängig davon, ob die Musik in der 1. oder 2. Sitzung gespielt wurde. Die Studie zeigte, dass Musik die Effizienz des Wundverschlusses verbessert, was nach Meinung der Autoren aufgrund verkürzter Operationszeit zu Einsparungen im Gesundheitswesen führen könnte.

Shakir et al. (2017) untersuchten den Einfluss von Musik auf mikrochirurgische Fähigkeiten mithilfe von Bewegungsanalyse als primärem objektivem Bewertungsinstrument bei Ärzten in Weiterbildung und Fellows eines Programms für Plastische und Rekonstruktive Chirurgie. Jeder Teilnehmer führte 2 arterielle Mikroanastomosen an einem Hühnerfußmodell durch – eine mit Musik und eine ohne Musik. Die Reihenfolge der Bedingungen (Musik vs. keine Musik) wurde randomisiert. Die Mikroanastomosen wurden mit einem digitalisierten S-Video-System aufgezeichnet und anonymisiert. Die Videoabschnitte wurden mit der ProAnalyst-Bewegungsanalyse-Software ausgewertet, die eine automatische, berührungslose und markerlose Videoverfolgung der Nadelhalterspitze ermöglicht. Es wurden 9 Assistenzärzte und 3 Fellows der plastischen Chirurgie getestet. Die gemeldete mikrochirurgische Erfahrung reichte von 1 bis 10 durchgeführten arteriellen Anastomosen (n = 2), 11 bis 100 Anastomosen (n = 9) und 101 bis 500 Anastomosen. Von den 12 getesteten Personen gaben 11 (92 %) an, Musik im Operationssaal zu bevorzugen. Die kombinierten Bewegungsanalysescores der Instrumente verbesserten sich signifikant, wenn während des Tests die bevorzugte Musik gespielt wurde, im Vergleich zu keiner Musik (gepaarter t-Test, $P < 0{,}001$). Die Verbesserung durch Musik blieb auch signifikant, nachdem die Ergebnisse nach Reihenfolge der Testbedingungen (Musik zuerst vs. keine Musik zuerst), Ausbildungsjahr und Anzahl der durchgeführten Anastomosen stratifiziert wurden (Varianzanalyse, $P < 0{,}01$). Die Schlussfolgerung war, dass sich bevorzugte Musik im Operationssaal positiv auf die mikrochirurgische Leistung von Ärzten in Ausbildung auswirken kann.

Froschauer et al. (2020) berichteten ebenfalls über den potenziellen positiven Einfluss von Musik auf die Durchführung einer mikrochirurgischen Anastomose. Sie bezogen eine Anfängergruppe (15 unerfahrene Medizinstudenten) und eine professionelle Gruppe (15 erfahrene Mikrochirurgen) in ihre Studie ein. Jeder Teilnehmer führte 2 End-zu-End-Anastomosen an einem Hühnerkeulenmodell durch. Die Leistung der Teilnehmer wurde von einem unabhängigen Prüfer anhand der SMaRT-Skala (SMaRT = Stanford Microsurgery and Resident Training) und die endgültigen Anastomosen anhand des Anastomosis Lapse Index bewertet. Das Hören von Musik hatte sowohl in der Anfänger- als auch in der professionellen Kohorte keinen signifikanten Einfluss auf die Zeit bis zur Fertigstellung der Aufgabe, auf die SMaRT-Skala und die Anastomosis-Lapse-Index-Werte. Die subjektive Präferenz, bei Musik zu arbeiten, korrelierte jedoch mit hohen SMaRT-Skala-Werten innerhalb der professionellen Gruppe ($p = 0{,}044$). Die Folgerung war, dass das Abspielen ihrer bevorzugten Musik im Operationssaal die Leistungswerte der Chirurgen verbessern kann, jedoch nur, wenn sie subjektiv das Arbeiten mit Hintergrundmusik schätzen. Hingegen verbesserte Musik nicht die Leistung der Medizinstudenten, da die Durchführung einer End-zu-End-Anastomose eine komplexe und sehr anspruchsvolle Aufgabe darstellt, die es erforderte, ihre gesamte Aufmerksamkeit auf visuelle Aspekte und Bewegungsabläufe zu richten.

> In experimentellen Studien zeigte sich mehrheitlich eine Verbesserung der (mikro-)chirurgischen Leistung unter bevorzugter Musik.

## 8.2 Leistung des Operateurs

**Systematische Übersichten**

Den Einfluss von Musik auf die chirurgische Leistung untersuchten Oomens et al. (2019) in einer systematischen Übersicht. Sie fanden 9 Studien mit 212 Teilnehmern. Fünf von 9 Studien berichteten über positive Auswirkungen von Musik auf verschiedene Bereiche der chirurgischen Leistung. Positive Auswirkungen von Musik wurden beobachtet bei der Zeit, um eine Aufgabe zu erledigen, der Handhabung von Instrumenten, der Qualität der Aufgabenausführung und der allgemeinen chirurgischen Aufgabenausführung. Darüber hinaus beobachtete eine Studie auch eine dämpfende Wirkung von Musik auf die Muskelaktivierung, die mit Muskelermüdung in Zusammenhang gebracht werden kann. Alle eingeschlossenen Studien bewerteten die Auswirkung von Musik auf chirurgische Fähigkeiten in einer simulierten Umgebung. Keine der eingeschlossenen Studien wurde in einer Live-Operationssaalumgebung durchgeführt. Obwohl positive Auswirkungen von Musik beobachtet wurden, gibt es keine ausreichenden Belege für die eindeutige Schlussfolgerung, dass Musik in einer simulierten Umgebung einen positiven Einfluss auf die chirurgische Leistung hat. Zukünftige Studien sollten mit einer größeren Teilnehmerzahl durchgeführt werden, sich auf einen begrenzteren Aufgabenbereich konzentrieren und in einer realen Operationsumgebung validiert werden.

In einer weiteren systematischen Übersicht gingen El Boghdady und Ewalds-Kvist (2020) ebenfalls der Frage nach, ob die Aufgabenausführung des Chirurgen unter Musik verbessert wird. Von 18 Studien wurden 6 Studien als qualitativ hochwertig und 8 Studien als mäßig hochwertig eingestuft. Fünf Studien lieferten sowohl starke als auch moderate Belege für eine positive Wirkung von Musik auf die Leistungsfähigkeit von Chirurgen. Im Gegensatz dazu wurden in 2 hochwertigen Studien auch starke Belege für eine negative Wirkung von Musik auf die Leistungsfähigkeit von Chirurgen gefunden. Dennoch war die positive Wirkung von Musik auf die chirurgische Leistungsfähigkeit im Vergleich zu ihrer negativen Wirkung in der Gesamtanalyse signifikant höher ($p < 0{,}0001$).

> Klassische Musik, die mit geringer bis mittlerer Lautstärke gespielt wird, kann die Leistungsfähigkeit des Chirurgen verbessern, indem sie sowohl die Genauigkeit als auch die Geschwindigkeit des Eingriffs erhöht. Die ablenkende Wirkung von Musik sollte aber ebenfalls berücksichtigt werden, wenn laute oder rhythmische Musik im Operationssaal gespielt wird.

Narayanan et al. (2022) untersuchten in einer Übersicht, wie sich Hintergrundmusik im Operationssaal auf das Stressempfinden des Operateurs auswirkt. 15 Studien erfüllten die Einschlusskriterien. Davon handelte es sich um 10 interventionelle Studien und um 5 beobachtende, auf Umfragen basierende Studien. Von den 10 interventionellen Studien zeigten 4 eine Verringerung der Angst- und mentalen Arbeitsbelastungswerte durch Musik, obwohl nur 2 eine signifikante Verbesserung der physiologischen Ergebnisse nachweisen konnten. Die befragungsbasierten Studien berichteten im Allgemeinen über eine positive Wirkung von Musik bei Chirurgen und Operationspersonal auf den Stress im Operationssaal.

**Studien**

Conrad et al. (2012) überprüften, wie die beiden wichtigsten Komponenten der chirurgischen Leistung – Geschwindigkeit und Genauigkeit – durch verschiedene Formen von Stress beeinflusst werden und welchen Einfluss Musik auf diese Faktoren hat. 31 Chirurgen wurden für eine Crossover-Studie rekrutiert. Die Teilnehmer wurden randomisiert, um 4 einfache standardisierte Aufgaben auf dem SurgicalSIM VR-Laparoskopie-Simulator (Medical Education Technologies, Inc., Sarasota, FL) auszuführen, der eine präzise Erfassung von Geschwindigkeit und Genauigkeit ermöglicht. Die Aufgaben wurden unter verschiedenen Bedingungen durchgeführt, darunter Stille, dichotische Musik (auditiver Stress), definierte klassische Musik (auditive Entspannung) und mentale Belastung (mentale Rechenaufgaben). Die Aufgaben wurden jeweils zweimal ausgeführt, um die Gedächtniskonsolidierung zu überprüfen und Basisvariabilität zu berücksichtigen. Die Leistung wurde mit dem Brief Musical Experience Questionnaire (MEQ) korreliert. Stille war die günstigste Bedingung für den Abschluss der Aufgabe. Die Leistung war unter mentalen Belastungsbedingungen signifikant schlechter. Dichotische Musik verschlechterte ebenfalls die Leistung bei hoher Varianz. Obwohl die Chirurgen die Aufgabe unter klassischer Musik etwas langsamer ausführten, war der Unterschied im Vergleich zur Stille nicht statistisch signifikant. Die Geschwindigkeit beim Abschluss der Aufgabe war in Stille am höchsten, mit einer Verbesserung zwischen den Durchgängen von 39,2 % (p = 0,004). Unter dichotischen Musikbedingungen verbesserte sich die Geschwindigkeit um 38,1 %, diese Differenz war jedoch aufgrund der hohen Varianz nicht statistisch signifikant (p = 0,08). Mentale Belastungsbedingungen führten zur langsamsten Leistung, mit einer Verbesserung zwischen den Durchgängen von nur 7,1 % (p = 0,01). Im Gegensatz dazu verbesserte sich die Leistung unter klassischer Musik am stärksten (61 %, p = 0,0006). Folglich ist die Bedingung „klassische Musik“ in Bezug auf die Leistung so vorteilhaft wie Stille und in Bezug auf die Verbesserung bei Wiederholung signifikant besser. Für die Geschwindigkeit gibt es eine größere Varianz in Stille und eine geringere unter dichotischen Bedingungen. Mentale Belastung beeinflusst die Leistung in Bezug auf Genauigkeit, Geschwindigkeit und Erinnerungsvermögen negativer als auditiver Stress. Definierte klassische Musik kann anfänglich zu einer geringfügig schlechteren Leistung führen, bewirkt jedoch eine signifikant verbesserte Gedächtniskonsolidierung.

**Anmerkung:** Dichotische Musikbedingungen beziehen sich auf eine spezielle Hörbedingung, bei der jedem Ohr unterschiedliche akustische Informationen gleichzeitig dargeboten werden. Das Wort „dichotisch“ kommt aus dem Griechischen und bedeutet „zweigeteilt“. Bei dichotischen Musikbedingungen hört das linke Ohr etwas anderes als das rechte Ohr, beide Signale werden gleichzeitig präsentiert. Das Gehirn muss die Informationen trennen, vergleichen oder integrieren. Dichotische Musikbedingungen werden in der Musiktherapie z. B. zur Förderung von Aufmerksamkeit, Emotionsregulation oder hemisphärischer Integration genutzt.

Mentale Ablenkung und auditiver Stress wirken sich negativ auf spezifische Komponenten des chirurgischen Lernens und der Leistung aus. Bei angemessenem Einsatz kann klassische Musik die chirurgische Gedächtniskonsolidierung positiv beeinflussen.

Die Studie „The effect of Music on the Operating Surgeon: A pilot Randomized crossover Trial (MOSART)" wurde über einen Zeitraum von 9 Monaten in einem einzelnen Zentrum durchgeführt (Narayanan et al. 2024). Eingeschlossen waren Gefäß- und Allgemeinchirurgen, die als Hauptoperateure elektive Operationen unter Allgemeinanästhesie durchführten. Die Intervention bestand aus vom Chirurgen selbst ausgewählter Musik, während die Kontrollbedingung das Fehlen von Musik war. Die Endpunkte waren: Machbarkeit (Rekrutierungsrate, Durchführbarkeit und Vollständigkeit der Daten), HRV-Indizes (HRV = Herzfrequenzvariabilität), das 6 Items umfassende State-Trait Anxiety Inventory (STAI-6) sowie der Surgery Task Load Index (SURG-TLX). Fünf Hauptoperateure führten 74 randomisierte Eingriffe durch. Während der Operation wurde im Vergleich zum Ausgangswert eine signifikante Veränderung der HRV-Indizes festgestellt, was mit einer reduzierten parasympatischen/vagalen Aktivität übereinstimmt. Das Vorhandensein von Musik während der Operation führte weder zu einer Zunahme der Ablenkung noch zu einer Veränderung der subjektiven oder objektiven Stresswahrnehmung der Chirurgen. Musik während der Operation hatte keinen Einfluss auf die psychologischen oder physiologischen Ergebnisse. Es konnte kein Unterschied zwischen den Bedingungen mit und ohne Musik festgestellt werden.

Obwohl intraoperative Musik hinsichtlich des Stresses des Chirurgen im Allgemeinen positiv erlebt wird, gibt es nur wenige objektive physiologische und psychologische Daten, die dies belegen. Hierzu führten (Narayanan et al. 2025) eine randomisierte kontrollierte Interventionsstudie durch, um die primäre Hypothese zu prüfen, dass Musik die psychologische und physiologische Stressreaktion eines Operateurs bei einer simulierten chirurgischen Aufgabe abschwächt. Darüber hinaus erfolgte ein direkter Vergleich des Effekts von Musik auf unerfahrene (d. h. Medizinstudierende im Grundstudium) im Gegensatz zu erfahrenen (d. h. ausgebildeten Chirurgen) Operateuren. Der Effekt von Musik auf die psychologischen (STAI-6 und SURG-TLX) und physiologischen Reaktionen (Herzfrequenzvariabilität) wurde bei einer Carotis-Patch-Angioplastie von 15 Medizinstudierenden und 12 Gefäßchirurgen unter Stressbedingungen in einem randomisierten Crossover-Design untersucht. Musik hatte keinen Einfluss auf die Geschwindigkeit oder Genauigkeit der Leistung bei der simulierten chirurgischen Stressaufgabe. Die erfahrene Gruppe arbeitete schneller und genauer als die unerfahrene Gruppe, allerdings zeigten sich keine psychologischen oder physiologischen Unterschiede in ihren Reaktionen auf Musik. In dieser Untersuchung konnte Hintergrundmusik weder die chirurgische Leistung verbessern noch die subjektiven Stressbewertungen abschwächen. Die Durchführung einer simulierten Carotis-Patch-Angioplastie unter Stressbedingungen erhöhte sowohl bei unerfahrenen als auch bei erfahrenen Operateuren Marker für psychologischen und physiologischen Stress. Trotz früherer Forschung, die im Allgemeinen positive Wahrnehmungen von Chirurgen beschreibt, verbesserte Hintergrundmusik weder die chirurgische Leistung noch schwächte sie die subjektiven Bewertungen von Arbeitsbelastung und Angst ab.

In dieser randomisierten kontrollierten Studie (RCT) konnte Hintergrundmusik weder die chirurgische Leistung verbessern noch die subjektiven Stressbewertungen abschwächen.

Über die Leistung des Anästhesisten bei Musik im Operationssaal ist nur indirekt berichtet worden. Hawksworth et al. (1998) führten eine Laborstudie durch, um mithilfe von 2 einfachen computergestützten Tests festzustellen, ob Musik die psychomotorische Leistungsfähigkeit von Anästhesisten verändert. Zwölf angehende Anästhesisten nahmen an dieser Studie teil. Die Probanden führten 2 Tests aus einem in dieser Abteilung entwickelten computergestützten psychomotorischen Bewertungsprogramm durch. Nach Übungsdurchläufen mit beiden Tests trugen die Probanden gepolsterte Kopfhörer und wurden gebeten, jedes Testpaar 4-mal durchzuführen, während sie Pachelbels „Kanon in D", selbst gewählte Musik, „weißes Rauschen" oder Stille hörten. Die Tests wurden in einem ruhigen Raum an einem PC durchgeführt. Die Studie ergab, dass selbst gewählte Musik im Vergleich zu Stille, Pachelbels „Kanon in D" (angeblich ein Stück entspannender Musik) oder „weißem Rauschen", das alle bis auf einen der Probanden als äußerst irritierend und ablenkend empfanden, keinen Einfluss auf die Leistung in den psychomotorischen Tests hatte. Mit diesen Labortests konnten keine Auswirkungen von Musik auf die psychomotorische Leistungsfähigkeit von Anästhesisten festgestellt werden.

**Fazit für die Praxis**

- Die Angaben, ob Laparoskopie-Anfänger unter Musik ihre Aufgaben schneller bewältigen, sind widersprüchlich. Positive Ergebnisse wurden vor allem bei Medizinstudenten im Box-Trainer berichtet.
- Entscheidend ist die Auswahl der Musik und ihre Lautstärke. Das Hören von bevorzugter Musik kann die Leistung des Anfängers bei laparoskopischen Operationen verbessern.
- Obwohl intraoperative Musik hinsichtlich des Stresses des Chirurgen im Allgemeinen positiv erlebt wird, gibt es nur wenige objektive physiologische und psychologische Daten, die dies belegen.

- In der sog. MOSART-Studie führte das Vorhandensein von Musik während der Operation weder zu einer Zunahme der Ablenkung noch zu einer Veränderung der subjektiven oder objektiven Stresswahrnehmung der Chirurgen. Musik während der Operation hatte keinen Einfluss auf die psychologischen oder physiologischen Ergebnisse. Es konnte kein Unterschied zwischen den Bedingungen mit und ohne Musik festgestellt werden.

## Literatur

Arbel EJ, Kozlowski K, Reese AD, Burns O, Lamboy JA, Rosser JC Jr. The influence of musical experience on laparoscopic surgical skill performance: an original investigation and literature review. Surg Endosc. 2024;38:6736–42. https://doi.org/10.1007/s00464-024-11290-z.

Conrad C, Konuk Y, Werner PD, Cao CG, Warshaw AL, Rattner DW, Stangenberg L, Ott HC, Jones DB, Miller DL, Gee DW. A quality improvement study on avoidable stressors and countermeasures affecting surgical motor performance and learning. Ann Surg. 2012;255:1190–4. https://doi.org/10.1097/SLA.0b013e318250b332.

El Boghdady M, Ewalds-Kvist BM. The influence of music on the surgical task performance: a systematic review. Int J Surg. 2020;73:101–12. https://doi.org/10.1016/j.ijsu.2019.11.012.

Froschauer SM, Holzbauer M, Kwasny O, Kastner P, Schnelzer RF, Hopfner M, Duscher D. Effect of music on the efficiency of performing a microsurgical arterial anastomosis: a prospective randomized study. J Hand Microsurg. 2020;15(1):13–7. https://doi.org/10.1055/s-0040-1716992.

Fu VX, Oomens P, Kleinrensink VEE, Sleurink KJ, Borst WM, Wessels PE, Lange JF, Kleinrensink GJ, Jeekel J. The effect of preferred music on mental workload and laparoscopic surgical performance in a simulated setting (OPTIMISE): a randomized controlled crossover study. Surg Endosc. 2021;35:5051–61. https://doi.org/10.1007/s00464-020-07987-6.

Han Y, Zheng B, Zhao L, Hu J, Zhang C, Xiao R, Wang C, Pu D. Impact of background music on the performance of laparoscopy teams. BMC Med Educ. 2022; 22:439. https://doi.org/10.1186/s12909-022-03503-7.

Hawksworth CR, Sivalingam P, Asbury AJ. The effect of music on anaesthetists' psychomotor performance. Anaesthesia. 1998;53:195–7. https://doi.org/10.1046/j.1365-2044.1998.00274.x.

Lies SR, Zhang AY. Prospective randomized study of the effect of music on the efficiency of surgical closures. Aesthet Surg J. 2015;35:858–63. https://doi.org/10.1093/asj/sju161.

Miskovic D, Rosenthal R, Zingg U, Oertli D, Metzger U, Jancke L. Randomized controlled trial investigating the effect of music on the virtual reality laparoscopic learning performance of novice surgeons. Surg Endosc. 2008;22:2416–20. https://doi.org/10.1007/s00464-008-0040-8.

Narayanan A, Pearson L, Fisher JP, Khashram M. The effect of background music on stress in the operating surgeon: scoping review. BJS Open. 2022;6:zrac112. https://doi.org/10.1093/bjsopen/zrac112.

Narayanan A, Cavadino A, Fisher JP, Khashram M. The effect of music on the operating surgeon: a pilot randomized crossover trial (the MOSART study). ANZ J Surg. 2024;94:299–308. https://doi.org/10.1111/ans.18877.

Narayanan A, Khashram M, Fisher JP. Randomized cross-over trial comparing stress responses amongst undergraduates and surgeons with and without background music during simulated surgery. Sci Rep. 2025;15:19461. https://doi.org/10.1038/s41598-025-02202-9.

Nees LK, Grozinger P, Orthmann N, Deutsch TM, Hennigs A, Domschke C, Wallwiener M, Rom J, Riedel F. Evaluating the influence of music at different sound pressure levels on medical students' performance of standardized laparoscopic box training exercises. BMC Med Educ. 2021a;21:209. https://doi.org/10.1186/s12909-021-02627-6.

Nees LK, Grozinger P, Orthmann N, Rippinger N, Hennigs A, Sohn C, Domschke C, Wallwiener M, Rom J, Riedel F. The influence of different genres of music on the performance of medical students on standardized laparoscopic exercises. J Surg Educ. 2021b;78:1709–16. https://doi.org/10.1016/j.jsurg.2021.03.008.

Oomens P, Fu VX, Kleinrensink GJ, Jeekel J. The effect of music on simulated surgical performance: a systematic review. Surg Endosc. 2019;33:2774–84. https://doi.org/10.1007/s00464-019-06868-x.

Oomens P, Fu VX, Kleinrensink VEE, Kleinrensink GJ, Jeekel J. The effects of preferred music on laparoscopic surgical performance: a randomized crossover study. World J Surg. 2020;44:2614–9. https://doi.org/10.1007/s00268-020-05523-0.

Rauscher FH, Shaw GL, Ky KN. Music and spatial task performance. Nature. 1993;365(6447):611. https://doi.org/10.1038/365611a0.

Shakir A, Chattopadhyay A, Paek LS, McGoldrick RB, Chetta MD, Hui K, Lee GK. The effects of music on microsurgical technique and performance: a motion analysis study. Ann Plast Surg. 2017;78(5 Suppl 4):S243–7. https://doi.org/10.1097/SAP.0000000000001047.

Shover A, Holloway J, Dauphine C, Benharash P, Xing H, Kansal N, Bowens N, Archie M, Kaji AH, de Virgilio C. A randomized prospective blinded study evaluating the effect of music on novice surgical trainees' ability to perform a simulated surgical task. J Surg Educ. 2021;78:638–48. https://doi.org/10.1016/j.jsurg.2020.08.020.

Steele KM, Bass KE, Crook MD. The mystery of the Mozart effect: failure to replicate. Psychol Sci. 1999;10:366–9. https://doi.org/10.1111/1467-9280.00169.

Sun RR, Wang Y, Fast A, Dutka C, Cadogan K, Burton L, Kubay C, Drachenberg D. Influence of musical background on surgical skills acquisition. Surgery. 2021;170:75–80. https://doi.org/10.1016/j.surg.2021.01.013.

Urps N, Kelly K, Zambito G, Banks-Venegoni A. Who drops the beat? Effects of music on residents in laparoscopic surgery. Am J Surg. 2023;225:931–3. https://doi.org/10.1016/j.amjsurg.2023.01.023.

Yang C, Möttig F, Weitz J, Reissfelder C, Mees ST. Effect of genre and amplitude of music during laparoscopic surgery. Langenbecks Arch Surg. 2022;407:2115–21. https://doi.org/10.1007/s00423-022-02490-z.

# Musik und Lärm im Operationssaal

9

## Inhaltsverzeichnis



**Systematische Übersicht**

Eine systematische Übersicht von Fu et al. (2021) widmete sich der Wahrnehmung und Haltung zu Lärm und Musik im Operationssaal. Ziel war es, die Auswirkungen von Lärmbelästigung auf das Behandlungsergebnis und die Leistung des Operationspersonals zu bewerten. Darüber hinaus wurden auch die Wahrnehmung und Einstellung gegenüber Musikwiedergabe im Operationssaal, die zu einer Erhöhung des Geräuschpegels führen kann, bewertet. 22 prospektive Studien (3507 Teilnehmer) wurden einbezogen. Drei der 4 Studien, die die Auswirkungen von Lärm auf das Behandlungsergebnis untersuchten, berichteten über eine signifikante Verringerung der Komplikationsrate bei chirurgischen Patienten, wenn der Lärmpegel niedriger war. Sechs Studien untersuchten die Auswirkungen von Lärm im Operationssaal auf das Personal (1383 Teilnehmer). Über die Hälfte des befragten Personals empfand den Lärmpegel als störenden Stressfaktor, der sich negativ auf die Leistungsfähigkeit auswirkt. Obwohl Musik den Dezibelpegel im Operationssaal erhöht, stand die Mehrheit des befragten Personals der Wiedergabe von Musik während der Operation positiv gegenüber, da sie der Meinung war, dass dies sowohl die individuelle als auch die Teamleistung verbessert. Im Allgemeinen wurde Musik nicht als ablenkend oder die Kommunikation beeinträchtigend empfunden.

Der Schwerpunkt einer Übersicht von Onuoha et al. (2025) war es, die Meinungen von Chirurgen und Anästhesisten zur Wirkung von Musik auf sie in einem intraoperativen Umfeld zu identifizieren und den Einfluss von Musik auf die Konzentration und Kommunikation zwischen Chirurgen und Anästhesisten im Operationssaal zu ermitteln. Die verfügenden Personen, die bei der Auswahl der abgespielten Mu-



E. S. Debus, R. T. Grundmann, *Musik in der operativen Medizin, Anästhesie und Onkologie*, https://doi.org/10.1007/978-3-662-73519-0_9

sik entscheiden, sollten identifiziert werden. Von insgesamt 329 identifizierten Arbeiten verblieben 3 Studien für die Analyse. Musik hat insgesamt eine positive Wirkung auf Chirurgen und Anästhesisten, insbesondere in Bezug auf eine verbesserte Konzentration. Die Überrepräsentation von Chirurgen unter den Mitarbeitern, die entscheiden, welche Musik gespielt wird, bedeutet aber, dass es bislang in den meisten Operationssälen keine universelle Zustimmung zur Musikauswahl gibt. Es ist daher nicht überraschend, dass Chirurgen eine positivere Einstellung gegenüber Musik im Operationssaal haben als andere Mitarbeiter, wenn sie selbst die Musik auswählen. Schwierigkeiten können in einem unausgewogenen Operationssaal auftreten, in dem die Musik von einer mächtigen Minderheit bestimmt wird und andere Teammitglieder sich übergangen fühlen oder die aufgezwungene Musik ablehnen. Die Autoren befürworteten den Einsatz von Musik im Operationssaal, da die allgemeinen Vorteile gut beschrieben seien. Gleichzeitig stelle Musik als potenzielle Ablenkung eine reale Gefahr dar – nicht nur für die Aufrechterhaltung der Konzentration, sondern auch für die Teamharmonie. Die Autoren empfahlen deshalb eine „hybride" Nutzung bestimmter Musik zu bestimmten Zeiten, um die Konzentration zu fördern und Ablenkung zu reduzieren. Da der Chirurg die längste Phase intensiver Konzentration und Detailaufmerksamkeit während einer Operation benötigt, ist es schwer vorstellbar, wie eine universelle Umsetzung ohne Mitentscheid des Chirurgen möglich wäre. Beispielsweise könnte der Chirurg an einer kritischen Stelle einer Operation einer für ihn als störend empfundenen Musik ausgesetzt sein, was vermieden werden muss. Bei der sog. hybriden Nutzung wird während der Operation Musik gespielt, die in besonders komplexen Abschnitten eine fokussierte und angenehme Arbeitsumgebung schaffen soll, die maximale Konzentration ermöglicht (vom Chirurgen ausgewählt). In anderen Abschnitten, zwischen den Operationen oder während der Vorbereitungszeit, wählen die übrigen Teammitglieder die Musik aus. Im Laufe der Zeit würde diese Strategie so gut angenommen, dass bestimmte Musikstücke zu definierten Zeitpunkten automatisch gespielt würden, ohne dass dies ausdrücklich abgesprochen werden muss, da das Team die Arbeitsweise der einzelnen Mitglieder versteht.

> Musik hat insgesamt eine positive Wirkung auf Chirurgen und Anästhesisten, insbesondere hinsichtlich einer verbesserten Konzentration. Als Intervention ist sie weltweit anwendbar und erfordert nur geringe Ressourcen. Die „hybride" Auswahl der Musik ist ein Weg, die Akzeptanz von Musik im Operationssaal bei allen Teammitgliedern zu verbessern.

**Studien**

Lärm im Operationssaal wurde als ablenkender Faktor für das Operationsteam identifiziert und mit postoperativen Komplikationen in Verbindung gebracht. Es ist jedoch unklar, ob Komplikationen nach lauten Operationen auf objektive oder subjektive chirurgische Schwierigkeiten zurückzuführen sind oder auf die Ablenkung des Operationsteams durch den Lärm. Peisl et al. (2024) führten Lärmmessungen prospektiv während Operationen in 4 Schweizer Krankenhäusern durch. Die objektive Schwierigkeit jeder Operation wurde basierend auf dem Ausmaß des chirurgischen Eingriffs gemäß dem Physiological and Operative Severity Score for the enUmeration of Mortality and Morbidity (POSSUM), der Operationsdauer und dem chirurgischen Vorgehen berechnet. Die subjektive Schwierigkeit und Ablenkung wurden mittels eines Fragebogens erhoben, der vom Operationsteam ausgefüllt wurde. Komplikationen wurden 30 Tage nach der Operation erfasst. Mithilfe von Regressionsanalysen wurde der Zusammenhang zwischen objektiver und subjektiver Schwierigkeit, Ablenkung, intraoperativem Lärm und postoperativen Komplikationen untersucht. Postoperative Komplikationen traten nach 121 (38 %) der 294 eingeschlossenen Eingriffe auf. Die Lärmpegel waren signifikant höher bei Operationen, die objektiv und subjektiv schwieriger waren (59,89 gegenüber 58,35 dB(A), $P < 0{,}001$), sowie bei Eingriffen, die zu postoperativen Komplikationen führten (59,05 gegenüber 58,77 dB(A), $P = 0{,}004$). Multivariable Regressionsanalysen zeigten, dass die subjektive Schwierigkeit, aber nicht die Ablenkung stark mit Lärm und Komplikationen assoziiert war. Chirurgische Schwierigkeit sagte Lärm und postoperative Komplikationen als unabhängige Variablen voraus. Strategien wie die Einführung standardisierter Kommunikationsprotokolle, die Begrenzung nicht notwendiger Gespräche und die Entwicklung von Geräten mit leiseren Betriebsgeräuschen könnten dazu beitragen, potenziell ablenkende Geräusche zu reduzieren. Darüber hinaus kann das Bewusstsein des Teams für die Auswirkungen von Lärm auf Konzentration und Koordination die Gesamtleistung weiter verbessern.

> Lärm im Operationssaal ist ein Stellvertreterindikator für die chirurgische Schwierigkeit und sagt dadurch postoperative Komplikationen voraus.

Zweck einer Studie von Way et al. (2013) war es, die Bedingungen des Hörens im Operationssaal zu simulieren und die Auswirkungen von Betriebslärm auf die Hörfunktion zu bewerten. Zuvor war festgestellt worden, dass im normalen Operationsbetrieb der durchschnittliche Geräuschpegel bei Gesprächen bei 70 dB lag, Musik wurde mit durchschnittlich 74,2 dB abgespielt. Die prospektive Untersuchung umfasste 15 Personen mit einer operativen Erfahrung von 1 bis 30 Jahren. Alle Chirurgen hatten eine normale periphere Hörfähigkeit. Die Chirurgen zeigten eine wesentlich schlechtere auditive Leistung bei Musik als bei Stille oder Operationsgeräuschen. Die Leistung war unter beiden Bedingungen schlechter, wenn die Sätze wenig vorhersehbar waren. Der Einfluss von Lärm war erheblich größer, wenn der Teilnehmer eine Aufgabe zu erledigen hat. Die Folgerung war, dass Geräusche im Operationssaal zu einer Beeinträchtigung der auditiven Verarbeitungsfunktion führen können, insbesondere in Gegenwart von Musik. Dies wird noch schwieriger, wenn die Kommunikation Gespräche mit sich bringt, die wichtige Informationen enthalten, die nicht vorhersehbar sind. Um mögliche Missverständnisse im Operationssaal zu vermeiden, sollte versucht werden, den Umgebungsgeräuschpegel zu reduzieren.

Dem Einfluss von Musik auf die Kommunikation bei chirurgischen Eingriffen gingen auch Weldon et al. (2015) in einem Londoner Lehrkrankenhaus nach. Die Stichprobe bestand aus 13 laparoskopischen Operationen mit einer Gesamtdauer von 1296 min und 7 offenen Operationen mit einer Dauer von 773 min. Die Fälle wurden zufällig ausgewählt, 14 Fälle (70 %), bei denen Musik zu einem Zeitpunkt während der Operation gespielt wurde, und 6 (30 %), bei denen keine Musik gespielt wurde. Insgesamt wurden 5303 Anfrage-/Antwortbeobachtungen auf Basis von 20 Vorgängen gemacht. Von diesen Beobachtungen gab es insgesamt 69 wiederholte Anfragen, von denen 6 aus Fällen stammten, in denen überhaupt keine Musik abgespielt wurde, und 63 aus Fällen, in denen Musik abgespielt wurde. Im Ergebnis kann eine wiederholte Anfrage während der Operation die Operationszeit um jeweils 4 bis 68 s verlängern und aufgrund der Frustration über die ineffektive Kommunikation zu erhöhten Spannungen führen.

> Es ließ sich folgern, dass Musik, die im Operationssaal gespielt wird, die Kommunikation im Team beeinträchtigen kann, jedoch selten als potenzielles Sicherheitsrisiko erkannt wird.

Die Meinung von insgesamt 222 Chirurgen, Anästhesisten und Operationspflegekräfte zu Musik im Operationssaal erfragten Lamberton et al. (2023) in einer Monozenterstudie. Die Mehrheit der Operationsmitarbeiter stimmte den Aussagen zu, dass Musik im Operationssaal gespielt werden sollte (91 %), helfe, sich zu konzentrieren (63 %) und eine beruhigende Wirkung habe (75 %). Die meisten Befragten glaubten auch nicht, dass Musik für Patienten gefährlich sei (80 %), oder dass Musik im Operationssaal ablenke (63 %). Allerdings waren die Ansichten der einzelnen Berufsgruppen unterschiedlich: Während 60 % der Chirurgen der Aussage widersprachen, dass Musik im Operationssaal die Kommunikation beeinträchtigt, widersprachen dieser Aussage nur 35 % der Anästhesisten und 46 % der Operationspflegekräfte. Speziell Anästhesisten und Pflegekräfte meinten, dass Musik im Operationssaal (Art und Volumen) eine gemeinsame Entscheidung des Operationsteams sein sollte.

Hamad et al. (2022) untersuchten, wie Chirurgen, Anästhesisten, Assistenzärzte und Pflegekräfte die Anwesenheit von Lärm und Musik im Operationssaal wahrnehmen und wie sie glauben, dass dies ihre Leistung, Konzentration und Kommunikation beeinflusst. Es handelte sich um eine Beobachtungsstudie im Querschnittsdesign, die zwischen Januar 2019 und Januar 2020 durchgeführt wurde und die Wahrnehmungen des Operationspersonals bezüglich Lärm und Musik in den Operationssälen eines tertiären akademischen Krankenhauses in Beirut, Libanon, untersuchte. Die Interviews wurden in der Privatsphäre der Ärzte oder an einem anderen privaten Ort innerhalb des Krankenhauses durchgeführt. iPads wurden in allen 10 Operationssälen des Zentrums aufgestellt. Sie wurden in einer Ecke der Operationssäle, fernab der Arbeitsbereiche, an der Wand montiert, um die Arbeit des Personals nicht zu stören. Die Geschlechterverteilung betrug 69 (76 %) Männer und 22 (24 %) Frauen. Unter den Teilnehmenden waren 29 (32 %) Chirurgen, 10 (11 %) Anästhesisten, 26 (28,5 %) Assistenzärzte und 26 (28,5 %) Pflegekräfte. Die Verteilung über die Krankenhausabteilung war: 10 (11 %) in der Orthopädie, 30 (33 %) in der Allgemeinchirurgie, 14 (16 %) in der Neurochirurgie, 18 (20 %) in der Hals-Nasen-Ohren-Abteilung, 9 (10 %) in der plastischen Chirurgie und 10 (11 %) in der Herzchirurgie. 25 % der Teilnehmenden gaben an, dass am Tag des Interviews Musik im Operationssaal gespielt wurde. Alle Chirurgen (n = 8) berichteten, dass Musik einen positiven Einfluss auf ihre Leistung, Konzentration und Kommunikation hatte. Bei den Anästhesisten gaben 67 % an, dass die Musik auf alle 3 Aspekte neutral wirkte, während einige Assistenzärzte über positive Effekte auf ihre Leistung (71,4 %), Konzentration (57 %) und Kommunikation (57 %) berichteten. Alle Pflegekräfte gaben an, dass Musik weder ihre Leistung noch ihre Konzentration beeinflusste. Chirurgen wählen in der Regel die Musik aus, die im Operationssaal gespielt wird, und stehen ihren Effekten daher eher positiv gegenüber, während Anästhesisten und Pflegekräfte häufig den fehlenden Einfluss auf die Musikauswahl bemängeln und Musik eher als „Lärm" wahrnehmen. Sich zu Musik zu äußern, wird durch die Dynamik im Operationssaal erschwert, da Pflegekräfte und Anästhesisten die Anwesenheit von Musik hinnehmen, die vom Chirurgen gewünscht wird, selbst wenn sie diese als Ablenkung empfinden.

Nasri et al. (2023) untersuchten in einer Umfrage die subjektive Bewertung jeder Ablenkung auf den Ablauf der Operation. Befragt wurden insgesamt 160 Chirurgen, Anästhesisten und Operationspflegekräfte. Akustische Ablenkungen, gefolgt von Ablenkungen durch Geräte, waren die Faktoren, die im Operationssaal am meisten ablenkten. Alle potenziellen akustischen Ablenkungen wurden in dieser Umfrage mit einem höheren Prozentsatz an negativen Auswirkungen auf den Ablauf der Operation in Verbindung gebracht, mit Ausnahme von Musik. Die 5 größten Ablenkungsfaktoren gehörten zu den Kategorien „Geräte und Umgebung", „Telefonanrufe/Pager/Piepser" und „fallbezogene Kommunikation". Fallbezogene Kommunikation, Musik, Unterricht und Beratung waren die 4 Faktoren, die am häufigsten als positiv für den Ablauf der Operation empfunden wurden.

Bereits 1997 konnten Hawksworth et al. zeigen, dass zu Musik im Operationsaal auch ambivalente Einstellungen bestehen, abhängig von der Fachrichtung der dort Beschäftigten. Sie befragten 200 Anästhesisten, um herauszufinden, wie verbreitet das Abspielen von Musik im Operationssaal ist und wie Anästhesisten dazu stehen. Die Rücklaufquote betrug 72 %, und von diesen wiederum arbeiteten 72 % in einem Operationssaal, in dem regelmäßig Musik gespielt wurde. Etwa 26 % der Befragten waren der Meinung, dass Musik ihre Aufmerksamkeit verringert und ihre Kommunikation mit anderen Mitarbeitern beeinträchtigt, während 11,5 % der Meinung waren, dass Musik ihre Aufmerksamkeit von Alarmsignalen ablenken könnte. 51 % waren der Meinung, dass Musik ablenkend wirkt, wenn während der Narkose ein Problem auftritt. Insgesamt gaben 26 % der Anästhesisten an, Musik im Operationssaal nicht zu mögen.

Narayanan und Gray (2018) führten eine Online-Umfrage in einem tertiären Lehrkrankenhaus in Neuseeland durch. Es gingen 106 Antworten ein (Rücklaufquote 45 %). 98 % der Befragten gaben an, dass in ihren Operationssälen Musik gespielt wird, wobei 50 % angaben, dass dies in mehr als 50 % der Fälle der Fall sei. 60 % mochten dies, während 30 % es nicht mochten. Easy Listening war das am häufigsten gespielte Genre, dicht gefolgt von Pop und Klassik. Easy Listening war am beliebtesten, Klassik lag an 2. Stelle. Musik wurde für längere, vertraute und nicht dringende Eingriffe bevorzugt, bei geringer bis mittlerer Lautstärke, vorzugsweise von einer CD oder einem MP3-Player, obwohl 84 % der Meinung waren, dass sie in Krisensituationen ablenkend wirkt. Chirurgen hatten den größten Einfluss auf die Musikauswahl, Anästhesisten den geringsten. Die meisten Befragten waren der Meinung, dass Musik die Ruhe, die allgemeine Stimmung, die Gesamtleistung des Teams und die Leistung des Chirurgen verbessert, jedoch die Kommunikation verschlechtert.

In eine Multizenter-Querschnitts-Studie wurden 282 präoperative Patienten und 390 Behandler (Fachärzte, Assistenzärzte und Pflegekräfte in der Anästhesiologie und Chirurgie) zu Musik bei Operationen befragt (Yamasaki et al. 2016). Patienten, die Musik sehr mochten, empfanden, dass Musik Stress lindert, die Konzentration und Kommunikation verbessert, und befürworteten den Einsatz von Musik im Operationssaal. Die von den Patienten am meisten bevorzugten Genres waren Rockmusik (32 %), klassische Musik (28 %) und aktuelle Chart-Hits (26 %). Alle Behandler berichteten über eine häufige Nutzung von Musik während der Operation. Pflegekräfte und Assistenzärzte gaben häufiger als Fachärzte an, Musik im Operationssaal stark zu genießen ($P < 0{,}02$). Chirurgen und Anästhesisten hatten hohe Medianwerte beim Musikgenuss und niedrige Medianwerte bei der Wahrnehmung von Musik als Ablenkung. Anästhesisten bevorzugten klassische Musik und Jazz/Blues bei geringerer Lautstärke, während Chirurgen Chart-Hits bei höherem Schalldruckpegel bevorzugten. Patienten und Behandler nahmen an, dass Musik die Konzentration der Behandler und die Teamkommunikation verbessert; Pflegekräfte hatten dabei die positivsten Ansichten. Es ließ sich folgern, dass musikalische Vorlieben und Wahrnehmungen der Wirkung von Musik im Operationssaal sich sowohl nach beruflichem Status als auch nach Fachrichtung unterscheiden.

Weltweit wird in Operationssälen Musik gespielt. Während sie die chirurgische Leistung verbessern und den Stress des medizinischen Personals im Operationssaal verringern soll, gibt es dennoch Bedenken hinsichtlich ihrer ablenkenden Wirkung und des entstehenden Geräuschpegels. In einer prospektiven Beobachtungsstudie in Australien und Neuseeland wurden Gefäß-, Allgemein- und Kinderchirurgen sowie Assistenzärzte hinsichtlich ihrer Nutzung von Musik sowie ihrer Wahrnehmungen und Einstellungen zu deren Einfluss auf das Operationsumfeld befragt (Narayanan et al. 2024). In dieser Kohorte von 120 Chirurgen waren 45 % Gefäßspezialisten, 30 % weiblich und 59 % Fachärzte. Die am häufigsten bevorzugten Musikrichtungen waren Easy Listening und Pop. Über 75 % der Chirurgen gaben an, Musik im Operationssaal zu schätzen. Die Mehrheit berichtete, dass Musik ihre Stimmung verbessere, Eingriffe weniger geistig ermüdend erscheinen lasse und ihr Angst- bzw. Stressniveau senke. Gefäßchirurgen waren signifikant häufiger der Ansicht, dass Musik die Kommunikation positiv beeinflusst, verglichen mit den Kollegen aus der Allgemein- und Kinderchirurgie ($p < 0{,}01$). Assistenzärzte hielten es für deutlich wahrscheinlicher als Fachärzte, dass Musik ihre Stimmung sowie ihr Stress-

und Angstempfinden während Operationen positiv beeinflusst ($p < 0{,}05$). Die Studie bietet einen Einblick in die Nutzung von Musik während Operationen und in die Einstellungen von Chirurgen zu deren Einfluss auf Stress und kognitive Belastung in Australien und Neuseeland. Musik wird von dieser Kohorte überwiegend positiv bewertet, wobei sich Unterschiede zwischen den Fachrichtungen und dem beruflichen Ausbildungsstand zeigten.

Die überwiegende Mehrzahl von Chirurgen, Anästhesisten und Pflegekräften sehen in den Umfragen die Nutzung von Musik im Operationssaal positiv.

**Fazit für die Praxis**

- Obwohl die Mehrzahl des im Operationssaal tätigen Personals Lärm als störenden Stressfaktor empfindet, der sich negativ auf die Leistungsfähigkeit auswirkt, wird die Wiedergabe von Musik während der Operation überwiegend positiv gesehen.
- Chirurgen bevorzugen Musik im Operationsaal häufiger als speziell Anästhesisten, aber auch das Pflegepersonal.
- Musik im Operationsaal wird von den jüngeren Teammitgliedern (in Ausbildung) positiver als von den erfahrenen Teammitgliedern gesehen.
- Lärm im Operationssaal korreliert mit der Schwierigkeit des Eingriffs und postoperativen Komplikationen und beeinträchtigt die Teamkommunikation.
- Ein Problem bei der Musikauswahl ist die Herausforderung, eine generelle Zustimmung aller im Operationsaal Tätigen zu finden.
- Musik im Operationssaal (Art, Dauer, Lautstärke) sollten eine gemeinsame Entscheidung des Operationsteams sein. Vorgeschlagen wurde eine „hybride" Musikauswahl für bestimmte Phasen der Operation, bei der der Chirurg über die Musikauswahl bei den komplexen Teilen der Operation entscheidet, andere Teammitglieder aber über die Musikauswahl bei Operationsvorbereitung und zwischen den Operationen.

## Literatur

Fu VX, Oomens P, Merkus N, Jeekel J. The perception and attitude toward noise and music in the operating room: a systematic review. J Surg Res. 2021;263:193–206. https://doi.org/10.1016/j.jss.2021.01.038.

Hamad F, Moacdieh NM, Banat R, Lakissian Z, Al-Qaisi S, Zaytoun G, Sharara-Chami R. Perceptions on music and noise in the operating room: a cross-sectional study. Int J Occup Saf Ergon. 2022;28:2168–72. https://doi.org/10.1080/10803548.2021.1978729.

Hawksworth C, Asbury AJ, Millar K. Music in theatre: not so harmonious. A survey of attitudes to music played in the operating theatre. Anaesthesia. 1997;52:79–83. https://doi.org/10.1111/j.1365-2044.1997.t01-1-012-az012.x.

Lamberton T, de Virgilio C, Terrell J, Moazzez A, Combs K, Nafday R, Salazar D, Yazdany T, Calhoun C, Yetasook A. Music in the operating room: comparing the opinions of surgeons, anesthesiologists, and nurses. Am Surg. 2023;89:5234–9. https://doi.org/10.1177/00031348221142578.

Narayanan A, Gray AR. First, do no harmony: an examination of attitudes to music played in operating theatres. N Z Med J. 2018;131:68–74.

Narayanan A, Naidoo M, Kong V, Pearson L, Mani K, Fisher JP, Khashram M. Broad Responses and Attitudes to Having Music in Surgery (The BRAHMS Study): an Australia and Aotearoa New Zealand perspective. Surg Open Sci. 2024;17:30–4. https://doi.org/10.1016/j.sopen.2023.12.009.

Nasri BN, Mitchell JD, Jackson C, Nakamoto K, Guglielmi C, Jones DB. Distractions in the operating room: a survey of the healthcare team. Surg Endosc. 2023;37:2316–25. https://doi.org/10.1007/s00464-022-09553-8.

Onuoha K, Jones D, Eardley W. A boost to concentration or a distracting noise? A systematic review of surgeon and anaesthetist perspectives of the benefit of intra-operative music. Surgeon. 2025;23:61–6. https://doi.org/10.1016/j.surge.2024.11.002.

Peisl S, Sánchez-Taltavull D, Guillen-Ramirez H, Tschan F, Semmer NK, Hübner M, Demartines N, Wrann SG, Gutknecht S, Weber M, Candinas D, Beldi G, Keller S. Noise in the operating room coincides with surgical difficulty. BJS Open. 2024;8:zrae098. https://doi.org/10.1093/bjsopen/zrae098.

Way TJ, Long A, Weihing J, Ritchie R, Jones R, Bush M, Shinn JB. Effect of noise on auditory processing in the operating room. J Am Coll Surg. 2013;216:933–8. https://doi.org/10.1016/j.jamcollsurg.2012.12.048.

Weldon SM, Korkiakangas T, Bezemer J, Kneebone R. Music and communication in the operating theatre. J Adv Nurs. 2015;71:2763–74. https://doi.org/10.1111/jan.12744.

Yamasaki A, Mise Y, Mise Y, Lee JE, Aloia TA, Katz MH, Chang GJ, Lillemoe KD, Raut CP, Conrad C. Musical preference correlates closely to professional roles and specialties in operating room: a multicenter cross-sectional cohort study with 672 participants. Surgery. 2016;159:1260–8. https://doi.org/10.1016/j.surg.2015.10.031.

# Musik und Anästhesie

10

## Inhaltsverzeichnis



**Perioperative Anxiolyse**

In einer randomisierten Studie verglichen Prasad et al. (2023) die angstlösende Wirkung von Musik (nach Patientenwahl, binaurale Tonmusik) mit der Wirkung von Midazolam zur perioperativen Anxiolyse bei Patienten, die sich einer Operation unter Spinalanästhesie unterzogen. Gruppe A erhielt von den Untersuchern ausgewählte Musik (binaurale Töne) über geräuschunterdrückende Kopfhörer. Gruppe B erhielt intravenös Midazolam (mindestens 1 mg bis maximal 2 mg) nach klinischem Ermessen. Gruppe C hörte patientenpräferierte Musik über geräuschunterdrückende Kopfhörer. Die Angstwerte waren in der Gruppe mit patientenpräferierter Musik (Gruppe C) und in der Gruppe mit binauraler Tonmusik (Gruppe A) signifikant niedriger im Vergleich zur Midazolamgruppe (Gruppe B). Die postoperativen Schmerzwerte waren in Gruppe C statistisch signifikant am niedrigsten, gefolgt von Gruppe A und Gruppe B. Beim Vergleich der Patientenzufriedenheit mittels numerischer Bewertungsskala erreichten 96 % der Patienten in Gruppe C ausgezeichnete Werte (p-Wert = 0,007).

> Nach dieser Studie können binaurale Tonmusik und patientenpräferierte Musik eine Alternative/Ergänzung zur pharmakologischen perioperative Anxiolyse bei Patienten mit Eingriffen unter Spinalanästhesie sein.

Ziel einer randomisierten Studie von Bae et al. (2023) war es, die Sedativa sparende Wirkung von Musik mit binauralen Klängen bei Patienten mit orthopädischen





E. S. Debus, R. T. Grundmann, *Musik in der operativen Medizin, Anästhesie und Onkologie*, https://doi.org/10.1007/978-3-662-73519-0_10

Eingriffen unter Spinalanästhesie zu untersuchen, die intraoperativ mit Dexmedetomidin sediert wurden. Die Hypothese war, dass der Bedarf an Dexmedetomidin für eine angemessene Sedierung bei Patienten, die Musik mit binauralen Klängen hören, geringer ist als bei Patienten, die nur Musik oder keine Musik hören. Die Teilnehmenden wurden zufällig einer von 3 Gruppen zugeordnet: Musik mit binauralem Klang, klassische Musik (ohne binaurale Modulation) oder keine Musik. Während der Operation wurde Dexmedetomidin zur Sedierung infundiert. In die endgültige Analyse gingen 184 Patienten ein. In der binauralen Musikgruppe hörten die Teilnehmenden entweder eine in Echtzeit modulierte binaurale Meditation oder klassische Musik. In dieser Studie zeigte sich, dass im Vergleich zur Gruppe ohne Musik die binaurale Musik in Echtzeit die Anfangsdosis von Dexmedetomidin zur Erreichung einer adäquaten Sedierung bei orthopädischen Operationen unter Spinalanästhesie senkt. Zwischen der Gruppe mit binauraler Musik in Echtzeit und der Gruppe mit klassischer Musik ohne binaurale Modulation bestand jedoch kein signifikanter Unterschied im Dexmedetomidinbedarf.

Ob bei Herzkatheteruntersuchungen das Hören von Musik eine Sedierung der Patienten mit Benzodiazepinen und Opioiden ersetzen kann, überprüften in einer retrospektiven Studie (Kontrolle n = 112; Musikgruppe n = 49) Ebrahimi und Tan (2018). Das Abspielen der Musik erfolgte im Untersuchungsraum und wurde damit auch vom Personal gehört. In dieser Studie war die durchschnittliche Dosis an Sedierungs- oder Schmerzmitteln pro Patient im Musikarm deutlich geringer als in der Kontrolle. Musik während der Herzkatheteruntersuchung kann nach Meinung der Autoren als Alternative/Ergänzung zur Standardpharmakotherapie eingesetzt werden, um Angstzustände zu verringern. Der retrospektive Charakter der Studie limitiert aber eine Verallgemeinerung dieser Aussage.

Der Wertigkeit einer präoperativen Musiktherapie bei Patienten, die zu einem elektiven Eingriff bei frühen Stadien eines Oralkarzinoms in Allgemeinanästhesie anstanden, gingen Giordano et al. (2023) in einer randomisierten kontrollierten Studie (RCT) mit insgesamt 60 auswertbaren Patienten nach. In der Musiktherapiegruppe wurde keine Prämedikation mit Midazolam verabreicht. Nach der Überwachung im Operationssaal wurden die Patienten durch eine kurze geführte Atementspannung auf das Hören der Musik (nach Patientenpräferenz) durch einen Musiktherapeuten vorbereitet (die Musik wurde rhythmisch an die Atemfrequenz angepasst und dann allmählich verlangsamt, um eine langsamere, tiefere Atmung zu fördern). Die Patienten wurden aufgefordert, ein Bild mit einer positiven Assoziation zu finden, auf das sie sich konzentrieren konnten. Dieser Schritt dauerte etwa 2 min. Das Musikhören vor der Einleitung der Anästhesie dauerte 5 min. Die Teilnehmer hörten die Musik über geräuschunterdrückende Kopfhörer, wobei die Lautstärke vom Musiktherapeuten geregelt wurde. In der Kontrollgruppe (ohne Musik) wurden die Patienten mit Midazolam (0,02 mg/kg) prämediziert. Die Stressreaktion wurde 5 min vor und 20 min nach der Operation anhand der Kontrolle der Plasma-Prolaktin- (PRL), Wachstumshormon- (GH = growth hormone) und Cortisolspiegel bewertet. Die allgemeine Zufriedenheit der Patienten wurde 1 h nach der Operation getestet. Die Teilnehmer der Musiktherapiegruppe wurden gebeten, 3 Fragen zu ihren Erfahrungen mit der Musiktherapie zu beantworten. Vor und nach der Behandlung wurden keine statistisch signifikanten Unterschiede zwischen den beiden

Gruppen hinsichtlich der PRL-, GH- und Cortisolspiegel gesehen. Es wurden jedoch signifikante Unterschiede in den A-VAS-Werten (A-VAS = visuelle Analogskala für Angst) zugunsten der Musiktherapiegruppe beobachtet ($p < 0{,}01$). 86,7 % der Patienten in der Musikgruppe waren sehr zufrieden, gegenüber 80 % in der Kontrollgruppe ($p < 0{,}05$).

Präoperative Musiktherapie ist eine Alternative zu intravenös verabreichtem Midazolam, um die prä- und postoperative Anxiolyse und Sedierung in der Oralchirurgie zu fördern.

Das Ziel einer randomisierten kontrollierten Studie (Palmer et al. 2015) war es, festzustellen, ob eine Musiktherapie das Angstniveau, den Anästhesiebedarf, die Erholungszeit und die Zufriedenheit von Patientinnen bei ambulanten Brustoperationen beeinflusst. 207 Patientinnen, die sich einer Operation wegen eines möglichen oder bekannten Brustkrebses unterzogen, wurden nach dem Zufallsprinzip in 3 Gruppen eingeteilt: LM-Gruppe (LM = Live-Musik; n = 69): Patientinnen hörten präoperativ von ihnen selbst ausgewählte LM und intraoperativ vom Therapeuten ausgewählte Aufnahmen. RM-Gruppe (RM = recorded music; n = 70): Patientinnen hörten präoperativ von ihnen selbst ausgewählte Musikaufnahmen und intraoperativ vom Therapeuten ausgewählte Aufnahmen. UC-Gruppe (UC = usual care; n = 68): Patientinnen erhielten prä- und intraoperativ die übliche Versorgung beim Tragen lärmdämpfender Ohrenschützer. Die präoperative Musik erfolgte für 5 min. Die LM- und RM-Gruppen unterschieden sich nicht signifikant von der UC-Gruppe in Bezug auf die Menge an Propofol, die erforderlich war, um eine moderate Sedierung zu erreichen. Im Vergleich zur UC-Gruppe zeigten sowohl die LM- als auch die RM-Gruppe jedoch deutlich stärkere Reduktionen ($P < 0{,}001$) der präoperativen Angstwerte. Bezüglich der Erholungszeit und Zufriedenheit unterschieden sich die LM- und RM-Gruppe nicht von der UC-Gruppe. Die Folgerung war, dass eine Musiktherapie als ergänzende Maßnahme bei Krebsoperationen dazu beitragen kann, präoperative Angst zu lindern. „Ebenso konnten Reynaud et al. (2021) zeigen, dass das Hören selbst ausgewählter Musik ebenso wirksam ist wie das Hören vorgegebener Musik, um die Angst von Patientinnen vor gynäkologischen Operationen zu reduzieren".

Goel et al. (2024) untersuchten in einer randomisierten Monozenterstudie die Auswirkungen einer musikbasierten Intervention vor, während und nach einer Operation am gleichen Tag (Brustoperationen, offene Leistenbruchoperationen sowie laparoskopische oder robotergestützte Eingriffe) auf den postoperativen Opioidverbrauch und das Schmerzempfinden sowie auf präoperative Angstzustände und Depressionen der Patienten. Die Patienten erhielten eine einmalige Nervenblockade und wurden entweder unter Vollnarkose oder unter überwachter Anästhesie operiert. Die musikbasierte Intervention wurde von einem zertifizierten Musiktherapeuten entwickelt und basierte auf einem fließenden Rhythmus von ungefähr 60 bis 80 Schlägen/min, der von Streichinstrumenten gespielt wurde. Jeder Patient konnte zwischen klassischer Musik, Jazz, Klavier-, Gitarren- oder Lo-Fi-Musik

(Lo-Fi = Low Fidelity; Musik mit einer entspannten und chilligen Atmosphäre) wählen. Ein an Kopfhörer angeschlossener MP3-Player spielte die Musik mit einer Lautstärke von etwa 45 dB während 3 Sitzungen: im Vorbereitungsraum, unmittelbar nach der Einleitung der Anästhesie im Operationssaal und in der Aufwachstation (als die Probanden wach und ansprechbar waren). Der primäre Endpunkt war der postoperative Verbrauch von oralen Morphin-Äquivalenten über 5 Tage nach der Operation, gemessen als Fläche unter der Kurve (AUC = Area under the Curve). Sekundäre Endpunkte umfassten PROMIS-Angst- und PROMIS-Depressionswerte (PROMIS = Patient-Reported Outcomes Measurement Information System), Werte der Pain Catastrophizing Scale, postoperative Übelkeit und Erbrechen, Entlassungszeit aus dem Krankenhaus sowie die Patientenzufriedenheit. Insgesamt wurden 75 Patienten randomisiert: 33 in die musikbasierte Interventionsgruppe und 42 in die Kontrollgruppe. Patienten in der musikbasierten Interventionsgruppe konsumieren 56,7 % weniger Opioide als die Kontrollgruppe (AUC: 2,8 in der Interventionsgruppe vs. 6,4 in der Kontrollgruppe; absolute standardisierte mittlere Differenz = 0,34 [−0,17, 0,85]). Zwischen den Gruppen wurden keine Unterschiede in den Schmerzbewertungen festgestellt. Die musikbasierte Intervention reduzierte außerdem Angst am postoperativen Tag 2, Depression an den postoperativen Tagen 2 und 4. Die Ergebnisse dieser Studie stützen den Einsatz musikbasierter Interventionen zur Reduktion des postoperativen Opioidbedarfs. Darüber hinaus kann die musikbasierte Intervention Angst, Depression und „Schmerzkatastrophisierung" (Übertreibung der Schmerzintensität, höhere Schmerzwahrnehmung) verringern.

**Anmerkung zur Funktionsweise binauraler Beats**

- Prinzip: Das Gehirn erhält 2 leicht unterschiedliche Frequenzen, eine pro Ohr. Beispiel: linkes Ohr 200 Hz, rechtes Ohr 210 Hz → Das Gehirn „errechnet" einen binauralen Beat von 10 Hz. Diese interne Frequenz entspricht einer bestimmten Gehirnwellenaktivität (Delta, Theta, Alpha, Beta, Gamma).
- Gehirnwellenmodulation: Delta (0,5–4 Hz): tiefer Schlaf, Regeneration; Theta (4–8 Hz): Entspannung, Meditation, Kreativität; Alpha (8–12 Hz): Ruhe, Stressreduktion, leichte Wachheit; Beta (13–30 Hz): Aufmerksamkeit, kognitive Aktivität; Gamma (> 30 Hz): Lern- und Erinnerungsprozesse.
- Therapeutischer Nutzen: Durch die Frequenzanpassung kann das Gehirn gezielt in gewünschte Wellenmuster gebracht werden. Dies kann Stress reduzieren, den Schlaf verbessern, die Konzentration steigern oder emotionale Stabilität fördern, je nach Frequenz. Die unterschiedlichen Frequenzen sind notwendig, damit das Gehirn selbst den Beat erzeugt. Ohne 2 unterschiedliche Töne – einen pro Ohr – würde der binaurale Beat nicht entstehen, und der therapeutische Effekt ginge verloren.

**Therapeutische Vorschläge (Suggestionen) unter Allgemeinanästhesie**

Rosendahl et al. (2016) gingen in einer Übersicht mit Metaanalyse der Frage nach, welche Basis Studien haben, die über die Wirksamkeit von therapeutischen Vorschlägen (Suggestionen) an den bewusstlosen Patienten während der Allgemeinanästhesie berichten. In diesem Zusammenhang definierten sie Suggestionen als „verbale oder nonverbale Botschaften, die der Empfänger unfreiwillig akzeptiert und befolgt" und die Emotionen, Verhalten und autonome Körperfunktionen beeinflussen könnten. Dieser Ansatz basiert auf der Überlegung, dass Allgemeinanästhesie (Narkose) die Wahrnehmung von Geräuschen und Worten durch das Gehirn nicht unterbricht. Intraoperative Messungen akustisch evozierter Potenziale haben gezeigt, dass die zentrale Hörbahn während der Vollnarkose intakt bleibt. Sogar eine weitere Verarbeitung von Wörtern im zentralen Nervensystem einschließlich der Entwicklung von Gedächtnis und angemessenen Reaktionen ist durch das postoperative Wiedererkennen intraoperativ präsentierter Worte sowie postoperative nonverbale Reaktionen auf während der Anästhesie gegebene Anweisungen nachgewiesen worden.

32 RCTs mit insgesamt 2102 Patienten wurden in die Metaanalyse von Rosendahl et al. (2016) eingeschlossen. Alle Studien verwendeten auf Band gesprochene Suggestionen. In 19 Interventionsgruppen (51 %) wurden die Suggestionen von beruhigender Musik oder Klängen begleitet oder abwechselnd mit diesen präsentiert. In Metaanalysen mit Zufallseffekten zeigten sich keine Effekte auf die Schmerzintensität und psychische Belastung. Im Gegensatz dazu fanden sich kleine, aber signifikante positive Effekte auf den Medikamentenverbrauch und auf die Genesung. Auch wenn die Effekte klein waren, liefern diese Ergebnisse Hinweise darauf, dass intraoperative Suggestionen das Potenzial haben, den Medikamentenbedarf zu verringern und die Genesung zu fördern.

In einer verblindeten, Placebo-kontrollierten Studie in 5 deutschen Schwerpunktkrankenhäusern untersuchten Nowak et al. (2020) die Wirkung von therapeutischen Suggestionen während der Allgemeinanästhesie auf postoperativen Schmerz und Opioidverbrauch. 91 Patienten wurden der Interventionsgruppe und 194 Patienten der Kontrollgruppe zugeteilt. Die Intervention bestand aus einer Audioaufnahme mit Hintergrundmusik und positiven Suggestionen, die auf hypnotherapeutischen Prinzipien basierten. Diese Aufnahmen wurden den Patienten während der Vollnarkose über Kopfhörer 20 min lang wiederholt vorgespielt, gefolgt von 10 min Stille. Die Patienten der Kontrollgruppe erhielten eine leere Kassette. Die Hintergrundmusik stammte von der CD „Trancemusik" (Hypnos Verlag, Stuttgart, Deutschland). Es handelte sich um die verschiedensten hauptsächlich allgemeinchirurgischen Eingriffe mit einer geplanten Narkosezeit von 1–3 h. Der Hauptzielparameter war die Opioiddosis, die innerhalb der ersten 24 h nach der Operation durch Patienten- oder Pflegepersonal-kontrollierte Analgesie verabreicht wurde, basierend auf der regelmäßigen Bewertung der Schmerzintensität auf einer numerischen Bewertungsskala (Bereich 0 bis 10, wobei höhere Werte stärkere Schmerzen repräsentieren). Im Vergleich zur Kontrollgruppe benötigte die Interventionsgruppe innerhalb von 24 h nach der Operation eine signifikant (P = 0,002) geringere Opioiddosis, mit einem Median von 4,0 mg Morphin-Äquivalenten gegenüber 5,3 mg in der Kontrollgruppe und einer Effektgröße (Cohen's d) von 0,36 (95 %-Konfidenzintervall [95 %-KI] 0,16 bis 0,56). Die Anzahl der Patienten, die postoperativ Opioide benötigten, war in der Interventionsgruppe signifikant (P = 0,001) reduziert: 121 von 191 Patienten (63 %, 95 %-KI 45 bis 70 %) in der Interventionsgruppe gegenüber 155 von 194 Patienten (80 %, 74 bis 85 %) in der Kontrollgruppe. Die Zahl der zu behandelnden Patienten („number needed to treat"), um postoperative Opioide zu vermeiden, betrug 6. Die Schmerzwerte waren innerhalb von 24 h nach der Operation in der Interventionsgruppe durchgehend signifikant niedriger, mit einer durchschnittlichen Reduktion von 25 %. Es wurden keine unerwünschten Ereignisse berichtet. Die Folgerung war, dass therapeutische Suggestionen, die während einer Vollnarkose über Kopfhörer abgespielt werden, eine sichere, praktikable, kostengünstige und nicht-medikamentöse Methode darstellen könnten, um postoperative Schmerzen und den Opioidverbrauch zu reduzieren, mit dem Potenzial für eine breitere Anwendung.

Die hier gezeigte Wirksamkeit intraoperativer therapeutischer Suggestionen in Verbindung mit dem geringen Aufwand und den geringen Kosten für die Umsetzung sowie ohne beobachtete oder zu erwartende Nebenwirkungen macht es schwer, gegen die Anwendung dieser einfachen Methode zur Verringerung postoperativer Schmerzen und des Opioidverbrauchs zu argumentieren.

**Anmerkung:** Aufgrund der Beobachtung, dass eine beträchtliche Anzahl von Patienten intraoperativ Wahrnehmungen hatte, sollten Chirurgen und Anästhesisten auf Hintergrundgeräusche und Gespräche während der Operation achten.

**Fazit für die Praxis**

- Perioperative Musiktherapie und Musikmedizin sind geeignet, um das Angstniveau der Patienten zu senken und den Bedarf an Sedativa zu reduzieren. Der Aufwand, der dabei in einigen Studien unter Einsatz eines Musiktherapeuten betrieben wurde, schränkt aber die Praktikabilität ein.
- Allgemeinanästhesie (Narkose) unterbricht nicht die Wahrnehmung von Geräuschen und Wörtern durch das Gehirn, da die zentrale Hörbahn intakt bleibt. Dies berechtigt zum Einsatz therapeutischer Suggestionen.
- Therapeutische Suggestionen, die während einer Vollnarkose über Kopfhörer abgespielt werden, sind eine sichere, praktikable, kostengünstige, nicht-medikamentöse Methode, um postoperative Schmerzen und den Opioidverbrauch zu reduzieren.

## Literatur

Bae J, Yoo S, Kim H, Kim Y, Kim JT, Lim YJ, Kim HS. Effect of real-time binaural music on sedation with dexmedetomidine during spinal anesthesia: a triple-arm, assessor-blind, randomized controlled trial. J Clin Anesth. 2023;84:110997. https://doi.org/10.1016/j.jclinane.2022.110997.

Ebrahimi R, Tan W. Role of music for conscious sedation during invasive cardiac catheterization. Am J Cardiol. 2018;122:1095–7. https://doi.org/10.1016/j.amjcard.2018.05.039.

Giordano F, Giglio M, Sorrentino I, Dell'Olio F, Lorusso P, Massaro M, Tempesta A, Limongelli L, Selicato L, Favia G, Varrassi G, Puntillo F. Effect of preoperative music therapy versus intravenous midazolam on anxiety, sedation and stress in stomatology surgery: a randomized controlled study. J Clin Med. 2023;12:3215. https://doi.org/10.3390/jcm12093215.

Goel SK, Kim V, Kearns J, Sabo D, Zoeller L, Conboy C, Kelm N, Jackovich AE, Chelly JE. Music-based therapy for the treatment of perioperative anxiety and pain – a randomized, prospective clinical trial. J Clin Med. 2024;13:6139. https://doi.org/10.3390/jcm13206139.

Nowak H, Zech N, Asmussen S, et al. Effect of therapeutic suggestions during general anaesthesia on postoperative pain and opioid use: multicentre randomised controlled trial. BMJ. 2020;371:m4284. https://doi.org/10.1136/bmj.m4284.

Palmer JB, Lane D, Mayo D, Schluchter M, Leeming R. Effects of music therapy on anesthesia requirements and anxiety in women undergoing ambulatory breast surgery for cancer diagnosis and treatment: a randomized controlled trial. J Clin Oncol. 2015;33:3162–8. https://doi.org/10.1200/JCO.2014.59.6049.

Prasad M, Sethi P, Kumari K, Sharma A, Kaur M, Dixit PK, Bhatia P, Dang D, Roy S, Mp N. Comparison of binaural tone music vs patient choice music vs midazolam on perioperative anxiety in patients posted for surgery under spinal anaesthesia: a randomized control trial. Cureus. 2023;15:e35091. https://doi.org/10.7759/cureus.35091.

Reynaud D, Bouscaren N, Lenclume V, Boukerrou M. Comparing the effects of self-selected MUsic versus predetermined music on patient ANXiety prior to gynaecological surgery: the MUANX randomized controlled trial. Trials. 2021;22:535. https://doi.org/10.1186/s13063-021-05511-2.

Rosendahl J, Koranyi S, Jacob D, Zech N, Hansen E. Efficacy of therapeutic suggestions under general anesthesia: a systematic review and meta-analysis of randomized controlled trials. BMC Anesthesiol. 2016;16:125. https://doi.org/10.1186/s12871-016-0292-0.

# Musik auf der Intensivstation

# 11

## Inhaltsverzeichnis



**Systematische Übersichten**

**Reduzierung von Angst und Stress**

Zu Musikinterventionen bei mechanisch beatmeten Patienten liegt ein Cochrane Review vor (Bradt und Dileo 2014). Eingeschlossen wurden alle randomisierten und quasi-randomisierten Studien, die Musikinterventionen und Standardbehandlung mit Standardbehandlung allein bei maschinell beatmeten Patienten verglichen. Insgesamt stützt sich die Evidenz dieses Reviews auf 14 Studien mit 805 Teilnehmern. Das Hören von Musik war die Hauptintervention, in 13 Studien war kein ausgebildeter Musiktherapeut beteiligt. Konkret führte das Musikhören im Durchschnitt zu einer Angstreduktion, die um 1,11 Standardabweichungseinheiten größer war (95 %-Konfidenzintervall [95 %-KI] −1,75 bis −0,47, p = 0,0006) als in der Standardpflegegruppe. Dies gilt als klinisch bedeutsamer Effekt. Musikhören senkte durchgängig die Atemfrequenz und den systolischen Blutdruck, was auf eine Entspannungsreaktion hindeutet. Darüber hinaus berichtete eine groß angelegte Studie über einen deutlich geringeren Verbrauch von Sedativa und Analgetika in der Musikgruppe im Vergleich zur Kontrollgruppe, und 2 weitere Studien zeigten ähnliche Tendenzen. Eine Studie fand signifikant höhere Sedierungswerte in der Musikgruppe im Vergleich zur Kontrollgruppe. Für die Senkung des diastolischen Blutdrucks und des mittleren arteriellen Drucks wurde hingegen keine belastbare Evidenz gefunden. Bezüglich der Herzfrequenz ergaben sich inkonsistente Ergebnisse. Das Hören von Musik verbesserte die Sauerstoffsättigung nicht. Vier Studien untersuchten die Effekte von Musik auf Hormonspiegel, jedoch mit uneinheitlichen Ergebnissen. Für eine Wirkung auf die Sterblichkeitsrate fand sich keine belastbare



E. S. Debus, R. T. Grundmann, *Musik in der operativen Medizin, Anästhesie und Onkologie*, https://doi.org/10.1007/978-3-662-73519-0_11

Evidenz, wobei sich diese Aussage nur auf 2 Studien stützte. Die meisten Studien wurden mit hohem Verzerrungsrisiko bewertet, insbesondere wegen fehlender Verblindung. Aufgrund des hohen Verzerrungsrisikos sollten die Ergebnisse mit Vorsicht interpretiert werden.

> Dieser Cochrane Review zeigt, dass Musikhören möglicherweise einen positiven Effekt auf Angst bei mechanisch beatmeten Patienten hat. Darüber hinaus deutet die Übersicht darauf hin, dass Musikhören konsistent die Atemfrequenz und den systolischen Blutdruck reduziert und einen günstigen Einfluss auf den Verbrauch von Sedativa und Analgetika haben kann.

Eine weitere Literaturübersicht über musikbasierte Interventionen zur Symptomkontrolle bei kritisch kranken, mechanisch beatmeten Erwachsenen (Menza et al. 2024) kam zu einem ähnlichen Ergebnis. In dieser Übersicht wurden 29 klinische Studien berücksichtigt. Musikbasierte Interventionen wurden meist mit Kopfhörern und Musik durchgeführt, die entweder von den Untersuchern ausgewählt wurde oder aus einer begrenzten Auswahl stammte. Musik wurde mit einer Verringerung von Schmerzen, Unruhe, Dyspnoe, Stress und Angst sowie einer verbesserten Toleranz gegenüber mechanischer Beatmung und Sedativa-Entwöhnung in Verbindung gebracht. Die Ergebnisse hinsichtlich des Deliriums waren gemischt. Keine Studie untersuchte Schlafstörungen, Furcht oder Einsamkeit. Im Ergebnis verbesserte der Einsatz von musikbasierten Interventionen bei kritisch kranken Erwachsenen die Symptomwahrnehmung während der maschinellen Beatmung.

Umbrello et al. (2019) erstellten eine systematische Übersicht über randomisierte, kontrollierte Studien (RCTs) mit kritisch kranken, erwachsenen Patienten auf einer medizinischen oder chirurgischen Intensivstation, die mit Musiktherapie behandelt wurden. Im Gegensatz zu Bradt und Dileo (2014) schlossen sie auch Studien ein, die nicht-beatmete kritisch kranke Patienten erfasst hatten. Sie fanden 10 RCTs und eine quasi-experimentelle Studie mit insgesamt 959 Patienten. Die Musiktherapie wurde in der Regel als einzelne 30-minütige Intervention angeboten, nur in 2 Studien wurde die Intervention mehr als einmal täglich wiederholt. Die Kontrollgruppen erhielten Standardversorgung, Entspannung, Kopfhörer ohne Musik oder geräuschunterdrückende Kopfhörer. Die Musiktherapie führte zu einer signifikanten Verringerung des Angst- und Stressniveaus, gemessen anhand von selbst ausgefüllten Fragebögen und physiologischen Parametern. Aufgrund der Heterogenität der Interventionen war eine gepoolte Analyse nicht machbar. Trotz erheblicher Heterogenität in den Studiendesigns, dem Zeitpunkt und den Merkmalen der Intervention wird die Musiktherapie konsequent mit einer Reduzierung von Angst und Stress bei kritisch kranken Patienten in Verbindung gebracht.

Zu einem anderen Ergebnis kamen Saqib et al. (2025), die in einer Metaanalyse von 5 randomisieren Studien der Jahre 2010 bis 2023 mit allerdings nur 325 Patienten keine signifikante Reduktion der Angst bei kritisch kranken Patienten auf der Intensivstation nachweisen konnten. Die Musiktherapiesitzungen dauerten zwischen 15 und 30 min. Angst wurde mit validierten Messinstrumenten erfasst, und die Daten wurden mithilfe eines Random-Effects-Modells analysiert, um den mittleren Unterschied (MD) der Angstwerte mit 95 %-KI zu berechnen. Die Heterogenität wurde anhand der $I^2$-Statistik bewertet, und Sensitivitätsanalysen wurden durchgeführt, um potenzielle Verzerrungen zu berücksichtigen. Die zusammengefasste Analyse ergab einen MD von −1,11 (95 %-KI: −12,97 bis 10,75, p = 0,85; $I^2$ = 99 %), was keine signifikante Reduktion der Angst bedeutete. Die Heterogenität war erheblich. Eine Sensitivitätsanalyse, bei der 2 einflussreiche Studien ausgeschlossen wurden, verringerte die Heterogenität ($I^2$ = 30 %), zeigte aber weiterhin keinen signifikanten Effekt (MD = 0,69, 95 %-KI: −2,15 bis 3,53, p = 0,63). Ein Funnel-Plot deutete auf mögliche Publikationsverzerrungen hin, jedoch erschwerte die geringe Anzahl der Studien eine formale Bewertung. Insgesamt stützt die derzeitige Evidenz nach dieser sorgfältigen Analyse die Musiktherapie nicht als wirksame eigenständige Intervention zur Angstreduktion bei kritisch kranken Patienten auf der Intensivstation. Weitere Studien mit standardisierten Protokollen und größeren Stichprobengrößen sind notwendig, um ihre Rolle in der Intensivmedizin zu klären.

**Reduzierung von Schmerz**

In einer systematischen Übersicht und Metaanalyse überprüften Richard-Lalonde et al. (2020) die Wirkung von Musikinterventionen auf die Schmerzwerte von erwachsenen Patienten auf der Intensivstation. 18 RCTs mit insgesamt 1173 Teilnehmern (60 % Männer; Durchschnittsalter 60 Jahre) wurden identifiziert. Nur 10 dieser Studien wurden aufgrund der Bewertung des Verzerrungsrisikos in die Metaanalyse eingeschlossen (n = 706). Musik erwies sich als wirksam zur Schmerzlinderung (standardisierte Mittelwertdifferenz [SMD] −0,63 [95 %-KI −1,02, −0,24; n = 10]; $I^2$ = 87 %). Musikinterventionen von 20–30 min waren mit einer stärkeren Abnahme der Schmerzwerte verbunden (SMD −0,66 [95 %-KI −0,94, −0,37; n = 5]; $I^2$ = 30 %) im Vergleich zu Interventionen von weniger als 20 min (SMD 0,10 [95 %-KI −0,10, 0,29; n = 4]; $I^2$ = 0 %). Auf einer Skala von 0 bis 10 führte eine Musikdauer von 20 bis 30 min zu einer durchschnittlichen Abnahme der Schmerzwerte um 1,06 Punkte (95 %-KI −1,56, −0,56).

> Musikinterventionen von 20–30 min sind möglicherweise wirksam zur Schmerzlinderung bei erwachsenen Intensivpatienten, die in der Lage sind, ihre Schmerzen selbst anzugeben.

Der Wirksamkeit von Musik zur Sedierung und Analgesie sowie zur Verringerung der Delirhäufigkeit bei kritisch kranken Patienten auf der Intensivstation gingen Garcia Guerra et al. (2019) nach. Nur 6 randomisierte Studien mit Erwachsenen berücksichtigten den Bedarf an Sedierung und/oder Analgesie als Ergebnis, wobei nur eine auch ein Delir auf der Intensivstation beurteilt hat. Die eingeschlossenen Studien lieferten weder ausreichende Belege für die Wirksamkeit von Musik zur Sedierung und Schmerzlinderung bei Intensivpatienten noch für die Verwendung von Musik zur Verringerung der Inzidenz eines Delirs. Die Qualität der Evidenz war aufgrund von Inkonsistenz und Ungenauigkeit gering. Nur eine Studie zeigte, dass Musik statistisch mit einem geringeren Sedierungsbedarf verbunden war. Die Studien wiesen erhebliche methodische Mängel auf und waren verschiedenen Arten von Bias ausgesetzt. Vier von 6 Studien waren entweder unterdimensioniert oder es wurden keine Angaben zur statistischen Stärke gemacht.

Diese systematische Übersichtsarbeit zur Wirksamkeit von Musik bei kritisch kranken Patienten zeigte nur begrenzte Evidenz in der Erwachsenenintensivmedizin, um die Verwendung von Musik zur Reduktion von Sedierungs- und Analgesiebedarf oder zur Verringerung von Delir zu unterstützen oder abzulehnen.

Ziel einer systematischen Übersicht von Papathanassoglou et al. (2025) war es, die Wirkung von Musik und nicht-musikalischen Klanginterventionen auf das physiologische und psychologische Outcome von Intensivpatienten auf der Grundlage von RCTs darzustellen. 59 Artikel wurden eingeschlossen, 37 mit Musik und 22 mit nicht-musikalischen Klanginterventionen, wobei eine Studie Musik und Klang verglich. Die häufigste Klanginterventionen waren naturbasierte Geräusche und Audioaufnahmen, die häufigste Musikwahl war Klassik oder Musik eines einzelnen Instruments. Die Musikinterventionen zeigten eine große Heterogenität in Dauer (10 bis 90 min) und Häufigkeit (einmal bis alle 4 h). Die identifizierten Studien waren repräsentativ für eine allgemeine Intensivstationspopulation, unabhängig von der Kommunikationsfähigkeit der Patienten. Sowohl langsame Musik als auch Klanginterventionen konnten im Vergleich zur Standardversorgung und Lärmreduktion (i) Schmerzen signifikant lindern, (ii) den Schlaf verbessern, (iii) den Cortisolspiegel regulieren, (iv) den Bedarf an Sedativa und Analgetika reduzieren und (v) Stress/Angstzustände verringern und die Entspannung verbessern. Die Ergebnisse lassen vermuten, dass verschiedene auditive Interventionen unterschiedliche Wirkung für bestimmte Patientengruppen auf der Intensivstation haben.

Unklar ist, ob nicht-musikalische Klanginterventionen für die Behandlung bestimmter Symptome bei Intensivpatienten Musikinterventionen gleichwertig sind oder nicht.

**Delir auf der Intensivstation**

Dai et al. (2025) untersuchten in einer systematischen Übersicht mit Metaanalyse die Wirkung von Musikinterventionen bei Patienten mit Delir auf der Intensivstation. Es wurden 14 Studien mit 1434 Intensivpatienten einbezogen. Vier Studien waren von guter Qualität (geringes Verzerrungspotenzial), 7 waren von mäßiger Qualität (unklares Verzerrungspotenzial) und 3 waren von geringer Qualität (hohes Verzerrungspotenzial). Die gepoolte Analyse ergab, dass Musikinterventionen das Delirrisiko signifikant senkten (12 Studien, relatives Risiko [RR] = 0,49, 95 %-KI [0,40, 0,61]). Musik mit langsamem Tempo hatte die stärkste Wirkung (11 Studien, RR = 0,46, 95 %-KI [0,37, 0,57]). Die optimale Interventionsdosis umfasst die Durchführung von Musikinterventionen 2-mal täglich (12 Studien, RR = 0,46, 95 %-KI [0,34, 0,63]), wobei jede Sitzung 30 min dauert (12 Studien, RR = 0,41, 95 %-KI [0,30, 0,55]). Darüber hinaus zeigte eine gepoolte Analyse, dass eine 7-tägige Musikintervention (6 Studien, RR = 0,43, 95 %-KI [0,26, 0,71]) am wirksamsten war, um das Delirrisiko zu senken. Es wurde gefolgert, dass Musikinterventionen das Delir bei Intensivpatienten reduzieren, insbesondere bei 2 30-minütigen Sitzungen täglich über 7 Tage. Die Evidenz ist jedoch nur von geringer Gewissheit.

Musikinterventionen sind möglicherweise eine einfache, nicht-invasive Methode, die zur Verringerung von Delir bei Intensivpatienten beitragen kann.

Eine weitere systematische Übersicht mit Metaanalyse zur Musiktherapie bei Patienten mit Angst oder Delir auf der Intensivstation beruhte auf 14 RCTs (Xiao et al. 2024). Endpunkte – darunter die chinesische Version des State-Trait Anxiety Inventory (C-STAI), die visuelle Analogskala zur Angstmessung (VAS-A) und die Facial Anxiety Scale (FAS) – wurden mit einem Empfehlungsgrad von „stark" bewertet. Die gepoolten Ergebnisse zeigten, dass Musiktherapie wirksam zur Linderung des Angstzustands von Intensivpatienten beitrug ($P < 0,05$) und die psychische sowie körperliche Erschöpfung bei Patienten mit angstbedingtem Delir im Intensivbereich reduzieren konnte ($P < 0,05$). Es zeigten sich signifikante Unterschiede in der therapeutischen Wirkung von Musiktherapie in Abhängigkeit von der Interventionsdauer. Sowohl eine 15-minütige als auch eine 30-minütige Musiktherapie erwiesen sich als wirksam bei der Reduktion des Angstniveaus von Patienten mit Angststörungen auf der Intensivstation. Überschritt die Dauer der Musiktherapie jedoch 45 min, beeinträchtigte eine Überbehandlung durch Musiktherapie stattdessen die Ruhephasen der Patienten und erzielte keinen positiven therapeutischen Effekt. Darüber hinaus demonstrierte eine Metaanalyse physiologischer Parameter, dass Musiktherapie wirksam zur Stabilisierung von Herzfrequenz, Atemfrequenz und systolischem Blutdruck bei Intensivpatienten mit Angst beitrug ($P < 0,05$), jedoch keinen Einfluss auf die Sauerstoffsättigung, den mittleren arteriellen Blutdruck und den diastolischen Blutdruck hatte ($P > 0,05$). In den Berichten der eingeschlossenen 14 Studien traten während der Musiktherapiebehandlung keine unerwünschten Ereignisse auf. Musiktherapie kann nach dieser Analyse das Angstniveau von Patienten mit Angst und Delirium auf der Intensivstation sicher und wirksam senken und ihre psychische sowie körperliche Erschöpfung lindern.

**Nicht-pharmakologische Interventionen zur Förderung des Schlafes**

Zu dieser Fragestellung liegt ein Cochrane Review (30 Studien, 1569 Teilnehmer) vor (Hu et al. 2015). Berücksichtigt wurden Studien zu Beatmungsmodus oder -typ, Ohrstöpseln oder Schlafmasken oder beidem, Massage, Entspannungsinterventionen, Fußbädern, Musikinterventionen, pflegerischen Interventionen, Akupressur mit Baldrian, Aromatherapie und Geräuschmaskierung. Die Ergebnisse umfassten objektive Schlafparameter, subjektive Schlafqualität und -quantität, Delirrisiko, Zufriedenheit der Teilnehmer, Aufenthaltsdauer auf der Intensivstation (ICU = Intensive Care Unit) und unerwünschte Ereignisse. Die Qualität der Evidenz für einen Effekt nicht-pharmakologischer Interventionen auf die untersuchten Endpunkte war insgesamt niedrig oder sehr niedrig. Nur 3 Studien – alle zu Ohrstöpseln oder Schlafmasken oder beidem – lieferten Daten, die für 2 separate Metaanalysen geeignet waren. Diese Metaanalysen (jeweils 2 Studien) zeigten eine geringere Inzidenz von Delir während des ICU-Aufenthalts und einen positiven Effekt von Ohrstöpseln oder Schlafmasken oder beidem auf die gesamte Schlafdauer; die Qualität der Evidenz für beide Ergebnisse war niedrig. Es gab zudem einige Evidenz niedriger Qualität, dass Musik (350 Teilnehmende; 4 Studien) die subjektive Schlafqualität und -quantität verbessern könnte, allerdings konnten die Daten nicht zusammengefasst werden.

> Es gibt nur Evidenz niedriger Qualität, dass Musik die subjektive Schlafqualität und -quantität bei Erwachsenen auf der Intensivstation verbessern kann.

Angesichts des Potenzials von Musikinterventionen als nicht-pharmakologische Maßnahme überprüften Kakar et al. (2021) die aktuelle Literatur zum Einfluss von aufgenommenen Musikinterventionen auf Schlafqualität und -quantität bei erwachsenen Intensiv- und chirurgischen Patienten. Fünf Studien (259 Patienten) wurden in die qualitative (Bias-Risiko) und quantitative Analyse (Metaanalyse) eingeschlossen. Die gepoolten Daten zeigten einen signifikanten Effekt von aufgenommener Musik auf die subjektive Schlafqualität in der Intensiv- und chirurgischen Population (SMD = 1,21 [95 %-KI 0,50–1,91], p < 0,01; Ausschluss einer nicht-englischsprachigen Studie: SMD = 0,87 [95 %-KI 0,45–1,29], p < 0,01). Die SMD von 1,21 entsprach einer 27,1%igen (95 %-KI 11,2–42,8) Verbesserung der subjektiven Schlafqualität anhand validierter Fragebögen. In einer Studie wurde ein signifikanter Anstieg der subjektiven Schlafmenge um 36 min festgestellt. Objektive Schlafmessungen, die in einer Studie mittels Polysomnografie erhoben wurden, zeigten eine signifikante Zunahme tieferer Schlafstadien in der Musikgruppe. Diese systematische Übersichtsarbeit und Metaanalyse von RCTs belegte, dass Interventionen mit aufgenommener Musik die Schlafqualität bei kritisch kranken Patienten, Patienten nach akutem Koronarsyndrom (ACS = acute coronary syndrome) oder perkutaner transluminaler Koronarangioplastie (PTCA) sowie nach Herzoperationen aufgrund koronarer Herzkrankheit (KHK) signifikant verbessern. Musik ist leicht anwendbar, risikofrei und frei von Nebenwirkungen und sollte daher als geeignete nicht-medikamentöse Alternative zur Verbesserung der Schlafqualität in diesen Patientengruppen in Betracht gezogen werden. Die bisher durchgeführten klinischen Studien sind allerdings klein und von niedriger Qualität.

## Studien

### Musikinterventionen bei beatmeten Patienten

Chlan et al. (2013) führten eine randomisierte klinische Studie durch, um zu überprüfen, ob patientengesteuertes, selbst initiiertes Musikhören im Vergleich zu 2 Kontrollbedingungen die Angst und die Sedierung während der Beatmung bei kritisch kranken Patienten reduzieren kann. Das Kollektiv umfasste 373 Intensivstationspatienten. Die Patienten wurden zwischen September 2006 und März 2011 in 12 Intensivstationen von 5 Krankenhäusern im Raum Minneapolis–St. Paul aufgenommen. Eine computergenerierte Zufallszahlenliste teilte die Patienten in einem der 5 teilnehmenden Krankenhäuser jeweils einer von 3 Gruppen zu: (1) patientengesteuerte Musikintervention (PDM = patient-directed music), (2) aktive Kontrollgruppe mit nur geräuschdämpfenden Kopfhörern (NCH = noise-canceling headphones) oder (3) übliche Intensivpflege. Voraussetzung zur Aufnahme in die Studie waren: Patienten erhielten Beatmungsunterstützung wegen eines akuten Atemversagens, waren wach, nahmen an ihren täglichen Pflegeroutinen teil, waren kognitiv in der Lage, am Einwilligungsprozess teilzunehmen, verfügten über ausreichendes/korrektes Seh- und Hörvermögen. Patienten wurden nicht in die Studie eingeschlossen, wenn sie eine aggressive Beatmungsunterstützung erhielten, Vasopressoren benötigten, nicht ansprechbar oder delirant waren. Ein Starterset von 6 Compact Discs (CDs) wurde von der Studienpflegekraft gemeinsam mit dem Patienten durchgesehen, um sofortiges Hören nach der Randomisierung zur PDM-Gruppe zu ermöglichen. Das Starterset enthielt entspannende Musik auf Klavier, Harfe, Gitarre und einer Flöte der nordamerikanischen Ureinwohner. Die Studienpflegekraft erklärte dem Patienten die Bedienung des CD-Players und der Kopfhörer. Ein Standard-CD/MP3-Player mit bequemen, geräuschdämpfenden Kopfhörern wurde in Reichweite aufbewahrt, sodass der Patient das Musikhören selbstständig beginnen konnte. Innerhalb von 24 h nach der Randomisierung führte der Musiktherapeut bei jedem PDM-Patienten eine Musikpräferenzerhebung durch, mithilfe eines speziell für kritisch kranke Patienten entwickelten Instruments im einfachen Ja/Nein-Format. Die Patienten wurden mündlich und durch Aushänge dazu aufgefordert, Musik mindestens 2-mal täglich zu nutzen – insbesondere in Situationen von Angst oder zur Entspannung, und ermutigt, das Musikhören so oft wie gewünscht selbst zu initiieren. Patienten in der PDM-Gruppe hörten im Durchschnitt (SD = standard deviation) 79,8 (126) min Musik, 12 [0–796] min/Tag). Patienten in der NCH-Gruppe trugen die geräuschdämpfenden Kopfhörer im Durchschnitt (SD) 34,0 (89,6) min/Tag (Median [Spanne] 0 [0–916] min). Die Mixed-Model-Analyse zeigte, dass Patienten in der PDM-Gruppe zu jedem Zeitpunkt einen um 19,5 Punkte niedrigeren Angstwert (95 %-KI: −32,2 bis −6,8) hatten als Patienten in der Standardversorgungsgruppe (P = 0,003). Am 5. Studientag war die Angst bei PDM-Patienten um 36,5 % reduziert. Die Interaktion „Behandlung × Zeit“ zeigte, dass PDM beide Messgrößen der Sedativa-Exposition signifikant verringerte. Im Vergleich zur Standardversorgung wies die PDM-Gruppe eine reduzierte Sedierungsintensität von −0,18 Punkten/Tag (95 %-KI: −0,36 bis −0,004; P = 0,05) sowie eine reduzierte Sedierungshäufigkeit von −0,21 Punkten/Tag (95 %-KI: −0,37 bis −0,05; P = 0,01) auf. Gegenüber der NCH-Gruppe war die Sedierungshäufigkeit in der PDM-Gruppe um −0,18 Punkte/Tag reduziert (95 %-KI: −0,36 bis −0,004; P = 0,04). Am 5. Studientag hatten die PDM-Patienten 2 Sedativagaben weniger (Reduktion um 38 %) und eine Abnahme der Sedierungsintensität um 36 %. Die Schlussfolgerung war: Bei Intensivpatienten mit akuter Beatmungsunterstützung aufgrund eines Atemversagens führte PDM zu einer stärkeren Angstreduktion im Vergleich zur Standardversorgung, jedoch nicht im Vergleich zur NCH-Gruppe. Gleichzeitig bewirkte PDM eine deutlich stärkere Verringerung der Sedierungshäufigkeit im Vergleich zur Standardversorgung oder zur NCH-Gruppe sowie eine stärkere Verringerung der Sedierungsintensität im Vergleich zur Standardversorgung, jedoch nicht im Vergleich zur NCH-Gruppe.

> Musik ist eine Intervention, die Angst sowie die Gabe von Sedativa bei mechanisch beatmeten Patienten reduziert. Da Musik eine kostengünstige, nichtpharmakologische Ergänzung darstellt, die von kritisch kranken Patienten selbst initiiert werden kann, sollten Kliniker Musiktherapieprogramme auf ihren Intensivstationen einführen.

Lee et al. (2017) untersuchten anhand von Cortisolspiegeln, subjektiven Fragebögen und physiologischen Parametern die angstmindernde Wirkung von Musikinterventionen bei einer Stichprobe von Intensivpatienten, die künstlich beatmet wurden. Patienten, die seit ≥ 24 h auf der Intensivstation lagen, wurden nach dem Zufallsprinzip der Musikinterventionsgruppe (n = 41) oder der Kontrollgruppe (n = 44) zugewiesen. Die Patienten der Musikgruppe hörten von 16:00 bis 16:30 Uhr individuell ausgewählte Musik; die Patienten der Kontrollgruppe trugen Kopfhörer, hörten aber während dieser 30 min keine Musik. Die Angst wurde anhand der Serum-Cortisolspiegel, der C-STAI, der VAS-A, der Herzfrequenz und des Blutdrucks gemessen. Die Kovarianzanalyse ergab für die Musikgruppe bei allen Nachuntersuchungsmessungen (p < 0,02) und Vorher-Nachher-Unterschieden (p < 0,03) mit Ausnahme des diastolischen Blutdrucks signifikant bessere Werte als für die Kontrolle. Nach dieser Studie ist eine 30-minütige Musikintervention in der Lage, Stress und Angstzustände bei Intensivpatienten zu reduzieren. Die Dauer der Wirkung ist jedoch unklar.

Devroey et al. (2025) verglichen die Wirksamkeit von Hypnose oder Musikinterventionen zur Linderung belastender Symptome bei kritisch kranken Patienten während einer verlängerten oder schwierigen Entwöhnung von der mechanischen Beatmung in einer prospektiven Monozenterstudie. Einschlusskriterien waren Zeiträume während der druckunterstützten Beatmung, Spontanatmungsversuche bei Tracheostoma oder die Zeit unmittelbar nach der Entwöhnung. In der Musikgruppe (n = 14) wählten die Teilnehmer beruhigende Musik aus einer bereitgestellten Liste für eine 30-minütige Sitzung aus. Die Hypnose (n = 15) wurde anhand eines wortgetreuen Textes durchgeführt, sodass die Intervention für alle Patienten standardisiert war. Die Intervention begann mit einer kurzen Einleitung in einen hypnotischen Zustand (Fokus auf die Atmung, Körperscan und Entspannung). Danach forderte der Physiotherapeut die Patienten auf, sich vorzustellen, sie befänden sich an einem sicheren Ort, an dem sie sich geschützt und ruhig fühlen, um Komfort und Hilfe für die Entwöhnung zu induzieren. Die hypnotisierte Person konnte ihre eigenen Vorstellungen frei wählen, der Physiotherapeut gab lediglich Suggestionen. Anschließend beendete der Physiotherapeut den hypnotischen Zustand (langsame Rückkehr in den normalen Wachzustand). Insgesamt dauerte die Intervention etwa 30 min. Das Komfortniveau stieg von 4 (2–6) auf 8 (7–9; $p < 0,01$) bzw. von 5 (4–6) auf 7 (5–8; $p < 0,01$) für die Hypnose- bzw. Musikgruppe an (beide $p < 0,01$). Das Angstniveau sank von 5 (5–7) auf 3 (2–5; $p < 0,01$) bzw. von 6 (5–8) auf 4 (3–6; $p < 0,01$) für die Hypnose- bzw. Musikgruppe (beide $p < 0,01$). Zwischen den Studiengruppen wurden keine Unterschiede festgestellt. Die Atemfrequenz sank nach Hypnose von 28 (25–37) auf 24 (23–35; $p < 0,01$), blieb jedoch bei der Musikintervention unverändert. Die Herzfrequenz zeigte nach beiden Interventionen einen signifikanten Abfall gegenüber den Ausgangswerten, kehrte jedoch anschließend wieder auf das Ausgangsniveau zurück. Der mittlere arterielle Druck stieg nach Hypnose von 94 (86–110) auf 99 (80–108) mmHg ($p = 0,01$), während er nach Musikintervention von 87 (75–101) auf 82 (74–88) mmHg sank ($p = 0,01$). Die Cortisolkonzentrationen sanken nach Musikintervention signifikant von 249 (175–291) auf 207 (145–242) µg/l ($p = 0,02$), während sie nach Hypnose unverändert blieben (beide $p = 0,04$).

In dieser Pilotstudie zeigte eine einzelne Hypnose- oder Musikinterventionssitzung eine effektive Reduktion von Angst und eine Steigerung des Wohlbefindens bei kritisch kranken Patienten, die sich einer verlängerten oder schwierigen Entwöhnung von der mechanischen Beatmung unterzogen.

**Live-Musikinterventionen/weitere Indikationen**

In der Intensivpflege und -behandlung hat ein Paradigmenwandel stattgefunden, was zu einer zunehmenden Anzahl von Patienten führt, die während der mechanischen Beatmung bei Bewusstsein sind. Daher berichten Patienten von Erfahrungen wie Isolation von der Außenwelt, veränderte Zeitwahrnehmung, Schmerzen, Stress und Gefühlen der Sinnlosigkeit in der ungewohnten Umgebung der Intensivstation (ICU). Die zunehmende Anzahl leicht oder gar nicht sedierter kritisch kranker Patienten bedeutet, dass mehr Patienten die laute und stressige Umgebung erleben. In einer dänischen Studie (Dreyer et al. 2024) wurde Live-Musik als Intervention getestet, die den ICU-Patienten eine Erfahrung aus der Welt jenseits der Intensivstation ermöglichen sollte. Ziel war die Untersuchung der Erfahrungen nicht-sedierter Patienten mit patientenangepassten Live-Musikinterventionen auf der Intensivstation. Die Daten wurden von September 2019 bis Februar 2020 an 2 Intensivstationen erhoben, wobei 18 Live-Musikinterventionen von Musikstudenten der Royal Academy of Music, Aarhus, Dänemark, durchgeführt wurden. Die Live-Musikinterventionen wurden beobachtet, gefolgt von Patienteninterviews. Alle Daten wurden unter Verwendung von Ricoeurs Interpretationstheorie analysiert. Die Consolidated Criteria for Reporting Qualitative Research (COREQ) Checklist wurde verwendet. Folgende 5 Themen wurden in den Interviews identifiziert:

- Eine Pause vom Alltag: Die Patienten empfanden die Musik als eine Auszeit vom Leben auf der Intensivstation, als eine Auszeit von all den schrecklichen und unangenehmen Dingen, die auf der Intensivstation passierten.
- Ein Raum mit schönen Klängen und Emotionen: Dass die Musik eine „Live"-Aufführung war, bei der echte Menschen für die Patienten auftraten, wurde als unglaublich beschrieben. Schnell erfüllte gute Laune den Raum, und die Patienten gaben sich mit ihrem ganzen Körper der Musik hin und versuchten, dem Rhythmus der Musik zu folgen.
- Zu müde, um teilzunehmen: Die Patienten empfanden die Musik als sehr schön, im Gegensatz zur hektischen und lauten Umgebung auf der Intensivstation. Die Patienten konnten während der Musiksitzung auch müde und erschöpft werden und hatten nicht die Kraft, mehr als 1 oder 2 Musikstücke anzuhören.
- Die Kenntnis der Musik verleiht ihr Bedeutung: Oft bestand das Repertoire aus Stücken, die die Patienten kannten und mit denen sie etwas verbinden konnten. Es konnte sich um ein Stück handeln, das der Patient mochte oder zuvor gehört hatte und das ihn daher an ein früheres Ereignis erinnerte. Die Patienten genossen die Musik, insbesondere weil sie angenehme Erinnerungen weckte.
- Ein ruhiger und schöner Moment: Dass die Musik live gespielt und von 1 oder 2 Musikern am Krankenbett aufgeführt wurde – ein Soloerlebnis für den Patienten und seine Angehörigen – war für die Patienten von großer Bedeutung, da es eine Intimität und Nähe schuf, die das Erlebnis zu etwas Besonderem machte.

Die Schlussfolgerung war, dass patientenspezifische Live-Musik für wache und beatmete Patienten auf der Intensivstation sowohl machbar als auch akzeptabel ist und als eine Pause vom Alltag auf der Intensivstation wahrgenommen wird.

> Patientenspezifische Live-Musik für wache Patienten auf der Intensivstation fördert die Gesundheit und das Wohlbefinden durch die Einführung einer humanisierenden Ressource in die Intensivpflege, die Patienten und Pflegekräften zugutekommt. Der Aufwand dieser Studie lässt aber eine Übertragung in den Routine-Alltag kaum zu.

Die dänische Arbeitsgruppe hat nach dieser Untersuchung eine Pilotstudie zu Live-Musik auf der Intensivstation veröffentlicht (Thorn et al. 2025). Die Studie hatte das Ziel, die Erfahrung von erwachsenen Patienten mit Live-Musik auf der Intensivstation zu untersuchen, mit Fokus auf ihre Auswirkungen auf Entspannung, Stress und Schmerz. Insgesamt 27 Intensivpatienten eines Universitätskrankenhauses erhielten in einer Einzelsitzung individuell angepasste Live-Musik von ausgebildeten Musikern. Jede Musikintervention umfasste 3 Teile: (i) eine vorherige Einweisung durch die Pflegekraft über die Situation des Patienten; (ii) auf den Patienten zugeschnittene Live-Musiksitzungen im Patientenzimmer, mit Fernpräsenz der Pflegekraft und des Musikers; und (iii) eine Nachbesprechung durch die Pflegekraft und Supervision durch den Musiker. Die Musiksitzungen wurden als passives Zuhören durchgeführt, ein theoretisches und performatives Trainingsprogramm ermöglichte es den Musikstudenten, die verbalen und nonverbalen Reaktionen des Patienten intuitiv in ihre Auswahl des Repertoires und den musikalischen Ausdruck und die Intensität einzubeziehen. Die Musiker spielten durchschnittlich 13 min lang auf den Patienten zugeschnittene Musik für jeden Patienten. Die Patienten wurden mithilfe eines Beobachtungs- und halbstrukturierten Interviewleitfadens befragt. Diese qualitativen Daten wurden durch quantitative Vorher-nachher-Messungen der Herzfrequenz, Atemfrequenz, des mittleren arteriellen Blutdrucks, des subjektiven Schmerzerlebens und der Herzfrequenzvariabilität ergänzt. Die quantitative Analyse zeigte einen signifikanten Rückgang der Herzfrequenz (−4,33 Schläge/min, $p < 0{,}02$), der Atemfrequenz (−2,93, $p < 0{,}001$) und des Blutdrucks (−3,30, $p < 0{,}05$) sowie eine signifikante Zunahme der Herzfrequenzvariabilität (−0,22, $p < 0{,}01$). Sieben Patienten berichteten nach der Musikintervention über eine Schmerzlinderung, was einer Reduktion um 24 % entsprach. Die Folgerung war, dass auf den Patienten zugeschnittene Live-Musik, die von ausgebildeten Gesundheitsmusikern unter der Aufsicht von Pflegepersonal und einem erfahrenen Gesundheitsmusiker gespielt wird, dazu beiträgt, bedeutungsvolle Momente zu schaffen, die Entspannung fördert und möglicherweise Stress und Schmerzen bei erwachsenen Intensivpatienten reduziert. Die Patienten beschrieben die Live-Musik als ein menschliches Element im Kontext des Intensivzimmers, das eine mentale Auszeit von der Krankenhausumgebung und eine Atempause von chaotischen Gedanken bietet.

Golino et al. (2023) berichteten über eine randomisierte Studie, in der 118 erwachsenen ICU-Patienten, die maschinell beatmet wurden, zufällig einer Live-Musiktherapie oder der Standardversorgung zugeteilt wurden. Die Wirkung der Live-Musiktherapie auf physiologische Parameter sowie das Schmerz- und Agitationsniveau wurde überprüft. Die Musiktherapiegruppe erhielt 30 min Live-Musik, die auf die Bedürfnisse jedes einzelnen Patienten abgestimmt war. Die Richmond Agitation-Sedation Scale (RASS) und das Critical Care Pain Observation Tool wurden von den Pflegekräften der Intensivstation unmittelbar vor und nach jeder Sitzung ausgefüllt, und die Herzfrequenz, Atemfrequenz und Sauerstoffsättigung der Patienten wurden gemessen. Patienten der Live-Musiktherapiegruppe wiesen signifikant unterschiedliche Werte auf der RASS) ($P < 0{,}001$) und dem Critical Care Pain Observation Tool (Odds Ratio, 6,02; $P = 0{,}002$) im Vergleich zur Standardversorgungsgruppe auf. Signifikante Unterschiede zwischen den Gruppen wurden auch bei der Herzfrequenz festgestellt ($P < 0{,}001$). Bei den Sauerstoffwerten wurden keine signifikanten Unterschiede gefunden.

In dieser Studie reduzierte Live-Musiktherapie signifikant die Agitation und die Herzfrequenz bei erwachsenen Patienten, die auf der Intensivstation mechanisch beatmet wurden.

Kakar et al. (2023) führten zwischen August 2020 und Dezember 2021 eine multizentrische randomisierte klinische Studie auf Intensivstationen eines akademischen medizinischen Zentrums und zweier regionaler Krankenhäuser in den Niederlanden durch. Erwachsene beatmete und nicht-beatmete kritisch kranke Patienten ($n = 94$) waren teilnahmeberechtigt, wenn sie hämodynamisch stabil und kommunikationsfähig waren (RASS von mindestens –2). Patienten in der Interventionsgruppe erhielten 3 Tage lang 2-mal täglich mindestens 30 min lang Musik. Die Patienten in der Kontrollgruppe erhielten die Standardversorgung. Der primäre Endpunkt war der Angstgrad, der 2-mal täglich (morgens und abends) mit der VAS-A (Bereich 0 bis 10) bewertet wurde. Sekundäre Endpunkte waren: 6-Punkte-Fragebogen zur Erfassung von Angstzuständen (STAI-6 = 6 Items State-Trait Anxiety Inventory), Schlafqualität, Delirium, Herzfrequenz, mittlerer arterieller Druck, Schmerzen, RASS, Medikation, Aufenthaltsdauer auf der Intensivstation, Gedächtnis der Patienten und Erfahrungen mit dem Aufenthalt auf der Intensivstation. Musik führte zu keiner signifikanten Verringerung der Angst, mit VAS-A-Werten in der Interventionsgruppe von 2,5 (IQR 1,0–4,5), 1,8 (0,0–3,6) und 2,5 (0,0–3,6) am Tag 1, 2 und 3 gegenüber 3,0 (0,6–4,0) 1,5 (0,0–4,0) und 2,0 (0,0–4,0) in der Kontrollgruppe ($p > 0{,}92$). In dieser multizentrischen klinischen Studie führte eine Musikintervention nicht zu einer Verringerung des Angstniveaus bei erwachsenen Intensivpatienten. Der Opioidbedarf war geringer, die Schlafqualität aber schlechter am 1. Tag der Musikintervention. Es gab keine Auswirkungen auf andere (sekundäre) Endpunkte, insbesondere keine Auswirkungen auf den Einsatz von Medikamenten zur Angstminderung (Benzodiazepinen) oder damit verbundene Endpunkte wie Delirium. Die Studie zeigte, dass die Wirksamkeit von Musik kontext- und interventionsabhängig ist, da frühere Erkenntnisse eine Verringerung der Angst belegten.

In dieser multizentrischen randomisierten klinischen Studie führte eine Musikintervention nicht zu einer Verringerung des Angstniveaus bei erwachsenen Intensivpatienten.

Brandverletzte Patienten erleben auf der Intensivstation häufig Schmerzen und psychische Belastungen. Ettenberger et al. (2025) untersuchten die Auswirkungen von Live-Musik-unterstützter Entspannung (MAR = Music-Assisted Relaxation) auf Hintergrundschmerzen, psychische Gesundheit, Vitalzeichen und Medikamentengabe bei erwachsenen Brandverletzten auf der Intensivstation. Es handelte sich um eine RCT mit 2 parallelen Gruppen: Standardversorgung plus bis zu 6 MAR-Interventionen über 2 Wochen vs. Standardversorgung allein. Teilgenommen haben 82 erwachsene Brandverletzte auf der Intensivstation. Der primäre Endpunkt war die wahrgenommene Hintergrundschmerzintensität. Sekundäre Endpunkte waren Angst- und Depressionslevel, Vitalzeichen und Schmerzmedikamentengabe. Darüber hinaus nahmen 9 Patienten während der MAR an Aufzeichnungen mittels Elektroenzephalografie (EEG), Elektrokardiografie (EKG) und Elektromyografie (EMG) teil. Die MAR bestand aus dem Hören von synchronisierter Live-Musik, die von einem zertifizierten Musiktherapeuten gespielt wurde, zusammen mit verbaler Entspannung und Imagination. Die Autoren nannten dies „Entrainment" („Mitnahme"). Entrainment bezieht sich auf die bewusste Synchronisation und Modifikation von musikalischen Elementen in Bezug auf die biologischen Rhythmen der Patienten. Zunächst wurden vor dem Betreten des Raums die Musikinstrumente gemäß dem institutionellen Protokoll gereinigt und desinfiziert. Anschließend begrüßte der Musiktherapeut den Patienten (und gegebenenfalls die Pflegekraft) und erklärte die Art der Intervention. Die aktuelle Stimmung, Herausforderungen oder andere Aspekte, die während der Sitzung zu berücksichtigen waren, wurden erörtert. Zu Beginn der MAR wurde der Patient gebeten, sich seiner Atmung und seiner Körperempfindungen bewusst zu werden, entweder mit geschlossenen Augen oder indem er sich auf einen festen Punkt im Raum konzentrierte. Anschließend wurde ein Bild eingeführt (z. B. ein persönlicher „sicherer Ort", ein Strand, ein Berggipfel), auf das sich der Patient während der Erfahrung konzentrieren sollte. Anschließend wählte der Musiktherapeut improvisierte Live-Musik aus und spielte sie – abgestimmt auf das Atemmuster jedes Patienten – mit dem Ziel, ihnen den Übergang in einen entspannteren Zustand zu erleichtern. Die Musik war im Allgemeinen langsam bis moderat und hatte vorhersehbare harmonische Bewegungen. Die Teilnehmer der Interventionsgruppe erhielten durchschnittlich 4,9 Musiktherapiesitzungen mit einer Gesamtdauer von 44,8 min. Die Musik dauerte durchschnittlich 23,1 min pro Sitzung. Die Ergebnisse zeigten, dass die Hintergrundschmerzen in der Interventionsgruppe nach den MAR-Sitzungen 1 und 2 signifikant niedriger waren als in der Kontrollgruppe, mit einem großen Effekt bei Patienten mit starken Schmerzen. Unterschiede bei Vitalzeichen oder Schmerzmedikamentengabe wurden nicht gefunden. Die Analyse der elektrophysiologischen Signale während MAR demonstrierte signifikante Veränderungen in den Delta-, Theta-, Beta- und Alpha-Frequenzbändern des EEG, eine signifikante Abnahme des Niedrig-/Hochfrequenz-Verhältnisses im Tachogramm sowie eine signifikante Abnahme der mittleren Frequenz der Gesichtsmuskulatur (EMG). Die Ergebnisse deuten darauf hin, dass Musiktherapie wirksam sein könnte, um Hintergrundschmerzen in den frühen Stadien des Krankenhausaufenthalts zu reduzieren, insbesondere bei Patienten mit starken Schmerzen. Weitere multizentrische Studien mit größerer Stichprobengröße sind erforderlich, um diese Ergebnisse zu bestätigen.

Live-Musik-assistierte Entspannung, die von einem zertifizierten Musiktherapeuten durchgeführt wird, hilft zur Linderung von Hintergrundschmerzen bei erwachsenen Verbrennungspatienten auf der Intensivstation in der frühen Phase des Krankenhausaufenthalts.

**Studien – Delir auf der Intensivstation**

Khan et al. (2020) berichteten über eine Pilotstudie, in der die Durchführbarkeit und Akzeptanz von personalisierter Musik (PM = personalized music), langsamer Musik (STM = slow-tempo music) und Aufmerksamkeitskontrolle (AC = attention control) bei Patienten erfasst werden sollten, die auf einer Intensivstation mechanisch beatmet wurden. Die Wirkung von Musik auf ein Delir sollte abgeschätzt werden. Es handelte sich um eine dreiarmige, einfach verblindete RCT. Erwachsene Patienten (≥ 18 Jahre), die auf der Intensivstation aufgenommen wurden und seit mindestens 24 h, aber nicht länger als 48 h, mechanisch beatmet wurden, wurden randomisiert den Gruppen zugeteilt, die entweder PM (n = 17), STM (n = 17) oder AC mit Hörbuch (n = 18) erhielten. Alle Patienten erhielten 2 Sitzungen von je 1 h/Tag (zwischen 9:00 und 11:00 Uhr vormittags sowie zwischen 14:00 und 16:00 Uhr nachmittags) für bis zu 7 Tage. Die Musik oder das Hörbuch wurden über geräuschunterdrückende Kopfhörer wiedergegeben. Die Sitzungen wurden fortgesetzt, bis der Patient von der Intensivstation verlegt, entlassen oder verstorben war. Die Therapietreue war in den Gruppen, die Musik hörten, höher (80 % in den PM- und STM-Gruppen) gegenüber 30 % in der AC-Gruppe; P = 0,01), 80 % der befragten Patienten bewerteten die Musik als angenehm. Patienten der STM-Gruppe hatten bis Tag 7 im Median mehr delir-/komafreie Tage als Patienten in den PM- und AC-Gruppen, jedoch war der Unterschied nicht statistisch signifikant. Ebenso war die mediane Delirschwere während des Interventionszeitraums in der STM-Gruppe niedriger als in den beiden anderen Gruppen, jedoch wiederum ohne statistische Signifikanz. Die medianen Werte der RASS waren in der STM-Gruppe geringfügig (aber nicht signifikant) höher als in den PM- und AC-Gruppen. Die Ergebnisse deuten darauf hin, dass die Umsetzung einer STM-Intervention logistisch einfacher sein könnte als die einer PM-Intervention – ohne Einbußen bei der Akzeptanz. Unklar ist, ob die potenziellen Vorteile der Musik 2-mal tägliche Sitzungen erfordern oder ob auch kontinuierliche Musik über 120 min ausreichen würden. Die Veränderungen von Angst- und Schmerzwerten bis Tag 7 unterschieden sich nicht signifikant zwischen den 3 Gruppen. Patienten in der STM-Gruppe erhielten bis Tag 7 niedrigere mittlere Tagesdosen von Haloperidol, Opioiden, Propofol und Quetiapin als Patienten in den PM- und AC-Gruppen, jedoch waren die Unterschiede nicht statistisch signifikant. Die Folgerung war, dass die Bereitstellung von Musik für Patienten auf der Intensivstation akzeptabel und durchführbar ist. Weitere Untersuchungen zur Anwendung dieser Maßnahme zur Verringerung von Delir sind gerechtfertigt.

Eine neue randomisierte Multizenterstudie zur Musikintervention, publiziert in dem renommierten Journal of the American Medical Association (JAMA), kam zu einem nüchterneren Ergebnis (Khan et al. 2025). Die Autoren untersuchten, ob eine Musikintervention mit langsamem Tempo (60–80 Schläge/min) die Dauer oder Schwere eines Delirs, Schmerzen oder Angstzustände bei älteren Erwachsenen unter mechanischer Beatmung verringert. Die Teilnehmenden wurden aus den Intensivstationen zweier mit der Indiana University School of Medicine verbundener Krankenhäuser sowie der Mayo Clinic in Rochester (Minnesota) rekrutiert. Eine Musikintervention mit klassischen und zeitgenössischen Musikstücken, die 2-mal täglich über geräuschunterdrückende Kopfhörer und Tablets für bis zu 7 Tage dargeboten wurde, wurde mit einer aktiven Kontrollbedingung verglichen, in der die Teilnehmenden unter identischen Bedingungen einer Stille-Aufnahme lauschten. Insgesamt wurden 158 Patienten randomisiert (mittleres [SD] Alter 68 [9,2] Jahre; 72 [45,5 %] weiblich, 86 [54,4 %] männlich). In der Intention-to-Treat-Analyse zeigten sich keine Unterschiede in der Zahl der delir-/komafreien Tage zwischen der Musikgruppe und der Kontrollgruppe (Median [IQR] Tage: 2,5 [0–5] vs. 3 [0–5]; P = 0,66; IQR = Interquartilsbereich). Ebenso zeigten sich keine statistisch signifikanten Unterschiede in den durchschnittlichen CAM-ICU-7-Werten (CAM = Confusion Assessment Method), Schmerz- oder Angstwerten über den 7-tägigen Interventionszeitraum. Am Ende der 7 Tage lagen die mittleren (SD) Werte für CAM-ICU-7-Scores bei Musik bei 2,72 (2,80) vs. Kontrolle 2,56 (2,72), das Critical Care Pain Observation Tool (0,20 [0,55] vs. 0,61 [1,29]) und die VAS-A (43,6 [24,7] vs. 28,8 [38,4]) in beiden Gruppen auf ähnlichem Niveau.

> In dieser randomisierten klinischen Studie mit älteren Erwachsenen unter mechanischer Beatmung zeigte die langsam getaktete Musikintervention bis zu 7 Tage keine statistisch signifikante Verringerung der Delirdauer, der Delirschwere, der Schmerz- oder Angstsymptome.

**Fazit für die Praxis**

- Der Einsatz von musikbasierten Interventionen kann bei kritisch kranken Erwachsenen die Symptomwahrnehmung während der maschinellen Beatmung verbessern.
- Bei wachen ansprechbaren, einwilligungsfähigen Patienten mit Beatmungsunterstützung bei akuter Ateminsuffizienz ist Musik (Musikhören) eine kostengünstige Methode, wenn sie vom Patienten selbst initiiert werden kann, um die Angst und den Sedierungsbedarf zu reduzieren.
- Musik beeinflusst die Schlafqualität kritisch kranker Patienten auf der Intensivstation positiv.
- Es ist fraglich, ob Musikinterventionen auf die Delirinzidenz beatmeter Patienten einen Einfluss nehmen.

- Die Heterogenität der Studien zur Musiktherapie auf der Intensivstation ist erheblich. Insgesamt stützt die derzeitige Evidenz die Musiktherapie nicht ausreichend, um sie als gesichert wirksame eigenständige Intervention zur Angstreduktion bei kritisch kranken Patienten zu propagieren.
- Der Aufwand der hier berichteten Studien zu Live-Musikinterventionen auf der Intensivstation unter Anleitung eines Musiktherapeuten lässt sich im Routinebetrieb eines Krankenhauses nur bedingt umsetzen.

## Literatur

Bradt J, Dileo C. Music interventions for mechanically ventilated patients. Cochrane Database Syst Rev. 2014;2014(12):CD006902. https://doi.org/10.1002/14651858.CD006902.pub3.

Chlan LL, Weinert CR, Heiderscheit A, Tracy MF, Skaar DJ, Guttormson JL, Savik K. Effects of patient-directed music intervention on anxiety and sedative exposure in critically ill patients receiving mechanical ventilatory support: a randomized clinical trial. JAMA. 2013;309:2335–44. https://doi.org/10.1001/jama.2013.5670.

Dai RS, Wang TH, Chien SY, Tzeng YL. Dose-response analysis of music intervention for improving delirium in intensive care unit patients: a systematic review and meta-analysis. Nurs Crit Care. 2025;30:e13230. https://doi.org/10.1111/nicc.13230.

Devroey M, Orbegozo Cortes D, Gaspard N, Foucart J, Preiser JC, Taccone FS. The effects of hypnosis and music intervention on comfort and anxiety during weaning from mechanical ventilation: a pilot study. J Crit Care. 2025;87:155044. https://doi.org/10.1016/j.jcrc.2025.155044.

Dreyer P, Thorn L, Lund TH, Bro ML. Live music in the intensive care unit – a beautiful experience. Int J Qual Stud Health Well-being. 2024;19:2322755. https://doi.org/10.1080/17482631.2024.2322755.

Ettenberger M, Maya R, Salgado-Vasco A, Cordoba-Silva JG, Amarillo M, Betancourt-Zapata W, Marín-Sánchez J, Gómez-Ortega V, Valderrama M. The effect of music therapy on background pain, anxiety, depression, vital signs, and medication usage in adult burn patients in the intensive care unit: a randomized controlled trial. Burns. 2025;51:107587. https://doi.org/10.1016/j.burns.2025.107587.40602276.

Garcia Guerra G, Almeida L, Zorzela L, King-Jones S, Joffe AR, Hartling L, Jou H, Vohra S, Canadian Critical Care Trials Group. Efficacy of music on sedation, analgesia and delirium in critically ill patients. A systematic review of randomized controlled trials. J Crit Care. 2019;53:75–80. https://doi.org/10.1016/j.jcrc.2019.06.006.

Golino AJ, Leone R, Gollenberg A, Gillam A, Toone K, Samahon Y, Davis TM, Stanger D, Friesen MA, Meadows A. Receptive music therapy for patients receiving mechanical ventilation in the intensive care unit. Am J Crit Care. 2023;32:109–15. https://doi.org/10.4037/ajcc2023499.

Hu RF, Jiang XY, Chen J, Zeng Z, Chen XY, Li Y, Huining X, Evans DJ. Non-pharmacological interventions for sleep promotion in the intensive care unit. Cochrane Database Syst Rev. 2015;2015(10):CD008808. https://doi.org/10.1002/14651858.CD008808.pub2.

Kakar E, Venema E, Jeekel J, Klimek M, van der Jagt M. Music intervention for sleep quality in critically ill and surgical patients: a meta-analysis. BMJ Open. 2021;11:e042510. https://doi.org/10.1136/bmjopen-2020-042510.

Kakar E, Ottens T, Stads S, Wesselius S, Gommers DAMPJ, Jeekel J, van der Jagt M. Effect of a music intervention on anxiety in adult critically ill patients: a multicenter randomized clinical trial. J Intensive Care. 2023;11:36. https://doi.org/10.1186/s40560-023-00684-1.

Khan BA, Khan SH, Perkins AJ, Heiderscheit A, Unverzagt FW, Wang S, Downs JH 3rd, Gao S, Chlan LL. Slow-tempo music and delirium/coma-free days among older adults undergoing mechanical ventilation: a randomized clinical trial. JAMA Intern Med. 2025; e255263. https://doi.org/10.1001/jamainternmed.2025.5263.

Khan SH, Xu C, Purpura R, Durrani S, Lindroth H, Wang S, Gao S, Heiderscheit A, Chlan L, Boustani M, Khan BA. Decreasing delirium through music: a randomized pilot trial. Am J Crit Care. 2020;29:e31–8. https://doi.org/10.4037/ajcc2020175.

Lee CH, Lee CY, Hsu MY, Lai CL, Sung YH, Lin CY, Lin LY. Effects of music intervention on state anxiety and physiological indices in patients undergoing mechanical ventilation in the intensive care unit. Biol Res Nurs. 2017;19:137–44. https://doi.org/10.1177/1099800416669601.

Menza R, Bongiovanni T, Leutwyler H, Tang J, Johnson JK, Howie-Esquivel J. Music-based interventions for symptom management in critically ill, mechanically ventilated adults: a scoping review of the literature. J Integr Complement Med. 2024;30:1047–71. https://doi.org/10.1089/jicm.2023.0483.

Papathanassoglou E, Pant U, Meghani S, Saleem Punjani N, Wang Y, Brulotte T, Vyas K, Dennett L, Johnston L, Kutsogiannis DJ, Plamondon S, Frishkopf M. A systematic review of the comparative effects of sound and music interventions for intensive care unit patients‘ outcomes. Aust Crit Care. 2025;38:101148. https://doi.org/10.1016/j.aucc.2024.101148.

Richard-Lalonde M, Gélinas C, Boitor M, Gosselin E, Feeley N, Cossette S, Chlan LL. The effect of music on pain in the adult intensive care unit: a systematic review of randomized controlled trials. J Pain Symptom Manage. 2020;59:1304–1319.e6. https://doi.org/10.1016/j.jpainsymman.2019.12.359.

Saqib M, Batool A, Iftikhar QUA, Akbar MA, Qadri FH, Maryam KUE, Naqvi SAZ, Haq ANU, Hasan F. Effect of music intervention on anxiety in critically ill patients, a meta-analysis of randomized controlled trials. J Crit Care. 2025;89:155133. https://doi.org/10.1016/j.jcrc.2025.155133.

Thorn L, Bro ML, Lund TH, Dreyer P. Live music in the intensive care unit-A mixed-methods pilot study exploring the experience and impact of live music played for the adult intensive care patient. Aust Crit Care. 2025;38:101092. https://doi.org/10.1016/j.aucc.2024.07.077.

Umbrello M, Sorrenti T, Mistraletti G, Formenti P, Chiumello D, Terzoni S. Music therapy reduces stress and anxiety in critically ill patients: a systematic review of randomized clinical trials. Minerva Anestesiol. 2019;85:886–98. https://doi.org/10.23736/S0375-9393.19.13526-2.

Xiao M, Gong C, Mai M, Huang M, Xiong A, Liu H, Jiang R. Efficacy and safety of music therapy for the treatment of anxiety and delirium in ICU patients: a meta-analysis and systematic review of randomized controlled trials. Minerva Anestesiol. 2024;90:439–51. https://doi.org/10.23736/S0375-9393.24.17900-X.

# Musik in der Onkologie

12

## Inhaltsverzeichnis



## 12.1 Hintergrund

**Prävention**

Die Nord-Trøndelag Health Study (HUNT) ist eine longitudinale norwegische Bevölkerungsgesundheitsstudie, die 4 Querschnittserhebungen umfasst. Die Teilnahme an den Erhebungen war freiwillig. Løkken et al. (2021) verwendet Daten aus der dritten HUNT-Erhebung (HUNT3, 2006–2008), zu deren Teilnahme alle Einwohner des nördlichen Teils des Bezirks Trøndelag (n = 93.860) im Alter von mindestens 20 Jahren eingeladen wurden; 50.807 Personen nahmen teil (Rücklaufquote = 54,1 %). Die Teilnehmer erhielten einen per Post Fragebogen zur Selbstauskunft zusammen mit der Einladung zur Teilnahme und wurden zu einer klinischen Untersuchung eingeladen. Die Fragen bezogen sich auf soziodemografische Merkmale der Teilnehmer, ihr Gesundheitsverhalten und ihre Erkrankungen (sowohl körperlicher als auch psychischer Natur) sowie ihre sozialen Beziehungen. Bei der klinischen Untersuchung wurde ein 2. Fragebogen zu kulturellen Aktivitäten mit einem vorfrankierten Rückumschlag verteilt. Insgesamt schickten 41.198 Teilnehmer (Rücklaufquote = 81 %) den 2. Fragebogen zurück. Die Studie untersuchte den Zusammenhang zwischen der Teilnahme an verschiedenen rezeptiven und kreativen kulturellen Aktivitäten und dem Risiko für kardiovaskuläre bzw. krebsbedingte Sterblichkeit. Zudem wurde untersucht, welchen Einfluss die aktive Teilnahme an solchen Aktivitäten und das Geschlecht auf diesen Zusammenhang haben. 35.902



E. S. Debus, R. T. Grundmann, *Musik in der operativen Medizin, Anästhesie und Onkologie*, https://doi.org/10.1007/978-3-662-73519-0_12

Teilnehmer der HUNT3 konnten in Bezug auf Sterblichkeit durch kardiovaskuläre Erkrankungen und Krebs von 2006–2008 bis 2016 verfolgt werden. Während der 8-jährigen Nachbeobachtung gab es 563 Todesfälle durch kardiovaskuläre Erkrankungen und 752 krebsbedingte Todesfälle innerhalb der Stichprobe (292.416 Personenjahre). Das Risiko einer kardiovaskulären Sterblichkeit war höher bei Personen, die nicht an Vereins- oder Clubtreffen (22 %) und Outdoor-Aktivitäten (23 %) teilnahmen sowie bei Nicht-Besuchern von Kunstausstellungen (28 %).

Menschen, die Musik, Gesang und Theaterspiel ausübten, hatten im Vergleich zu Nicht-Teilnehmern ein um 27 % reduziertes Risiko für krebsbedingte Sterblichkeit. Bei Frauen senkte die Teilnahme an Vereins- oder Clubtreffen das Risiko kardiovaskulärer Sterblichkeit um 36 %. Männer, die Musik, Gesang und Theaterspiel ausübten, hatten ein um 33 % reduziertes Krebssterblichkeitsrisiko. Insgesamt war ein reduziertes Risiko kardiovaskulärer Sterblichkeit mit der wöchentlichen Teilnahme an kreativen Aktivitäten (bis zu weniger als 2-mal pro Woche) verbunden. Für beide Geschlechter senkte die Teilnahme an kreativen Aktivitäten weniger als einmal pro Woche das Risiko kardiovaskulärer Sterblichkeit um 40 bzw. 33 %. Für die Gesamtstichprobe reduzierte die Teilnahme an kombinierten rezeptiven und kreativen Aktivitäten mehr als 2-mal pro Woche die krebsbedingte Sterblichkeit um 29 %.

> Es ergab sich die Folgerung, dass eine häufige Teilnahme an sowohl rezeptiven als auch kreativen kulturellen Aktivitäten – darunter Musik/Gesang – mit einem geringeren Risiko für kardiovaskuläre und krebsbedingte Sterblichkeit verbunden ist.

**HTA-Bericht**

Zu der Frage „Krebs: Kann eine begleitende Musiktherapie zu besseren Behandlungsergebnissen beitragen?" liegt ein HTA-Bericht (HTA = Health Technology Assessment) des Instituts für Qualität und Wirtschaftlichkeit im Gesundheitswesen (IQWiG) vor (IQWiG 2019). Die Informationsbeschaffung identifizierte 10 randomisierte kontrollierte Studien (RCTs) als relevant für die Fragestellung der Nutzenbewertung. Es wurden 2 laufende Studien identifiziert. Des Weiteren wurden 4 abgeschlossene Studien ohne berichtete Ergebnisse identifiziert sowie 6 Studien, für die unklar war, ob sie abgeschlossen sind oder nicht. Die letzte Suche fand am 25.01.2018 statt. Der Bericht kam zu diesen Ergebnissen:

- Musiktherapie ist der gezielte Einsatz von Musik im Rahmen einer therapeutischen Beziehung. Die Patientinnen und Patienten hören Musik oder musizieren selbst und sprechen danach mit der Therapeutin oder dem Therapeuten über das Erlebte und ihre Gefühle.
- Musiktherapie wird in Deutschland im ambulanten Bereich derzeit nur in Ausnahmefällen von der gesetzlichen Krankenkasse bezahlt. Kliniken und Rehabilitationszentren bieten Musiktherapie teilweise im Rahmen des Aufent-

halts an. Der musiktherapeutische Beruf ist in Deutschland derzeit nicht einheitlich geregelt.

- Berücksichtigt wurden für den vorliegenden HTA-Bericht insgesamt 10 Studien, in denen erwachsene Krebspatientinnen und -patienten zufällig (randomisiert) 2 Gruppen zugeteilt waren. Eine Gruppe bekam neben der Standardkrebsbehandlung eine Musiktherapie. Die Patientinnen und Patienten der Vergleichsgruppe bekamen entweder gar keine begleitende Therapie oder ein achtsamkeitsbasiertes Stressabbauprogramm bzw. hörten nur Musik.
- Die Studien waren sehr vielfältig und nur bedingt vergleichbar, da unterschiedliche Formen von Musiktherapie mit verschiedenen Messmethoden untersucht wurden. Die Studien untersuchen zumeist nur eine geringe Zahl an Therapiesitzungen und haben die Ergebnisse meist kurz nach den Sitzungen erhoben. Daher können auch kaum Aussagen über die langfristige Wirkung der Musiktherapie gemacht werden.
- Der HTA-Bericht kommt zum Ergebnis, dass Musiktherapie unmittelbar nach Therapieende Angst, Abgeschlagenheit, Stimmungsschwankungen, Stress und Anspannung verringern und die Lebensqualität verbessern kann. Ob diese Wirkung länger anhält, bleibt wegen der zumeist kurzen Dauer der Studien unklar. Nicht geklärt ist auch, ob Musiktherapie Schmerzen und Depressionen lindern und dabei helfen kann, alltägliche Aktivitäten besser zu bewältigen. Dass Musiktherapie schadet, ist zwar nach heutigem Wissen nicht anzunehmen, aber auch nicht gut untersucht.
- Es wurden keine Studien gefunden, die das Verhältnis zwischen den Kosten und dem Nutzen untersuchten.
- Auch die Frage, ob die Kosten für die zusätzliche Musiktherapie in einem vertretbaren Verhältnis zum Nutzen stehen, konnte in dem HTA-Bericht nicht beantwortet werden. Das liegt daran, dass entsprechende Studien sowie Daten fehlen.

Zu einigen Fragen lassen sich derzeit aufgrund mangelnder Daten keine Aussagen treffen: Weder zum Endpunkt „Krankheitsbewältigung“ noch zum Endpunkt „Aktivitäten des täglichen Lebens“ wurden Studien identifiziert; auch wurde keine Studie gefunden, die Musiktherapie als Gruppenintervention untersucht. Keine ausreichenden Daten gibt es für eine vergleichende Analyse des Nutzens der Musiktherapie in Abhängigkeit von der Krebsentität oder für einen Vergleich von Kuration vs. Palliation. Auch im direkten Vergleich mit alternativen Begleittherapien wurde Musiktherapie in der hier definierten Form nur in 3 von 10 Studien untersucht, im Vergleich mit einer „Scheinbehandlung“ gar nicht.

Im HTA-Bericht wurde gezeigt, dass zur Musiktherapie in der Onkologie für einige psychologische Endpunkte wie Abgeschlagenheit, Stimmungsschwankungen und Stress/Anspannung ein Anhaltspunkt für oder ein Hinweis auf einen kurzzeitigen Nutzen vorliegt. Aufgrund der oftmals sowohl chronisch als auch akut belastenden Krankheits- und Lebenssituation der Betroffenen werteten die externen Sachverständigen die Ergebnisse als relevant.

**Leitlinien**

Die AWMF-S3-Leitlinie (AWMF = Arbeitsgemeinschaft der Wissenschaftlichen Medizinischen Fachgesellschaften e. V.) „Psychoonkologische Diagnostik, Beratung und Behandlung von erwachsenen Krebspatient*innen" (2023) gibt zur Musiktherapie folgende evidenzbasierte Empfehlungen:

- Musiktherapie sollte Krebspatient*innen zur Reduktion von Angst, Depressivität, Stress und zur Verbesserung der gesundheitsbezogenen Lebensqualität angeboten werden. (Empfehlungsgrad B, Evidenzlevel 1a)
- Musiktherapie kann Krebspatient*innen zur Reduktion von Schmerz in Ergänzung zu einer leitliniengerechten Schmerztherapie angeboten werden. (Empfehlungsgrad 0, Evidenzlevel 1a)

Die AWMF-S3-Leitlinie „Palliativmedizin für Patienten mit einer nicht-heilbaren Krebserkrankung" (2020) führt zu Kreativtherapien (z. B. künstlerische Therapien wie Kunst- und Musiktherapie) aus:

- Durch Unterstützung des emotionalen und spirituellen Ausdrucks sowie der Förderung von Entspannung, Schmerzlinderung und des Wohlbefindens profitieren Patienten mit einer Krebserkrankung von diesen Interventionen. Es gibt Hinweise, dass Kunsttherapie depressive Symptome reduziert. Musiktherapie kann zu einer Verbesserung der Stimmung führen.

**Integrative Onkologie**

Integrative Onkologie kombiniert evidenzbasierte komplementäre Therapien mit konventioneller Krebsbehandlung, um Symptome im Zusammenhang mit Krebs und seiner Behandlung zu therapieren. Komplementäre Therapien umfassen ein breites Spektrum an Körper-Geist-Praktiken, Naturprodukten und Verhaltens-/Lebensstiländerungen und werden häufig von Patientinnen mit Brustkrebs sowie von Brustkrebsüberlebenden genutzt. Die Society for Integrative Oncology (SIO) hat eine evidenzbasierte Leitlinie zur Anwendung integrativer Therapien während und nach der Brustkrebsbehandlung erstellt, die als relevant für die Mitglieder der American Society of Clinical Oncology (ASCO) eingestuft wurde (Lyman et al. 2018). Dort heißt es:

Die SIO empfiehlt die Musiktherapie bei Patientinnen mit Brustkrebs:

- Musiktherapie wird zur Angstreduktion empfohlen (Grad B).
- Musiktherapie wird zur Verbesserung von Stimmungsstörungen empfohlen (Grad B).
- Akupunktur, Heilberührung, Hypnose und Musiktherapie können zur Schmerzbehandlung in Betracht gezogen werden (Grad C).

Mittlerweile ist eine generelle Leitlinie der SIO und der American Society of Clinical Oncology (ASCO) zur integrativen onkologischen Behandlung von erwachsenen Krebspatienten mit Angst und Depression publiziert worden (Carlson et al. 2023). Diese Leitlinien geben zur Musiktherapie folgende Empfehlungen:

- Musiktherapie oder musikbasierte Interventionen können Personen mit Krebs angeboten werden, um Angstsymptome während der aktiven Behandlung zu verbessern (Typ: evidenzbasiert; Qualität der Evidenz: gering; Nutzen überwiegt Schaden; Stärke der Empfehlung: moderat).
- Musiktherapie oder musikbasierte Interventionen können Personen mit Krebs angeboten werden, um Depressionssymptome während der aktiven Behandlung zu verbessern (Typ: evidenzbasiert; Qualität der Evidenz: gering; Nutzen überwiegt Schaden; Stärke der Empfehlung: moderat).

In den Vereinigten Staaten identifiziert das National Cancer Institute (NCI) bestimmte Krebszentren (CCs) als NCI-akkreditierte CCs oder Comprehensive Cancer Centers (CCCs) basierend auf ihrer Exzellenz in der Forschung. Da NCI-akkreditierte CCs und CCCs als der Goldstandard in der Krebsversorgung gelten, werden ihre Websites von der Öffentlichkeit als wichtige Informationsquellen angesehen. Über 80 % der Krebspatienten nutzen in den USA das Internet, um gesundheitsbezogene Informationen zu erhalten. Musikbasierte Interventionen sind evidenzbasierte, nicht-pharmakologische Behandlungen, die Musiktherapie umfassen, die von zertifizierten Musiktherapeuten durchgeführt wird, sowie von Musikdiensten (music services), die von anderen Gesundheitsfachkräften und Freiwilligen angeboten werden. Blank et al. (2024) haben zwischen November 2022 und Januar 2023 64 Websites von NCI-akkreditierten CCs/CCCs überprüft. Von den 64 CCs/CCCs beschrieben 31 (48 %) musikbasierte Interventionen auf ihren Websites. Davon erwähnten 6 (19 %) sowohl Musiktherapie als auch Musikdienste, 16 (52 %) nur Musiktherapie und 9 (29 %) nur Musikdienste. Die am häufigsten genutzte Darreichungsform von musikbasierten Interventionen war persönlich (n = 16; 52 %). Die am häufigsten angesprochene Zielgruppe waren Erwachsene (n = 12; 39 %). Die am häufigsten involvierten Praktizierenden musikbasierter Interventionen waren zertifizierte Musiktherapeuten (n = 21; 68 %). Am häufigsten beschrieben wurden psychologische Indikationen oder Vorteile.

> Von 64 CCCs in den USA boten in einer Stichprobe 31 (48 %) musikbasierte Interventionen auf ihren Websites an. Die Interventionen wurden am häufigsten persönlich von zertifizierten Musiktherapeuten für ambulante und stationäre Erwachsene empfohlen.

Eine systematische Überprüfung von 45 Websites der vom NCI ausgewiesenen CCCs machte für das Jahr 2016 weitere Angaben hinsichtlich der Verfügbarkeit integrativer Therapien in CCCs. Yun H et al. (2017) verglichen den Anteil der Krebszentren, die im Jahr 2016 Informationen zu den einzelnen Verfahren bereitstellten, mit den Daten aus einer vorherigen Studie des Jahres 2009. Die am häufigsten erwähnten integrativen Therapien auf den 45 Websites waren Bewegung (97,8 %) sowie Akupunktur und Meditation (jeweils 88,9 %), gefolgt von Yoga (86,7 %), Massage (84,4 %) und Musiktherapie (82,2 %). Die Mehrheit der Websites bot zudem Informationen zu Ernährung (95,6 %), Nahrungsergänzungsmitteln (93,3 %) und Heilpflanzen (88,9 %) an. Die am häufigsten in den entsprechenden Einrichtungen als Service angebotenen Therapien waren Akupunktur/Massage (jeweils 73,3 %), Meditation/Yoga (jeweils 68,9 %) sowie Beratungen zu Ernährung (91,1 %), Nahrungsergänzungsmitteln (84,4 %) und Heilpflanzen (66,7 %). Die Musiktherapie wurde im Jahr 2016 in 48,9 % der CCCs angeboten. Die Botschaft war, dass die Präsenz der integrativen Medizin auf den Websites der vom NCI anerkannten umfassenden Krebszentren seit 2009 erheblich zugenommen hat.

Die führenden US-Krebszentren präsentieren zunehmend Inhalte zur integrativen Medizin auf ihren Websites, und die Mehrheit von ihnen bietet diese Leistungen den Patienten auch innerhalb ihres Gesundheitssystems an.

Desai et al. (2021) stellten sich die Frage, inwieweit in den USA kommunale Krankenhäuser ihren Patienten integrative Medizin anbieten und integrative Medizin in die unterstützende Krebsbehandlung einbeziehen. Sie verglichen die Verfügbarkeit von integrativen Medizintherapien in kommunalen Krankenhäusern mit denen in vom NCI anerkannten umfassenden Krebszentren und überprüften hierzu 51 Websites von CCCs und 100 Websites von kommunalen Krankenhäusern. Daten zur ethnischen Zusammensetzung sowie zum mittleren Haushaltseinkommen der Bevölkerung, die in kommunalen Krankenhäusern behandelt wird, wurden berücksichtigt. Das Angebot von Akupunktur (56 % vs. 76,5 %, $p = 0{,}01$), Meditation (63 % vs. 82,4 %, $p = 0{,}02$) und Musiktherapie (55 % vs. 74,5 %, $p = 0{,}02$) war in kommunalen Krankenhäusern signifikant geringer als in CCCs. Die Verfügbarkeit integrativer Medizin war ebenfalls deutlich geringer in kommunalen Krankenhäusern, die einkommensschwächere Bevölkerungen versorgten.

Die Autoren kamen zu dem Schluss, dass ein gerechter Zugang zur evidenzbasierten integrativen Medizin in kommunalen Krankenhäusern in den USA bisher nicht gegeben ist.

Das Interesse der Krebspatienten an musikbasierten Interventionen sowie die Anforderungen an jede Art von Musiktherapie als Teil der Krebsbehandlung ermittelten Gencer et al. (2019) in einer onkologischen Ambulanz (Universitätsklinikum Mannheim) anhand einer Fragebogenaktion. 486 Fragebögen standen zur Auswertung zur Verfügung. 65 Patienten (13 %) litten unter Übelkeit/Erbrechen, 129 (26 %) unter Schmerzen und 90 (18 %) berichteten über Appetitlosigkeit. 60 % der Patienten berichteten über Müdigkeit, 63 % über eine verminderte Leistungsfähigkeit. Angstzustände wurden in 14 %, Depressionen in 10 % und Traurigkeit in 9,7 % angegeben. 187 (40 %) Patienten erklärten, Interesse an ergänzenden Musiktherapieangeboten als Teil des onkologischen Behandlungskonzepts zu haben. 60 Patienten gaben an, dass sie bereits während der Chemotherapie oder Wartezeit Musik hörten, und 228 (55 %) würden dies tun, wenn es ihnen angeboten würde. 148 (30 %) waren an einer Klangtherapie interessiert, 85 (18 %) würden Singen als Form der Musikintervention bevorzugen und 55 (11 %) würden gerne in einem Ensemble musizieren. Für einen großen Teil der Patienten in dieser Studie war Musik ein Begleiter im Alltag. 16 % der Patienten spielten ein Instrument und 21 % sangen regelmäßig. Patienten, die selbst Musik machten, sowie Patienten mit nicht-somatischen Beschwerden erwarteten einen Nutzen von komplementären musikbasierten Interventionen und Klangtherapie. Die Folgerung war, dass die uneinheitlichen und heterogenen Daten, selbst aus randomisierten Studien, eine Forschungslücke für Musikinterventionen als komplementäre Angebote für Krebspatienten aufzeigen. Es scheint keine Einigkeit darüber zu bestehen, welche Endpunkte für die Patienten relevant sein könnten und welche Instrumente Ärzte einsetzen sollten, um diese korrekt zu erfassen. Größere Phase-III-Studien fehlen, sind jedoch dringend erforderlich, um sowohl qualitative als auch methodische Aspekte für mögliche Therapiekonzepte abzugrenzen. Eine Zusammenarbeit mit Musikern, Musikpädagogen und Musikschulen könnte ein 1. Schritt sein, um das erforderliche Personal für die Durchführung von Musikinterventionen bereitzustellen.

40 % der Patienten berichteten über ein Interesse an zusätzlichen Musikinterventionen während der Krebsbehandlung. Patienten mit nicht-somatischen Symptomen sowie musikaffine Patienten könnten von Musikinterventionen profitieren, da diese potenziell ihre Symptombelastung verringern können.

Zur Patientenpräferenz einer Musiktherapie liegt auch eine japanische Fragebogenaktion mit 300 Patientinnen mit Brustkrebs vor, die sich einer Chemotherapie unterzogen (Nakaya et al. 2025). 80,9 % der Befragten bekundeten Interesse an einer Musiktherapie, die den Bedürfnissen von Chemotherapiepatientinnen am besten entspricht, einmal pro Chemotherapiezyklus oder einmal alle 2 Zyklen, geplant am Tag der Behandlung. Die bevorzugte Dauer lag bei weniger als 30 min oder 31–60 min, die meisten waren bereit, 0–500 oder 501–1000 Yen für die Therapie zu bezahlen. Patientinnen, die eine Gruppentherapie bevorzugten, erwarteten, „mit anderen zu interagieren“ und „sich energetisiert zu fühlen“, und diejenigen, die eine individuelle Therapie bevorzugten, erwarteten, „den Geist zu beruhigen“ und „körperliche Nebenwirkungen zu lindern“.

## 12.2 Studien

**Systematische Übersichten/Metaanalysen**

Ein Cochrane Review bewertete und verglich die Auswirkungen von Musiktherapie und musikmedizinischen Interventionen auf das psychische und körperliche Outcome bei Krebspatienten (Bradt et al. 2021). Musikinterventionen wurden von ausgebildeten Musiktherapeuten angeboten, während Musikmedizin als das Anhören von vorab aufgezeichneter Musik definiert war, die vom medizinischen Personal angeboten wird. Insgesamt basierte die Evidenz dieser Übersichtsarbeit auf 81 Studien mit 5576 Teilnehmern. Von den 81 Studien schlossen 74 erwachsene (N = 5306) und 7 pädiatrische (N = 270) onkologische Patienten ein. 38 Studien wurden der Musiktherapie, 43 der Musikmedizin zugeordnet. Die Interventionen wurden mit der Standardversorgung verglichen. Die Ergebnisse deuteten darauf hin, dass Musikinterventionen eine starke angstreduzierende Wirkung bei Erwachsenen mit Krebs haben können, mit einer durchschnittlichen Angstreduktion von 7,73 Einheiten (17 Studien, 1381 Teilnehmende) auf der Spielberger State-Anxiety-Inventory-Skala (STAI-Skala; Evidenz mit sehr niedriger Sicherheit). Die Ergebnisse deuteten außerdem auf eine mäßig starke, positive Wirkung von Musikinterventionen auf Depressionen bei Erwachsenen hin (12 Studien, 1021 Teilnehmende; Evidenz mit sehr niedriger Sicherheit). Musikinterventionen können die Hoffnung bei Erwachsenen mit Krebs steigern, mit einem berichteten durchschnittlichen Anstieg von 3,19 Einheiten im Herth Hope Index. Dieses Ergebnis basierte jedoch nur auf 2 Studien (N = 53). Die Autoren fanden eine moderate schmerzlindernde Wirkung von Musikinterventionen (12 Studien, 632 erwachsene Teilnehmer; Evidenz mit sehr niedriger Sicherheit). Darüber hinaus hatten Musikinterventionen einen kleinen Behandlungseffekt auf Fatigue (10 Studien, 498 erwachsene Teilnehmende; Evidenz mit niedriger Sicherheit). Die Mehrzahl der in diesem Update eingeschlossenen Studien wies ein hohes Verzerrungsrisiko auf, sodass die Gesamtsicherheit der Evidenz gering ist. Für mehrere Ergebnisse (d. h. Angst, Depression, Schmerz, Fatigue und Lebensqualität) waren die positiven Behandlungseffekte in den Studien konsistent, wenn Musiktherapie-Interventionen von Musiktherapeuten durchgeführt wurden.

> Die Gesamtsicherheit der Aussagen zu den Auswirkungen von Musiktherapie und musikmedizinischen Interventionen auf das psychische und das körperliche Outcome bei Krebspatienten ist nach dieser Cochrane-Analyse gering. In den Studien waren aber die positiven Behandlungseffekte konsistent, wenn Musikinterventionen von Musiktherapeuten durchgeführt wurden.

Dem Einfluss einer Musiktherapie, die von ausgebildeten Musiktherapeuten ausgeführt wird, auf das psychologische und körperliche Wohlbefinden erwachsener Krebspatienten gingen Köhler et al. (2020) in einer systematischen Literaturrecherche mit Metaanalyse nach. Die narrative Synthese umfasste 30 Studien. Während der kurativen Behandlung waren die Ergebnisse in Bezug auf Angstzustände, Depressionen und die Einnahme von Schmerzmitteln am vielversprechendsten, während in der Palliativmedizin Verbesserungen in Bezug auf Lebensqualität, spirituelles Wohlbefinden, Schmerzen und Stress berichtet wurden. 21 Studien wurden in die Metaanalyse einbezogen, die geringe, aber signifikante Auswirkungen der Musiktherapie auf das psychische Wohlbefinden ($d = 0{,}35$, $p < 0{,}001$), körperliche Symptome ($d = -0{,}26$, $p = 0{,}017$) und die Lebensqualität ($d = 0{,}36$, $p = 0{,}023$) zeigten. Die Folgerung war, dass Musiktherapie relevante Gesundheitsergebnisse bei Krebspatienten erzielen kann und daher in verschiedenen Behandlungsphasen angeboten werden sollte.

Eine Metaanalyse randomisierter Studien von Luo et al. (2025) zielte darauf ab, die Wirksamkeit einer Musiktherapie auf die Lebensqualität, Angst und Depression bei Krebspatienten zu bewerten. Sie basierte nicht nur auf 6 englischen, sondern zusätzlich auf 3 chinesischen Datenbanken. Alle RCTs, in denen Teilnehmer im Alter von mindestens 18 Jahren mit irgendeiner Krebsart eingeschlossen waren und Musiktherapie erhielten und bei denen die Lebensqualität als Ergebnismaß erfasst wurde, wurden berücksichtigt. Das überarbeitete Cochrane-Risik-of-Bias-Instrument wurde angewendet, um das Verzerrungsrisiko zu bewerten. 14 RCTs mit insgesamt 1104 Patienten wurden in diese Metaanalyse eingeschlossen. Die Ergebnisse zeigten, dass im Vergleich zu üblicher Versorgung, Wartelisten oder Gesundheitserziehung die Musiktherapie die Lebensqualität von Krebspatienten signifikant verbessern konnte ($p < 0{,}01$; Grading of Recommendations Assessment, Development, and Evaluation [GRADE]: moderat). Musiktherapie war wirksam bei der Verbesserung der Lebensqualität von Krebspatienten, wobei passive Musiktherapie im Vergleich zu aktiver-passiver Musiktherapie überlegene Wirkungen zeigte. Gleichzeitig wurden auch Angstzustände und Depressionen gelindert. Angesichts der hohen Heterogenität, die in dieser Übersicht beobachtet wurde, sind weitere Studien mit strengen Studiendesigns erforderlich, um diese Schlussfolgerung zu verifizieren.

Nguyen et al. (2022) gingen in einer systematischen Übersicht mit Metaanalyse den Auswirkungen von Musikinterventionen auf Angst, Depression und Lebensqualität bei Krebspatienten nach, die eine Chemotherapie erhalten. Es wurden 9 RCTs identifiziert, von denen 6 für die Metaanalyse infrage kamen. Alle Studien wiesen ein hohes Verzerrungspotenzial auf, und die Gesamtqualität der Evidenz war gering bis sehr gering. Die gepoolten Ergebnisse zeigten, dass Musikinterventionen Angstzustände reduzieren und die Lebensqualität verbessern können. Sie haben jedoch keinen Einfluss auf Depressionen ($p = 0{,}79$). Die Ergebnisse belegten keinen signifikanten Unterschied zwischen von Patienten ausgewählter Musik und von den Therapeuten ausgewählter Musik, aufgezeichneter Musik und Live-Musik, während eine Dauer von 15–20 min pro Sitzung und die Durchführung unmittelbar vor der Chemotherapie eine stärkere Wirkung auf Angstzustände hatte als eine Dauer von 30–45 min bei Durchführung während der Chemotherapie. Nach dieser Analyse könnte eine Musikintervention ein wirksames Mittel sein, um Angstzustände zu reduzieren und die Lebensqualität von Krebspatienten zu verbessern, die sich einer Chemotherapie unterziehen. Um Angstzustände zu lindern, wird empfohlen, entspannende Musik mit 60–80 Takten/min und einer Länge von 15–20 min auszuwählen und diese unmittelbar vor der Chemotherapie abzuspielen.

Eine Musikintervention unmittelbar vor einer Chemotherapie kann Angstzustände bei Krebspatienten reduzieren. Die Aussage hat aber nur geringe Evidenz.

Eine andere systematische Übersicht überprüfte die Effekte einer Musiktherapie auf Angst, Depression, Schmerzen, Schlafqualität und Lebensqualität bei Lungenkrebspatienten (Li et al. 2025). Musiktherapie war definiert als klinische Anwendung von Musikinterventionen durch einen qualifizierten Experten, der ein anerkanntes Musiktherapieprogramm absolviert hat. Einschlusskriterien waren Patienten mit diagnostiziertem Lungenkrebs, einschließlich jener, die aufgrund einer Chemotherapie, Strahlentherapie oder Operation stationär behandelt wurden, mindestens 18 Jahre alt waren und eine Lebenserwartung von mehr als 3 Monaten hatten. In der Interventionsgruppe wurde Musiktherapie zusätzlich zur Standardversorgung durchgeführt, darunter Musik der Traditionellen Chinesischen Medizin sowie personalisierte Musik. Die Analyse umfasste 16 Studien mit insgesamt 1991 Patienten. Im Vergleich zur Routinebehandlung konnte Musiktherapie die Werte für Angst ($P < 0{,}0001$), Depression ($P < 0{,}00001$), Schmerz ($P < 0{,}05$) signifikant senken und die Schlafqualität ($P < 0{,}0001$) sowie die Lebensqualität ($P < 0{,}05$) deutlich verbessern. Nach dieser Analyse sollte Musiktherapie zur Linderung von Angst, Depressionen und Schmerzen und Verbesserung von Schlaf und Lebensqualität Lungenkrebspatienten angeboten werden. Die beste Interventionsdauer zur Verringerung von Angst betrug bei den Patienten 2 Wochen bis 3 Monate, 1–2-mal täglich, jeweils 30 min; die optimale Dauer zur Verbesserung von Depressionen lag bei 1 Woche bis 3 Monate, 1- bis 3-mal täglich, jeweils 30 min.

Nach dieser Analyse kann eine Musiktherapie Angst, Depressionen und Schmerzen lindern sowie Schlaf und Lebensqualität bei Lungenkrebspatienten fördern.

Ziel einer systematischen Übersicht mit Metaanalyse von Yang et al. (2021) war es, bei Krebspatienten die Wirksamkeit der chinesischen „Fünf-Elemente-Musiktherapie“ hinsichtlich Angst, Depression, Lebensqualität (QoL), Schlafqualität und Karnofsky-Leistungsstatus zu überprüfen. Insgesamt wurden 22 Studien mit 2053 Krebspatienten in die Analyse einbezogen. Die Metaanalyse zeigte, dass die Fünf-Elemente-Musiktherapie signifikante Effekte bei der Linderung von Depressionen ($P < 0{,}00001$) und Verbesserung der Lebensqualität ($P = 0{,}0008$), der Schlafqualität ($P < 0{,}00001$) und des Karnofsky-Status ($P = 0{,}0001$) hatte. Auf Angst zeigte die Therapie jedoch keinen positiven Effekt ($P = 0{,}17$).

**Anmerkung zur Fünf-Elemente-Musiktherapie**
Die Therapie basiert auf 5 speziellen Tönen (Jue, Zhi, Gong, Shang und Yu), die jeweils einem von 5 Organen zugeordnet sind: Leber, Herz, Milz, Lunge und Niere. Die medizinischen Fachkräfte wählen die Töne passend zu den Beschwerden oder Erkrankungen der Patienten aus. Während des Musikhörens werden die Patienten von den medizinischen Fachkräften angeleitet, die Atmung zu koordinieren und die Muskeln zu entspannen. Frequenz und Dauer der Musiktherapie richten sich nach dem Zustand des Patienten.

Beispiel für eine Sitzung: Der Patient setzt oder legt sich bequem hin. Das Licht wird gedimmt, die Umgebung ruhig gehalten. Der Therapeut wählt die Töne der Fünf-Elemente-Musik aus, die zu den Beschwerden des Patienten passen. Beispielsweise wird bei Schlafstörungen oft die Musik des Wasserelements (Niere, Ton „Yu") verwendet. Der Patient wird angeleitet, tief und langsam zu atmen. Gleichzeitig wird die Muskelspannung gelockert, z. B. in Schultern, Nacken und Kiefer. Die Musik spielt für eine vorher festgelegte Dauer (z. B. 20–40 min). Der Patient konzentriert sich auf die Töne, lässt Gedanken vorbeiziehen und entspannt Körper und Geist. Nach der Sitzung spricht der Therapeut kurz mit dem Patienten über das Empfinden und mögliche Veränderungen im Wohlbefinden. Die Anzahl und Dauer der Sitzungen hängt vom Zustand und den Bedürfnissen des Patienten ab – oft ein- bis mehrmals pro Woche.

> Die chinesische „Fünf-Elemente-Musiktherapie" hat positive Effekte auf Depression, Lebensqualität, Schlafqualität und Karnofsky-Index bei Krebspatienten. Zukünftige Studien sollten klären, inwieweit die Fünf-Elemente-Musiktherapie im westlichen Kontext genutzt werden könnte.

**Studien – Chemotherapie**
Tang et al. (2021) untersuchten in einer randomisierten Studie die Wirksamkeit einer Musiktherapie bei Patienten mit kleinzelligem Lungenkrebs und platinbasierter Chemotherapie. Es handelte sich insgesamt um 100 stationäre Patienten, die erstmals eine Chemotherapie erhielten. Die Musiktherapie (n = 50) wurde von einem professionellen Musiktherapeuten unter Verwendung eines standardisierten Musiktherapieprotokolls durchgeführt. Die Patienten in der Interventionsgruppe erhielten die Musiktherapie einen Tag vor der Chemotherapie. Sie nahmen sowohl an kollektiven als auch an individuellen Musikinterventionen teil. Einen Tag vor der geplanten Chemotherapie wählte der Musiktherapeut 16–20 Musikstücke basierend auf den musikalischen Vorlieben aller Patienten für die kollektive Musikintervention aus. Den Patienten wurde außerdem erlaubt, Musikstücke auszuwählen, die ihnen für die Therapie gefielen. Die Musiktherapie bestand aus 6 Schritten. Schritt 1 (Improvisation) ist eine kollektive Musikintervention zwischen stationärer Aufnahme und Chemotherapie. Schritt 2 (musikgestützte progressive Muskelentspannung) ist eine tägliche, individuelle Musikintervention, die vor dem Schlafengehen durchgeführt wird. Ziel ist es, die Muskeln über einen Zeitraum von 15 bis 30 min schritt-

weise zu entspannen. Schritt 3 (Musikimagination) ist eine individuelle Musikintervention, die während der Chemotherapie durchgeführt wird. Schritt 4 (musikalische Atemübungen) ist eine kollektive Musikintervention, die nach jeder Chemotherapie-Injektion durchgeführt wurde. Schritt 5 (Musikinstrumente spielen) ist eine kollektive Musikintervention, die während der Chemotherapie durchgeführt wurde. Schritt 6 (Musikrhythmen) ist eine kollektive Musikintervention, die darauf abzielt, negative Emotionen zu lindern, positive Emotionen zu fördern und das Selbstvertrauen zu stärken. Die Kontrollgruppe (n = 50) in dieser Studie erhielt nur die Chemotherapie und war keiner Form von Musikintervention ausgesetzt. Es gab keine signifikanten Unterschiede in den demografischen Merkmalen und dem musikalischen Hintergrund zwischen den beiden Gruppen. Die Werte der Self-Rating Anxiety Scale (SAS) und visuellen Analogskala (VAS) unterschieden sich vor der Chemotherapie zwischen den beiden Gruppen nicht. Patienten in der Musiktherapiegruppe wiesen sowohl an Tag 1 als auch 5 Tage nach der Chemotherapie signifikant niedrigere SAS- und VAS-Werte im Vergleich zur Kontrollgruppe auf. Darüber hinaus war die Schlafqualität bei den Patienten, die Musiktherapie erhielten, nach der Therapie signifikant besser als in der Kontrollgruppe.

In dieser randomisierten Studie erwies sich die Musiktherapie als wirksam zur Linderung von Schmerzen und Angst sowie zur Verbesserung der Schlafqualität bei Lungenkrebspatienten, die eine platinbasierte Chemotherapie erhielten.

Harper et al. (2023) überprüften den Effekt des Musikhörens auf Schmerz, Stimmung und Belastungsgrad bei Patienten während einer Chemotherapie-Infusion. Die Teilnehmer (N = 750) dieser offenen multizentrischen Studie mit tagesbasierter, permutierter Blockrandomisierung waren erwachsene Patienten, die eine ambulante Chemotherapie erhielten. Die Patienten wurden nach dem Zufallsprinzip entweder der Musikgruppe (bis zu 60 min Musik hören) oder der Kontrollgruppe (keine Musik) zugewiesen. Die Musikpatienten durften sich selbst einen iPod Shuffle aussuchen, der mit bis zu 500 min Musik aus einem einzigen Genre (z. B. Motown, Musik der 60er-, 70er-, 80er-Jahre, Klassik und Country) programmiert war. Die Ergebnisse waren selbst berichtete Veränderungen in Bezug auf Schmerzen, positive und negative Stimmung und Stress. Teilnehmer, die Musik hörten, berichteten nach der Intervention von deutlich positiveren und weniger negativen Empfindungen, weniger Stress und geringeren Schmerzen als die Teilnehmer der Kontrollgruppe. Allerdings gab es keine signifikante Veränderung der Schmerzen zwischen den Zeitpunkten vor und nach der Intervention. In dieser randomisierten Studie erbrachte das Hören von Musik klinische Vorteile in Bezug auf die Verbesserung der positiven Stimmung und die Verringerung negativer Stimmungen und Belastungen bei einer Chemotherapie-Infusion und wurde deshalb von den Autoren als kosteneffektive Praxis empfohlen. Ein Musiktherapeut war dabei nicht involviert.

Das Ziel einer RCT von Chang et al. (2024) war es, die Auswirkung einer Musiktherapie in Kombination mit aerobem Training auf die Schlafqualität von Brustkrebspatientinnen mit Chemotherapie nach einer radikalen Mastektomie zu überprüfen. Die Interventionsgruppe absolvierte eine Musiktherapie in Kombination mit Aerobic-Übungen vom 1. Aufenthalt im Krankenhaus zur Chemotherapie bis zum 6. Aufenthalt im Krankenhaus zur Chemotherapie und erhielt die übliche Pflege. Die Untersucher besuchten die Patientinnen der Versuchsgruppe während des Interventionszeitraums regelmäßig und überwachten sie, um sicherzustellen, dass sie sich an die Musiktherapie in Kombination mit Aerobic-Übungen hielten. Das Design der Musiktherapie basierte auf früheren Studien, die Einrichtung einer Musikmediathek erfolgte entsprechend den Merkmalen des Pentameter-Therapieprinzips und verschiedener Tonarten. Das standardisierte Musiktherapieprotokoll umfasste Folgendes:

1. Umgebung: Die Patienten versammelten sich in einer ruhigen und komfortablen Umgebung im Patientenzentrum, um Körper und Geist zu entspannen.
2. Häufigkeit und Dauer: Die Musiktherapie wurde 2-mal täglich für jeweils 30 min durchgeführt, beginnend mit der 1. Aufnahme bis zum Ende des 6. Chemotherapiezyklus.
3. Musikauswahl: Die Patienten konnten Musik nach ihren Vorlieben aus einer Mediathek mit 334 Instrumentalstücken auswählen.

Die Patienten nutzten Kopfhörer für die Behandlung, wobei die Lautstärke auf 30–50 dB eingestellt wurde. Die Untersucher stellten sicher, dass die Patienten das Protokoll während jeder Sitzung einhielten, und gaben in den behandlungsfreien Intervallen regelmäßige Nachbetreuung und Ermutigung.

Das Design des Aerobic-Trainings basierte auf den Richtlinien des American College of Sports Medicine für Krebspatienten. Das standardisierte Aerobic-Trainingsprotokoll umfasste:

1. Aufwärmen: Die Patienten führten 15–20 min Aerobic-Übungen durch, bei denen die Gelenke der oberen Extremitäten und der ganze Körper bewegt wurden, einschließlich Kopfrotation, einseitiger Schulterübungen, Armübungen, Vorwärtsbeugen, Hüftübungen, Sprüngen über eine Stufe sowie Bein- und Armschwingübungen.
2. Trainingsablauf: Die gesamte Bewegungsabfolge wurde 2- bis 3-mal wiederholt, für zusätzliche 20–25 min. Die praktische Trainingsintensität der gesamten Übungseinheit wurde im Bereich der Zielherzfrequenz gehalten.

Der mittlere Schlafqualitätswert der Brustkrebspatientinnen, die nach einer radikalen Mastektomie eine Chemotherapie erhielten (Baseline), lag bei 8,86 ± 2,34, gemessen mit dem Pittsburgh Sleep Quality Index (PSQI). Die Interventionsgruppe hatte von der 1. bis zur 3. Messung einen signifikant niedrigeren mittleren globalen PSQI-Wert als die Kontrollgruppe, mit einem bereinigten mittleren Unterschied von

−1,05 (95 %-Konfidenzintervall [95 %-KI]: −1,86, −0,24; P = 0,01), −2,89 (95 %-KI: −3,70, −2,08; P < 0,001) bzw. −4,84 (95 %-KI: −5,65, −4,03; P < 0,001). Die Veränderung des globalen PSQI-Werts gegenüber der Ausgangsbasis betrug für die Interventionsgruppe 0,55 (95 %-KI: −0,24, 1,34; P = 0,171) beim 1. Test bis 2,75 (95 %-KI: 1,96, 3,53; P < 0,001) beim letzten Test, und für die Kontrollgruppe von −0,51 (95 %-KI: −1,31, 0,29; P = 0,213) beim 1. Test bis −2,10 (95 %-KI: −2,91, −1,30; P < 0,001) beim letzten Test.

**Anmerkung zum Pentameter-Prinzip**
Das Musik-Pentameter-Prinzip ist ein strukturierendes Grundmodell aus der Musiktherapie, bekannt aus anthroposophisch orientierten und ganzheitlichen Therapieansätzen. „Pentameter" bedeutet hier Fünfgliedrigkeit – also ein bewusst gestalteter Ablauf in fünf aufeinanderfolgenden Phasen, die musikalisches Erleben ordnen und therapeutisch wirksam machen. Die 5 Phasen des Musik-Pentameters sind folgende:

1. Kontakt/Einstimmung:
   - Ankommen, Zuhören, erste Klänge
   - Aufbau von Beziehung und Sicherheit
   - Oft ruhige, offene, wenig strukturierte Musik
2. Bewegung/Aktivierung:
   - Musik wird lebendiger.
   - Rhythmus, Puls, Bewegung entstehen
   - Der Mensch tritt innerlich oder äußerlich in Aktivität
3. Steigerung/Spannung:
   - Intensität nimmt zu.
   - Emotionen, Ausdruck, Energie
   - Kann sehr kraftvoll, manchmal auch herausfordernd sein
4. Lösung/Entspannung:
   - Spannung darf sich lösen.
   - Musik wird wieder ruhiger.
   - Gefühle können sich ordnen, Atem vertieft sich.
5. Integration/Nachklang:
   - Stille, Nachspüren, Abschluss
   - Erlebtes wird innerlich „verankert".
   - Gefühl von Ganzheit und Ruhe

> Eine Musiktherapie in Kombination mit Aerobic-Training kann die Schlafqualität von Brustkrebspatientinnen, die nach einer radikalen Mastektomie eine Chemotherapie erhalten, signifikant verbessern.

**Studien – Musik und Selbstwirksamkeit in der Schmerzbehandlung**

Zur Musiktherapie als Schmerzbehandlung bei Patienten mit fortgeschrittenem Krebs erstellten Bradt et al. (2024) eine RCT. Das primäre Ziel dieser Studie war es, die Hypothese zu testen, dass der Einfluss einer Musiktherapie auf Schmerz und Schmerzintensität bei diesen Patienten auf der sog. Selbstwirksamkeit beruht. Ein 2. Ziel war die Untersuchung von Moderatoren dieser Mediationseffekte. Diese Studie war eine prospektive zweiarmige RCT. Nach Abschluss der Basismessungen wurden die Teilnehmenden zufällig (1:1) entweder 6 wöchentlichen Musiktherapie- oder SAC-Sitzungen (SAC = social attention control) zugewiesen. Aufgrund des Gesundheitszustands der Teilnehmenden wurde ein Zeitraum von 12 Wochen ab der Baseline definiert, um ein 6-Sitzungen-Protokoll abzuschließen. Bei Aufklärung der Teilnehmenden wurde Musiktherapie als „musikbasierte Unterstützung" und SAC als „verbale Unterstützung" bezeichnet, um eine Verzerrung zugunsten einer als Therapie bezeichneten Intervention zu minimieren. Die Studie wurde zwischen Januar 2018 und Juli 2021 an 2 großen Krankenhäusern an der Ostküste der Vereinigten Staaten durchgeführt, eines davon ein vom NCI ausgewiesenes Krebszentrum. Teilnehmende waren

(a) ambulante Patienten mit fortgeschrittenem Karzinom (AdCa = advanced cancer; Stadium 3 und 4);
(b) diagnostiziert mit lokalem AdCa, das sich auf andere Organe/Weichteile ausgebreitet hatte oder auf Knochen drückte bzw. diesen zerstörte, oder mit Knochen-/Weichteilmetastasen;
(c) mäßige bis starke Krebsschmerzen (≥ 4 auf einer numerischen Rating-Skala [NRS] von 0–10);
(d) chronische Schmerzen (≥ 3 Monate); und
(e) Karnofsky-Score von ≥ 60 oder entsprechender ECOG-Status (ECOG = Eastern Cooperative Oncology Group).

Die Teilnehmenden (n = 92) hatten ein Durchschnittsalter von 56 Jahren. Die Mehrheit war weiblich (71,7 %) und hatte Krebs im Stadium 4 (75 %). Es zeigte sich, dass Selbstwirksamkeit ein signifikanter Mediator der Musiktherapie für Schmerzintensität (indirekter Effekt ab = 0,79, 95 %-KI 0,01–1,82) und Schmerzbeeinträchtigung (indirekter Effekt ab = 1,16, 95 %-KI 0,02–2,51) war, während Angst, Stimmung und emotionale Unterstützung dies nicht waren. Der Effekt der schmerzbezogenen Selbstwirksamkeit wurde signifikant durch die Baseline-Schmerzbeeinträchtigung moderiert, jedoch nicht durch die anderen Moderatoren.

Die Ergebnisse deuten darauf hin, dass der Einfluss der Musiktherapie auf chronische Schmerzen über die Selbstwirksamkeit vermittelt wird. Dieses Wissen kann dazu beitragen, Musiktherapie-Interventionen zur Behandlung chronischer Schmerzen bei Patienten mit fortgeschrittenem Krebs zu optimieren, indem musikbasierte Selbstmanagement-Strategien gezielt vermittelt werden.

**Anmerkung zur Selbstwirksamkeit (self-efficacy)**

Dies ist ein psychologisches Konzept, das von Albert Bandura (1997) geprägt wurde. Es beschreibt das Vertrauen einer Person in ihre eigenen Fähigkeiten, bestimmte Aufgaben zu bewältigen oder Herausforderungen erfolgreich zu meistern. Es geht nicht darum, was jemand objektiv kann, sondern was er sich selbst zutraut. Im Kontext der Schmerzbewältigung unter Musik bedeutet das: Eine Person mit hoher schmerzbezogener Selbstwirksamkeit glaubt, aktive Strategien anwenden zu können (hier die Musiktherapie), um ihre Schmerzen zu kontrollieren oder zu lindern. Umgekehrt könnte eine Person mit niedriger Selbstwirksamkeit das Gefühl haben, dem Schmerz ausgeliefert zu sein, und weniger Motivation oder Vertrauen haben, Dinge auszuprobieren, die helfen könnten. Im Endeffekt wirkt die Musiktherapie nicht direkt gegen Schmerzen, sondern indirekt, indem sie das Vertrauen der Patienten stärkt, mit ihrem Schmerz umzugehen. Dieses gestärkte Vertrauen wiederum reduziert die Schmerzintensität und die Beeinträchtigung durch Schmerzen.

Musiktherapie verbessert das Management chronischer Schmerzen, jedoch nur, wenn die schmerzbezogene Selbstwirksamkeit gestärkt wird. Das bedeutet, dass das therapeutische Potenzial der Musiktherapie maximiert werden kann, indem sichergestellt wird, dass Musiktherapieprotokolle gezielt die schmerzbezogene Selbstwirksamkeit fördern.

**Studien – krebsbezogene Fatigue**

Krebsbedingte Fatigue (CRF = cancer-related fatigue), definiert vom National Comprehensive Cancer Network als ein „belastendes, anhaltendes, subjektives Gefühl von Müdigkeit oder Erschöpfung im Zusammenhang mit Krebs oder einer Krebsbehandlung, das in keinem Verhältnis zu kürzlicher Aktivität steht und die normale Funktionsfähigkeit beeinträchtigt", tritt bei bis zu 90 % der wegen Krebs behandelten Patienten auf. CRF trägt zu einer verlängerten Krankenhausverweildauer sowie zu einem erhöhten Risiko für Wiederaufnahmen innerhalb von 90 Tagen bei. Außerdem kann CRF die Fähigkeit der Patienten beeinträchtigen, ihre Krebstherapien abzuschließen und alltäglichen Routinetätigkeiten nachzugehen, was die gesundheitsbezogene Lebensqualität mindern und letztlich das Gesamtüberleben beeinflussen kann.

Atkinson et al. (2020) führten am Memorial Sloan Kettering Cancer Center eine Studie durch, in der die CRF nach aktiver und passiver Musiktherapie analysiert wurde. Die Überweisungen zur Musiktherapie erfolgten durch medizinisches Personal über ein elektronisches Formular, das Diagnose, Symptome, Begleiterkrankungen und laufende Behandlungen enthielt. Ein Koordinator prüfte die Überweisungen und wies die Patienten einem von 3 lizenzierten Musiktherapeuten zu. Die Musiktherapiesitzungen dauerten etwa 20–30 min, je nach Belastbarkeit und Engagement der Patienten. Die eingesetzten Techniken wurden individuell auf Grundlage der Präferenzen der Patienten, ihrer Ausgangssymptome und des fachlichen Urteils der Therapeuten ausgewählt. Die CRF wurde vor und nach der Sitzung mithilfe des Fatigue-Item der Edmonton Symptom Assessment Scale erfasst. Nach den Sitzungen konnten die Patienten zusätzlich freie Textkommentare abgeben. Insgesamt nahmen 436 Patienten teil (Durchschnittsalter 62,2 Jahre; 65,1 %

Frauen). Von ihnen erhielten 360 Patienten aktive Musiktherapie und 76 passive Musiktherapie. Die Patienten litten an verschiedenen primären Krebserkrankungen. Bei aktiver Musiktherapie singt der Patient, spielt Instrumente, schreibt Texte oder wählt Musik aus, hört zu und bewegt sich und/oder spricht über seine musikalischen Erfahrungen. Bei passiver Musiktherapie stellt der Musiktherapeut die Musik bereit, um den Patienten in einen ruhigen, meditativen Zustand zu versetzen. Aktive Musiktherapie führte zu einer signifikant stärkeren Reduktion der Fatigue um 0,88 Punkte im Vergleich zur passiven Musiktherapie (P = 0,006). Die Freitextkommentare zeigten zudem eine höhere Häufigkeit positiver Wörter und Emotionen bei den Teilnehmern der aktiven Musiktherapie. Die Folgerung war:

> Bei stationären Erwachsenen mit unterschiedlichen Krebsarten war aktive Musiktherapie mit einer stärkeren Reduktion der CRF und einer verstärkten Wahrnehmung positiver Affekte verbunden als passive Musiktherapie.

## 12.3 Musik und Strahlentherapie

**Übersichten**

Chen et al. (2025) erstellten eine systematische Übersichtsarbeit und Metaanalyse zur Wirksamkeit von Musikinterventionen bei der Reduktion von Angst, Depression und Fatigue bei Krebspatienten unter Strahlentherapie. Basis waren Veröffentlichungen bis 9. Januar 2025. In die Analyse wurden RCTs und Kohortenstudien aufgenommen, die den Einfluss von Musikinterventionen auf psychologische Ergebnisse bei Krebspatienten unter Strahlentherapie untersuchten. Die Studienqualität wurde mithilfe des Cochrane Risk of Bias 2.0 für RCTs und des ROBINS-I-Instruments (ROBINS-I = Risk Of Bias In Non-randomized Studies of Interventions) für Kohortenstudien bewertet. Eine Metaanalyse wurde unter Verwendung eines Random-Effects-Modells in Review Manager 5.4 durchgeführt. Insgesamt wurden 13 Studien (11 RCTs und 2 Kohortenstudien) mit 1073 Teilnehmenden eingeschlossen. Die gepoolte Analyse zeigte eine signifikante Reduktion der Angst (mittlere Differenz [MD]: −3,53; 95 %-KI: −5,98 bis −1,07; p = 0,003), keinen signifikanten Effekt auf Depression (MD: −1,12; 95 %-KI: −3,25 bis 1,01; p = 0,29) sowie eine signifikante Verbesserung der Fatigue (MD: −15,88; 95 %-KI: −28,19 bis −3,57; p = 0,01) bei Musikinterventionen. Eine Subgruppenanalyse nach Art der Intervention ergab, dass Musikmedizin bei der Reduktion von Angst wirksamer war als Musiktherapie. Musiktherapie beinhaltete spezialisierte Interventionen durch ausgebildete Therapeuten, Musikmedizin musikbasierte Methoden ohne formale therapeutische Interaktion. In dieser Erhebung waren Musikinterventionen, insbesondere Musikmedizin, hilfreich zur Linderung von Angst und Fatigue bei Krebspatienten unter Strahlentherapie, während ihre Wirkung auf Depressionen unklar blieb.

Eine andere Übersicht zur Musiktherapie bei onkologischer Strahlenbehandlung (Nardone et al. 2020) kam auf Basis von 13 Publikationen mit insgesamt 946 Patienten zu folgendem Schluss: Alle Ergebnisse der ausgewählten Studien sollten mit großer Vorsicht interpretiert werden, da die Gesamtqualität der Bewertungen niedrig war. Insbesondere wurden alle Studien an einem einzelnen Standort durchgeführt, die Erhebungsinstrumente waren uneinheitlich, und die Randomisierungsverfahren oft unklar. Gleichzeitig scheint Musiktherapie sicher und wirksam bei der Reduktion von Angstzuständen bei Strahlentherapiepatienten zu sein, auch wenn diese Daten noch bestätigt werden müssen. Es ist wichtig zu betonen, dass Musiktherapie trotz ihrer anerkannten Rolle in der Onkologie bei Strahlentherapiepatienten bislang noch wenig erforscht ist. Zudem wurde bereits nachgewiesen, dass sowohl das Behandlungsumfeld als auch das psychosoziale Klima in der Strahlentherapieklinik einen erheblichen Einfluss auf das Angstniveau von Krebspatienten haben. Die Entwicklung eines personenzentrierten Ansatzes während der Strahlentherapie kann daher eine entscheidende Rolle bei der Verringerung situationsbedingter Angst spielen. In diesem Zusammenhang kann Musiktherapie eine hilfreiche Maßnahme darstellen.

Ein Teil der in dieser Übersichtsarbeit erfassten Studien beinhaltete den Einsatz von ausgebildeten Musiktherapeuten, während andere die Effekte des selbstgewählten Musikhörens untersuchten. Im Allgemeinen sollten alle musiktherapeutischen Techniken (interaktiv oder rezeptiv) darauf abzielen, eine Beziehung zwischen Patient und Musiktherapeut aufzubauen, um das psychophysische Wohlbefinden der Patienten zu fördern. Vor dem Hintergrund dieser Voraussetzungen erscheint die Musiktherapie als ein vielversprechender nichtpharmakologischer Ansatz, um Schmerzen und Stimmungsschwankungen bei Strahlentherapiepatienten zu bewältigen und damit die konventionelle Medizin zu unterstützen. Zukünftige Forschung wird sich darauf konzentrieren müssen, die wissenschaftliche Qualität der jeweiligen musiktherapeutischen Interventionen besser zu bestätigen.

> Musiktherapie scheint sicher und wirksam bei der Reduktion von Angst bei Strahlentherapiepatienten zu sein. Zukünftige Forschung sollte sich darauf konzentrieren, die wissenschaftliche Qualität der jeweiligen musiktherapeutischen Interventionen besser zu bestätigen.

**Studien**

Ziel einer prospektiven randomisierten Studie von O'steen et al. (2021) war es, den Einfluss einer vom Teilnehmer ausgewählten genrebezogenen Musik auf die Angst während der 1. Sitzung der Strahlentherapiebehandlung zu bewerten. An der Studie nahmen 102 Frauen teil (51 mit und 51 ohne Musik). Die Angst wurde vor und nach der 1. Strahlentherapiebehandlung mithilfe des STAI und des Symptom Distress Thermometer (SDT) bewertet. Patientinnen, die randomisiert der Musikgruppe zugewiesen wurden, hörten während der Behandlung in der Strahlentherapiekammer ihre bevorzugte Musikrichtung über eine webbasierte Anwendung. Alle Teilnehmer füllten den STAI-Fragebogen zur Angst aus und gaben ihre Belastung mithilfe des

SDT innerhalb von 2 h vor und erneut innerhalb von 1 h nach ihrer 1. Strahlentherapiesitzung an. Der Ausgangswert für hohe Angstzustände vor der Strahlentherapie wurde bei 48 % der Patientinnen mit dem STAI und bei 58 % mit dem SDT erfasst. Der prozentuale Rückgang des mittleren STAI-Werts betrug 16 % mit Musik gegenüber 10 % ohne Musik (P = 0,2197). Die durchschnittliche prozentuale Veränderung des SDT-Werts betrug 13 % bei Musik gegenüber einem Anstieg von 2 % ohne Musik (P = 0,3298). Die Studie belegte, dass hohe Angstzustände bei Frauen, die sich einer Strahlentherapie wegen Krebs unterziehen, häufig auftreten, dass aber Musik, wie sie in dieser Studie eingesetzt wurde, die Angst nicht in nennenswertem Maße reduziert.

Im Gegensatz dazu beobachteten Rossetti et al. (2017) in einer Simulationsstudie mit 78 Patienten (39 in der Musiktherapiegruppe und 39 in der Nicht-Musiktherapiegruppe), dass eine Musiktherapie die Angst und Belastung der Patienten während des Simulationsverfahrens auf der Grundlage des STAI-S-Fragebogens und der SDT signifikant senkte. Es handelte sich insgesamt um 38 Patienten mit Brustkrebs und 40 mit Kopf-Hals-Krebs. Das Verhältnis von Männern zu Frauen betrug 27:51. In dieser Studie wurden 2 Interventionen in der Musikgruppe eingesetzt: vorab aufgezeichnete, von einem Musiktherapeuten zusammengestellte Musik und Live-Musik, die auf der Gitarre gespielt wurde, um eine verbale Induktion und Psychoedukation durch einen staatlich geprüften, zugelassenen Musiktherapeuten zu begleiten.

Clemens et al. (2023) berichteten über prospektiv erhobene klinische Daten bei onkologischen Patienten, die sich einer Strahlentherapie unterzogen. Die Patienten nahmen wöchentlich an Musiktherapiesitzungen teil, die von einem staatlich geprüften Musiktherapeuten geleitet wurden. Vor und nach den Musiktherapiesitzungen wurden Daten wie Schmerzen, körperliches Wohlbefinden und Atemkomfort mittels VAS erfasst. Darüber hinaus wurden Vitalparameter wie Herzfrequenz, Blutdruck, Atemfrequenz und Sauerstoffsättigung sowie Nebenwirkungen der Radiotherapie aufgezeichnet. Insgesamt nahmen 57 Patienten (Alter 61 ± 11 Jahre) an der Studie teil. Der Medianwert der VAS unterschied sich vor und nach der Musiktherapie signifikant für Schmerzen: VAS 1 (Interquartilsbereich [IQR]: 0–3) vs. VAS 0 (IQR: 0–2; p < 0,001; VAS 0 bedeutet kein Schmerz); körperliches Wohlbefinden: VAS 7 (IQR: 6–7) vs. VAS 8 (IQR: 7–9; p < 0,001; [VAS 10 bedeutet kein Diskomfort]) sowie – nur bei Patienten mit vorbestehenden Symptomen (VAS < 10 vor der Therapie) – für Atemkomfort: VAS 8 (IQR: 6–8) vs. VAS 9 (IQR: 8–10; p = 0,002). Darüber hinaus waren die Vitalparameter von vor der Sitzung bis nach der Sitzung signifikant reduziert (p < 0,001): Herzfrequenz von 81 ± 14 Schlägen/min auf 76 ± 13 Schläge/min und Atemfrequenz von 12 ± 5 Schlägen/min auf 10 ± 4 Schläge/min. Strahlentherapiebedingte Nebenwirkungen beeinträchtigten die Teilnahme an den Musiktherapiesitzungen nicht. In dieser Studienkohorte von Radioonkologiepatienten verbesserten wöchentliche Musiktherapiesitzungen körperliche Parameter wie Schmerzen, körperliches Wohlbefinden und Atemkomfort. Die Autoren empfahlen die Einführung der Musiktherapie in die routinemäßige klinische Praxis bei dieser Patientenklientel.

**Fazit für die Praxis**

- Kreative Aktivitäten, darunter Musik/Gesang, gehen mit einem verminderten Risiko für kardiovaskuläre und krebsbedingte Sterblichkeit einher.
- Musiktherapie sollte Krebspatienten zur Reduktion von Angst, Depressivität, Stress und zur Verbesserung der gesundheitsbezogenen Lebensqualität angeboten werden.
- Musiktherapie verbessert bei Patienten mit fortgeschrittenem Krebs das Management chronischer Schmerzen, wenn die schmerzbezogene Selbstwirksamkeit gestärkt wird.
- Aktive Musiktherapie ist wirksamer als passive (rezeptive) Musiktherapie.
- Für die Wirksamkeit von Musiktherapie/Musikmedizin bei der Behandlung von Angst und Fatigue bei Patienten unter Strahlentherapie liegen keine ausreichenden Belege vor.

## Literatur

Atkinson TM, Liou KT, Borten MA, Li QS, Popkin K, Webb A, DeRito J, Lynch KA, Mao JJ. Association between music therapy techniques and patient-reported moderate to severe fatigue in hospitalized adults with cancer. JCO Oncol Pract. 2020;16:e1553–7. https://doi.org/10.1200/OP.20.00096.

Bandura A. Self-efficacy: the exercise of control. Publisher New York: W.H. Freeman; 1997.

Blank CA, Biedka S, Montalmant A, Saft K, Lape M, Mao K, Bradt J, Liou KT. Scope, findability, and quality of information about music-based interventions in oncology: quantitative content analysis of public-facing websites at national cancer institute-designated cancer centers. JMIR Cancer. 2024;10:e53440. https://doi.org/10.2196/53440.

Bradt J, Dileo C, Myers-Coffman K, Biondo J. Music interventions for improving psychological and physical outcomes in people with cancer. Cochrane Database Syst Rev. 2021;10(10):CD006911. https://doi.org/10.1002/14651858.CD006911.pub4.

Bradt J, Leader A, Worster B, Myers-Coffman K, Bryl K, Biondo J, Schneible B, Cottone C, Selvan P, Zhang F. Music therapy for pain management for people with advanced cancer: a randomized controlled trial. Psychooncology. 2024;33:e70005. https://doi.org/10.1002/pon.70005F.

Carlson LE, Ismaila N, Addington EL, et al. Integrative oncology care of symptoms of anxiety and depression in adults with cancer: society for integrative oncology-ASCO guideline. J Clin Oncol. 2023;41:4562–91. https://doi.org/10.1200/JCO.23.00857.

Chang L, Wang Y, Zhang J, Zhao W, Li X, Yang L. Effect of music therapy combined with aerobic exercise on sleep quality among breast cancer patients undergoing chemotherapy after a radical mastectomy: a randomized controlled trial. BMC Womens Health. 2024;24:408. https://doi.org/10.1186/s12905-024-03241-6.

Chen HH, Lai CH, Hou YJ, Kuo LT. The efficacy of music intervention in patients with cancer receiving radiation therapy: a systematic review and meta-analysis. Cancers (Basel). 2025;17:691. https://doi.org/10.3390/cancers17040691.

Clemens P, Szeverinski P, Tschann P, Dietl M, Gurk J, Kowatsch M, Tucek G, de Vries A. Physical and nonphysical effects of weekly music therapy intervention on the condition of radiooncology patients. Strahlenther Onkol. 2023;199:268–77. https://doi.org/10.1007/s00066-022-02033-x.

Desai K, Liou K, Liang K, Seluzicki C, Mao JJ. Availability of integrative medicine therapies at national cancer institute-designated comprehensive cancer centers and community hospitals. J Altern Complement Med. 2021;27:1011–3. https://doi.org/10.1089/acm.2021.0102.

Gencer D, Diel A, Klotzbach K, Christians K, Rauch M, Meissner R, Weiß C, Hofmann WK, Hofheinz RD. Cancer patients and music: (prospective) results from a survey to evaluate potential complementary treatment approaches. J Cancer Res Clin Oncol. 2019;145:2141–8. https://doi.org/10.1007/s00432-019-02959-3.

Harper FWK, Heath AS, Moore TF, Kim S, Heath EI. Using music as a tool for distress reduction during cancer chemotherapy treatment. JCO Oncol Pract. 2023;19:1133–42. https://doi.org/10.1200/OP.22.00814.

Institut für Qualität und Wirtschaftlichkeit im Gesundheitswesen (IQWiG), Hrsg. HTA kompakt: Das Wichtigste verständlich erklärt. Krebs: Kann eine begleitende Musiktherapie zu besseren Behandlungsergebnissen beitragen? HTA-Nummer HT17-02. Version 1.0 Stand:13.06.2019. Köln: IQWiG.

Köhler F, Martin ZS, Hertrampf RS, Gäbel C, Kessler J, Ditzen B, Warth M. Music therapy in the psychosocial treatment of adult cancer patients: a systematic review and meta-analysis. Front Psychol. 2020;11:651. https://doi.org/10.3389/fpsyg.2020.00651. Erratum in: Front Psychol. 2020; 11:2095. https://doi.org/10.3389/fpsyg.2020.02095.

Li Y, Ji S, Tao Y, Wang H, Wen Z, Liu L, Zhang X. The effect of music therapy on anxiety, depression, pain and sleep quality of lung cancer patients: a systematic review and meta-analysis. Support Care Cancer. 2025;33:169. https://doi.org/10.1007/s00520-025-09213-2.

Løkken BI, Merom D, Sund ER, Krokstad S, Rangul V. Association of engagement in cultural activities with cause-specific mortality determined through an eight-year follow up: The HUNT Study, Norway. PLoS One. 2021;16:e0248332. https://doi.org/10.1371/journal.pone.0248332.

Luo T, Zhang S, Zhao M, Song H, Wang S, Han J. Efficacy of music therapy on quality of life in cancer patients: a systematic review and meta-analysis. Psychooncology. 2025;34:e70165. https://doi.org/10.1002/pon.

Lyman GH, Greenlee H, Bohlke K, et al. Integrative therapies during and after breast cancer treatment: ASCO endorsement of the SIO clinical practice guideline. J Clin Oncol. 2018;36:2647–55. https://doi.org/10.1200/JCO.2018.79.2721.

Nakaya N, Yamasato A, Kondo M, Okino S, Kitano A, Tsuda B, Tokuhara M, Yamamoto K. Music therapy preferences among breast cancer patients undergoing perioperative chemotherapy: from qualitative insight to quantitative evidence. Int J Clin Oncol. 2025. https://doi.org/10.1007/s10147-025-02872-5. Epub ahead of print.

Nardone V, Vinciguerra C, Correale P, Guida C, Tini P, Reginelli A, Cappabianca S. Music therapy and radiation oncology: state of art and future directions. Complement Ther Clin Pract. 2020;39:101124. https://doi.org/10.1016/j.ctcp.2020.101124.

Nguyen KT, Xiao J, Chan DNS, Zhang M, Chan CWH. Effects of music intervention on anxiety, depression, and quality of life of cancer patients receiving chemotherapy: a systematic review and meta-analysis. Support Care Cancer. 2022;30:5615–26. https://doi.org/10.1007/s00520-022-06881-2.

O'steen L, Lockney NA, Morris CG, Johnson-Mallard V, Pereira D, Amdur RJ. A prospective randomized trial of the influence of music on anxiety in patients starting radiation therapy for cancer. Int J Radiat Oncol Biol Phys. 2021;109:670–4. https://doi.org/10.1016/j.ijrobp.2020.09.048.

Rossetti A, Chadha M, Torres BN, Lee JK, Hylton D, Loewy JV, Harrison LB. The impact of music therapy on anxiety in cancer patients undergoing simulation for radiation therapy. Int J Radiat Oncol Biol Phys. 2017;99:103–10. https://doi.org/10.1016/j.ijrobp.2017.05.003.

Deutsche Gesellschaft für Palliativmedizin e. V. (DGP), Hrsg. S3-Leitlinie Palliativmedizin für Patienten mit einer nicht heilbaren Krebserkrankung. Langversion 2.2 – September 2020. AWMF-Registernummer: 128-001OL. https://register.awmf.org/de/leitlinien/detail/128-001OL. Zugegriffen: 03. Mai 2026.

Deutsche Krebsgesellschaft e. V. (DKG), Hrsg. S3-Leitlinie Psychoonkologische Diagnostik, Beratung und Behandlung von erwachsenen Krebspatient*innen. Version 2.1 – August 2023. AWMF-Registernummer: 032-051OL. https://register.awmf.org/de/leitlinien/detail/032-051OL. Zugegriffen: 03. Mai 2026.

Tang H, Chen L, Wang Y, Zhang Y, Yang N, Yang N. The efficacy of music therapy to relieve pain, anxiety, and promote sleep quality, in patients with small cell lung cancer receiving platinum-based chemotherapy. Support Care Cancer. 2021;29:7299–306. https://doi.org/10.1007/s00520-021-06152-6.

Yang T, Wang S, Wang R, Wei Y, Kang Y, Liu Y, Zhang C. Effectiveness of five-element music therapy in cancer patients: a systematic review and meta-analysis. Complement Ther Clin Pract. 2021;44:101416. https://doi.org/10.1016/j.ctcp.2021.101416.

Yun H, Sun L, Mao JJ. Growth of integrative medicine at leading cancer centers between 2009 and 2016: a systematic analysis of NCI-designated comprehensive cancer center websites. J Natl Cancer Inst Monogr. 2017;2017(52):lgx004. https://doi.org/10.1093/jncimonographs/lgx004.

# Musik in der Palliativmedizin 13

## Inhaltsverzeichnis



**HTA-Bericht**

Zur Musiktherapie im palliativen Setting liegt ein HTA-Bericht (HTA = Health Technology Assessment) des Deutschen Instituts für Medizinische Dokumentation und Information (DIMDI) vor (Korczak et al. 2013). Es wurde deutsche und englische Literatur aus dem Zeitraum 2007 bis einschließlich Juli 2012 berücksichtigt. Die Autoren kamen zu folgenden Ergebnissen: Die Anzahl der Studien, die die Effektivität des Einsatzes von Musiktherapie prüften, war äußerst gering. Zur Beurteilung der Musiktherapie im palliativen Setting verblieben aus medizinischer Sicht letztlich 5 Studien. Über die Schwierigkeiten einer Untersuchung im palliativen Setting hinaus zeigten sich in den Studien erhebliche Qualitätsmängel, die Zweifel an der Reliabilität und Validität der Ergebnisse hervorriefen. Zusammenfassend betrafen die wesentlichen Mängel der Primärstudien, die diesem Bericht zugrunde lagen, den gesamten Forschungsprozess: Kleine oder schlecht beschriebene Stichproben, eine mangelhafte oder unklare Randomisierung, die Interventionen, die Erhebungs- und Auswertungsmethoden sowie die Darstellung der Ergebnisse.

Die musiktherapeutischen Interventionen beschränkten sich üblicherweise auf eine Sitzung. Die Dauer der nur teilweise kontrollierten Interventionen reichte von rund 20 bis 60 min, wobei die wenigen berichteten Effekte größtenteils auf Selbsteinschätzungen der Patienten anhand von Einzel-Items beruhten. Zum Problem der eingeschränkten Reliabilität von Einzel-Items kam hinzu, dass die kurzen Zeitabstände zwischen Prä- und Post-Messung die Verzerrungstendenz bei Selbstberichten noch verschärfen können. Messwiederholungen zur Erhebung nachhaltigerer Effekte fanden nicht statt. Die Schlussfolgerung des HTA-Berichts war:


E. S. Debus, R. T. Grundmann, *Musik in der operativen Medizin, Anästhesie und Onkologie*, https://doi.org/10.1007/978-3-662-73519-0_13

Die Qualität der durch die elektronische Datenbanksuche zur Musiktherapie in der Palliativmedizin gefundenen Studien ist sehr niedrig. Der Aussagegehalt der Studien steht in einem deutlichen qualitativen Missverhältnis zu den hypothetisierten Wirkungen der Musiktherapie. Der HTA-Bericht zeigt, dass der palliativmedizinische Einsatz der Musiktherapie trotz ihrer Kosten-effektivität und ihres nicht-invasiven Charakters bislang empirisch kaum zu rechtfertigen ist. Schwache Evidenz für ihre Wirksamkeit liegt nur in Bezug auf einzelne Outcome-Kriterien unmittelbar nach der Intervention vor, nicht jedoch für länger anhaltende Effekte. Sie beschränkt sich hauptsächlich auf den Bereich der Lebensqualität sowie vereinzelt auf die Entspannung und Stimmung der Patienten. Beim Großteil der Outcome-Kriterien zeigen sich dagegen keine oder inkonsistente Effekte, soweit die Darstellung der Ergebnisse in den Studien hierzu überhaupt eine Aussage zulässt. Es bedarf qualitativ hochwertiger Studien, damit eine evidenzbasierte Empfehlung für den Einsatz der Musiktherapie in der Palliativmedizin abgegeben werden kann. Die Durchführung von randomisierten kontrollierten Studien (RCTs) stellt bei dieser Population eine methodische Herausforderung dar. Die geringe Qualität der vorhandenen Studien verweist jedoch eindringlich darauf, dass bislang nur in den seltensten Fällen die Wirksamkeit musiktherapeutischer Interventionen in der Palliativmedizin standardisiert und kontrolliert geprüft wurde. Künftige Studien sollten auch die Nachhaltigkeit von Effekten untersuchen und dabei Unterschieden in der Wirkung spezifischer musiktherapeutischer Interventionen nachgehen. Weitere Studien zur Theta-Musik im Vergleich mit herkömmlichen Interventionen würden sich in diesem Zusammenhang anbieten.

**Anmerkung:** „Theta-Musik" bezieht sich auf Musik, die gezielt dafür komponiert oder ausgewählt wird, um Gehirnwellen im sog. Theta-Frequenzbereich anzuregen oder zu begleiten. Theta-Wellen sind Gehirnwellen mit einer Frequenz von etwa 4–8 Hz (Schwingungen pro Sekunde). Sie treten typischerweise auf in Zuständen wie Tiefenentspannung, Meditation, Traumzustand/REM-Schlaf (REM = rapid eye movement), hypnagogischem Zustand (Übergang zwischen Wachsein und Schlaf). Theta-Musik enthält häufig binaurale Beats oder isochrone Töne, die diesen Frequenzbereich anregen sollen. Die Musik ist meist langsam, harmonisch, oft ambient oder sphärisch, ohne starken Rhythmus oder Gesang. Ziel ist es, einen Zustand von Tiefenentspannung, Kreativität, emotionaler Öffnung oder innerer Einkehr zu fördern.

> Die Schlussfolgerung des HTA-Berichts war: Die Qualität der gefundenen Studien zur Palliativmedizin ist sehr niedrig. Der palliativmedizinische Einsatz der Musiktherapie ist trotz ihrer Kosteneffektivität und ihres nicht-invasiven Charakters bislang empirisch kaum zu rechtfertigen.

### Systematische Übersichten/Metaanalysen

Zur Wirksamkeit einer Musiktherapie in der Palliativmedizin und bei terminal kranken Patienten gibt es mehrere systematische Übersichten. Gao et al. (2019) kamen auf Basis von 11 RCTs mit insgesamt 969 Teilnehmern zu dem Schluss, dass Musiktherapie im Vergleich zur allgemeinen Palliativversorgung Schmerzen reduzieren ($P < 0{,}00001$) und die Lebensqualität ($P < 0{,}00001$) bei Patienten im Endstadium verbessern kann. Darüber hinaus werden Angst, Depression und emotionale Funktionen verbessert. Es wurden jedoch keine signifikanten Unterschiede in Bezug auf den physischen Zustand der Patienten sowie auf Müdigkeit und soziale Funktionen festgestellt.

Kritischer ist eine Metaanalyse von Huda et al. (2023). Sie umfasste 7 RCTs mit insgesamt 747 Patienten mit fortgeschrittenem Krebs. Es zeigte sich, dass Musiktherapie das spirituelle Wohlbefinden signifikant verbessern kann, mit einer mittleren Differenz von 0,43 (95 %-Konfidenzintervall [95 %-KI]: 0,25 bis 0,61, $P < 0{,}001$) in der Interventionsgruppe im Vergleich zur Kontrollgruppe. Allerdings wurden keine signifikanten Gruppenunterschiede zwischen Interventions- und Kontrollgruppe für die Lebensqualität ($P = 0{,}11$), Schmerz ($P = 0{,}20$) und psychische Belastung ($P = 0{,}81$) festgestellt. Musiktherapie kann nach dieser Analyse effektiv das spirituelle Wohlbefinden von Patienten in der Palliativversorgung verbessern. Ihre positiven Effekte auf Lebensqualität, Schmerzen und psychische Belastung sind jedoch minimal.

Der Wirksamkeit einer Musiktherapie, Aromatherapie und Massagetherapie in der Palliativversorgung von Patienten am Lebensende gingen Jodie et al. (2025) in einer systematischen Übersicht nach. 16 Studien bewerteten eine Musiktherapie, 4 Aromatherapie und Massagetherapie. Die am häufigsten berichteten Ergebnisse bezogen sich auf Schmerzen, Angstzustände, Wohlbefinden und Lebensqualität. In den untersuchten Studien hatten Musiktherapie und Massagetherapie die potenziell größten Vorteile für eine Reihe von Ergebnisparametern, darunter Schmerzen und Lebensqualität. Die Studien, die qualitative halbstrukturierte Interviews verwendeten, berichteten hauptsächlich über positive Ergebnisse, insbesondere in Bezug auf Lebensqualität und Wohlbefinden der Patienten. Limitierend für die Aussagen dieser Übersicht sind die inkludierten Studien: Es wurden auch retrospektive Studien und solche mit gemischtem Design eingeschlossen.

> Musiktherapie kann das spirituelle Wohlbefinden von Patienten in der Palliativversorgung verbessern. Hinsichtlich des Einflusses auf Schmerzen und Lebensqualität sind die Aussagen der Übersichten nicht einheitlich.

**Studien**

Warth et al. (2015a) berichteten über eine RCT, in der 84 Patienten einer Palliativstation einer von 2 Untersuchungsgruppen zugeteilt wurden. Die Musiktherapie bestand aus 2 Sitzungen mit einer live gespielten musikalischen Entspannungstechnik. Die musikalisch gestützte Entspannungsübung wurde von ausgebildeten Musiktherapeuten entsprechend eines standardisierten Ablaufplans unter Verwendung von Monochord und Stimme umgesetzt. Das Monochord ist ein zu Therapiezwecken entwickeltes Instrument, bestehend aus einem rechteckigen Holzkörper mit 24 gleichgestimmten Saiten. Bei gleichförmigem Spiel erzeugt das Instrument einen atmosphärischen und obertonreichen Klang. Patienten in der Kontrollgruppe hörten jeweils eine gesprochene Entspannungsübung. Die musiktherapeutische Behandlung erwies sich in Kovarianzanalysen als überlegen hinsichtlich der Verbesserung von Entspannung ($F = 13{,}7$; $p < 0{,}001$) und Wohlbefinden ($F = 6{,}41$; $p = 0{,}01$). Der entspannungsfördernde Effekt wurde durch einen signifikant stärkeren Anstieg hochfrequenter Oszillationen in der Herzfrequenz gestützt ($F = 8{,}13$; $p = 0{,}01$). Hinsichtlich der Schmerzreduktion zeigten sich keine signifikanten Unterschiede ($F = 0{,}4$; $p = 0{,}53$). Auf der Lebensqualität-Skala „Fatigue" wurde durch Musiktherapie eine signifikant stärkere Symptomreduktion erzielt ($F = 4{,}74$; $p = 0{,}03$). Die Autoren folgerten, dass Musiktherapie eine effektive Maßnahme mit geringen Abbruchraten zur Förderung von Entspannung und Wohlbefinden von unheilbar erkrankten Menschen in der palliativmedizinischen Versorgung sei.

Warth et al. (2015b) untersuchten des Weiteren, ob methodische Strategien aus einem zuvor durchgeführten Studiendesign auf die Bewertung der psychologischen und physiologischen Auswirkungen einer Musiktherapie mit vibroakustischer Stimulation in der Palliativpflege übertragen werden können. Eine mögliche Begründung für den Einsatz vibroakustischer Stimulation im medizinischen Kontext ist die Annahme, dass musikalische und emotionale Erfahrungen intensiviert werden können, wenn eine Person Musik nicht nur hört, sondern die taktile Vibration wahrnimmt. Im Rahmen der musiktherapeutischen Entspannungsintervention dieser Studie wurde ein „Singing Chair" für das Live-Musizieren eingesetzt. Ein „Singing Chair" ist ein speziell für therapeutische Zwecke entwickeltes Musikinstrument. Die Saiten befinden sich an der Rückseite des Stuhls und übertragen ihre Vibrationen über den Stuhl direkt auf den Körper der sitzenden Person. So wird die taktil wahrnehmbare Schwingung (vibroakustische Stimulation) direkt vom Körper gespürt, während gleichzeitig die Musik hörbar ist. Neun Teilnehmer mit fortgeschrittenem Krebs nahmen an einzelnen Musiktherapiesitzungen teil, die jeweils 30 min dauerten. Die Live-Musiktherapieintervention umfasste Gesang- und vokale Improvisation. Visuelle Analogskalen (VAS) wurden verwendet, um die Selbsteinschätzung von Schmerzen, Entspannung und Wohlbefinden vor und nach jeder Sitzung zu bewerten. Während der Intervention wurde kontinuierlich die Herzfrequenzvariabilität als Maß für die autonome Funktion aufgezeichnet. Die Datenerhebung wurde durch ein halbstrukturiertes Interview ergänzt, um subjektive Erfahrungen genauer zu untersuchen. Die Durchführbarkeit wurde definiert als die Fähigkeit, 80 % der Sitzungen gemäß dem Studienprotokoll durchzuführen. Das Kriterium der Durchführbarkeit wurde in dieser Studie nicht erfüllt. Die physiologischen Daten wiesen hohe Ausfallraten auf, was höchstwahrscheinlich auf Bewegungsartefakte und eine verminderte periphere Durchblutung in den Extremitäten einiger Teilnehmer zurückzuführen war. Die Untersuchung der individuellen Verläufe ergab, dass die vibroakustische Stimulation einen Einfluss auf die autonome Reaktion haben kann. Richtung und Mechanismen der Wirkungen müssen jedoch in zukünftigen Studien weiter untersucht werden.

> In dieser Pilotstudie (Warth et al. 2015b) war die Musiktherapie mittels vibroakustischer Stimulation im „Singing Chair" bei Palliativpatienten nicht therapeutisch umsetzbar.

In einer anderen Publikation berichteten Warth et al. (2021) über eine randomisierte Multizenterstudie mit insgesamt 104 Patienten, in der die Wertigkeit einer biografischen Musiktherapie bei Patienten in der Palliativversorgung geprüft wurde. In der Therapiegruppe wurde die sog. SOL-Intervention (SOL = Song of Life) angewendet. Die SOL-Intervention war eine neue, im Rahmen eines Pilotprojekts getestete Musiktherapietechnik, bei der der Therapeut und der Patient in der 1. Sitzung ein biografisch bedeutsames und emotional bewegendes Lied auswählten. Dieses Lied wurde dem Patienten in der 2. Sitzung vom Therapeuten live im Stil eines Schlaflieds (d. h. 3/4- oder 6/8-Takt, langsames Tempo) mit Gitarre oder E-Piano und Gesang vorgespielt, während die Sitzung audio-aufgezeichnet wurde. Eine CD oder ein USB-Stick mit der bearbeiteten Aufnahme wurde dem Patienten in der 3. Sitzung als mögliches Vermächtnis übergeben. Sowohl der Patient als auch der Therapeut hörten sich die Aufnahme an und reflektierten über Gefühle und Erinnerungen, geleitet von vorab festgelegten Fragen. Die Gespräche in der letzten Sitzung wurden erneut audio-aufgezeichnet. Die Sitzungen in der Kontrollgruppe bestanden aus 3 standardisierten Entspannungsinterventionen mit den Schwerpunkten (a) Muskelentspannung, (b) Atmung und (c) imaginäre Reise sowie einer kurzen Befragung am Ende jeder Sitzung. In beiden Gruppen erfolgten die Sitzungen vorzugsweise an 3 aufeinanderfolgenden Tagen. Es wurden keine signifikanten Unterschiede hinsichtlich der psychologischen und allgemeinen Lebensqualität festgestellt, aber die Teilnehmer von der SOL-Intervention berichteten über ein signifikant höheres spirituelles Wohlbefinden ($p = 0{,}04$) und eine höhere Ich-Integrität ($p < 0{,}01$) sowie geringere Belastungen ($p = 0{,}05$) als die Patienten in der Kontrollgruppe. Sowohl die Zufriedenheit der Patienten als auch die ihrer Familienangehörigen mit der Behandlung war nach der SOL-Intervention höher, mit großen Effekten zwischen den Gruppen bei den Items, die nach Sinnhaftigkeit ($d = 0{,}96$) und Bedeutung ($d = 1{,}00$) fragten.

> Die Autoren folgerten, dass die SOL-Intervention eine wirksame und sinnvolle biografische Musiktherapie-Intervention ist, um die psychospirituelle Integration bei unheilbar kranken Patienten zu fördern.

Ziel einer prospektiven Studie von Preissler et al. (2016) war es, die bevorzugten Themen und psychosozialen Bedürfnisse von Krebspatienten im Endstadium während der Musiktherapie zu ermitteln. Die Musiktherapie wurde in Einzelsitzungen (Einzeltherapie) unter Verwendung verschiedener musiktherapeutischer Techniken durchgeführt, die als rezeptive und aktive Methoden kategorisiert wurden. Die musiktherapeutische Intervention bestand aus mindestens 2 Sitzungen. Die 1. Sitzung wurde dem Patienten innerhalb von 2 Werktagen nach der Aufnahme in die Palliativstation angeboten. Die Intervention endete mit der Entlassung des Patienten, seinem Tod oder dem Widerruf seiner Einwilligung. Die Patienten konnten die Häufigkeit (1 bis 3 Sitzungen pro Woche) und Dauer (20–90 min) der Therapiesitzungen selbst bestimmen und hatten die Möglichkeit, Änderungen bei Musiktherapietechniken und -inhalten in jeder Sitzung vorzubringen. Insgesamt nahmen 41 terminale Krebspatienten an der Studie teil, mit 166 Therapiesitzungen. Die qualitative Inhaltsanalyse ergab 7 Hauptkategorien therapeutisch relevanter Themen: „Zustand, Behandlung, weitere Betreuung“ in 21 % aller genannten Themen, „Bewältigung der palliativen Situation“ in 21 %, „Emotionen und Gefühle“ in 19 %, „Musik und Musiktherapie“ in 15 %, „Biografie“ in 9 %, „soziales Umfeld“ in 9 % (41/469) und „Tod, Sterben und spirituelle Themen“ in 6 %. Für die psychosozialen Bedürfnisse wurden 9 Hauptdimensionen identifiziert: „Entspannung und Trost finden“, „Kommunikation und Dialog“, „Bewältigung und Aktivierung innerer Ressourcen“, „Aktivität und Vitalität“, „Ausdruck finden“, „Selbstbewusstsein und Reflexion“, „emotionale Reaktion finden“, „Defokussierung und Ablenkung“ sowie „Struktur und Halt“, die in absteigender Reihenfolge 19 bis 7 % aller Bedürfnisse ausmachten, die während der Sitzungen auftraten. Die Folgerung war, dass sich die gewählte Musiktherapiemethode jeweils nach diesen Bedürfnissen ausrichten sollte.

Diese Arbeitsgruppe machte zu ihrer Studie weitere Angaben (Kordovan et al. 2016). Insgesamt wurden 166 musiktherapeutische Sitzungen mit 41 Patienten durchgeführt (durchschnittlich 4; Spanne: 2–10). Die durchschnittliche Sitzungsdauer betrug 41 min (Spanne: 20–70). Am häufigsten bevorzugte Methoden waren therapeutische Gespräche (84 % der Sitzungen), das Hören entspannender Musik (39 %), das Spielen eines Instruments (31 %) sowie musikgeleitete Imagination (11 %). Musiktherapie wurde in 68 % der Fälle als „hilfreich“ bewertet. Positive Effekte standen in signifikantem Zusammenhang mit der Häufigkeit ($p = 0{,}009$) und Dauer ($p = 0{,}040$) der Sitzungen, dem Leben in einer Partnerschaft ($p = 0{,}017$), dem Haben von Kindern ($p = 0{,}035$), psychoonkologischer Therapie ($p = 0{,}043$), Erfahrung mit Musiktherapie ($p = 0{,}007$), der Rolle von Musik im Leben ($p = 0{,}035$), dem Spielen eines Instruments ($p = 0{,}021$) und regelmäßigem Singen ($p = 0{,}003$).

Düzgün und Karadakovan (2024) überprüften in einer RCT die Wirkung von Musik auf Schmerzen, Angstzustände, Wohlbefinden und Funktionsfähigkeit von Krebspatienten, die in einer Palliativstation behandelt wurden. Die Studie umfasste 60 Patienten (30 Interventionen/30 Kontrollen). Die Patienten in der Interventionsgruppe erhielten insgesamt 6 Musiksitzungen à 10 min mit türkischer klassischer Musik. Es gab einen signifikanten Unterschied zwischen den mittleren Gesamtwerten für Schmerzen, Angstzustände, Wohlbefinden und Funktionsfähigkeit der Patienten in der Interventions- und Kontrollgruppe vor und nach der Musiktherapie. Die Musiktherapie senkte das Schmerzniveau.

Dong und Qu (2024) berichteten über eine retrospektive Kohortenstudie mit insgesamt 195 Patienten mit Krebs im Endstadium, die von Januar 2021 bis Dezember 2023 behandelt wurden. Die konventionelle Gruppe umfasste Patienten, die eine routinemäßige Hospizpflege erhielten, während Patienten in der Kombinationsgruppe eine routinemäßige Hospizpflege und Musiktherapie erhielten. Die Immunindikatoren, Angst- und Depressionswerte, Lebensqualitätswerte und Schlafqualitätswerte beider Gruppen wurden vor und nach der Behandlung verglichen. In der Gruppe mit Musiktherapie wurden zunächst Gespräche mit den Patienten geführt, um ihre grundlegende Situation und persönlichen Musikvorlieben zu erfassen. Anschließend wurden etwa 7 bis 10 passende Musikstücke aus der Musikbibliothek ausgewählt. Die ausgewählte Musik bestand hauptsächlich aus leichter Musik, Volksliedern und Balladen. Bevorzugt wurden Stücke mit lebhaften, melodischen und entspannenden Klängen. Während des Musikhörens lag der Patient in einer bequemen Rückenlage. Die Lautstärke der Musik betrug 30 bis 40 dB und konnte – in Abstimmung mit dem subjektiv besten Empfinden der Patienten – bis maximal 50 dB erhöht werden. Die Musiktherapie fand einmal täglich statt und dauerte jeweils 30–60 min. Nachuntersuchungen erfolgten alle 5 Tage, entweder telefonisch oder persönlich. Der Beobachtungszeitraum betrug 1 Monat, in dem die klinische Wirksamkeit beurteilt wurde. Vor der Behandlung wurden keine signifikanten Unterschiede bei den Immunindikatoren, Angst- und Depressionswerten, Lebensqualitätswerten und Schlafqualitätswerten zwischen beiden Gruppen festgestellt ($P > 0{,}05$). Nach der Behandlung waren die Immunindikatoren Lymphozyten CD3+ und CD4+ (CD = Cluster of Differentiation) in der Musikgruppe jedoch signifikant höher als in der konventionellen Gruppe ($P < 0{,}05$); im Gegensatz dazu waren die Werte für Angst und Depression sowie der Pittsburgh Sleep Quality Index (PSQI) in der Musikgruppe niedriger als in der konventionellen Gruppe ($P < 0{,}05$). Schließlich waren die Werte der Kurzversion des Lebensqualitätsindex der Weltgesundheitsorganisation in allen Bereichen in der Musikgruppe signifikant höher als in der konventionellen Gruppe; darüber hinaus war der Rückgang der Werte in den Bereichen körperliche, psychische und soziale Beziehungen in der Musikgruppe geringer als in der konventionellen Gruppe ($P < 0{,}05$).

In dieser Studie konnte eine Musiktherapie bei Patienten mit Krebs im Endstadium den Immunstatus, die Lebensqualität und den Schlaf verbessern sowie Ängste und Depressionen lindern.

Graham-Wisener et al. (2018) untersuchten das Angebot, die Rolle und die wahrgenommene Wirkung von Musiktherapeuten in Großbritannien bei der Unterstützung von Patienten mit palliativer Versorgung am Lebensende und deren Familien. Basis war eine Umfrage über die Mailingliste der British Association for Music Therapy (BAMT). 50 von 745 Mitgliedern antworteten und gaben an, derzeit mit Personen zu arbeiten, die palliative Versorgung am Lebensende benötigten. Nur eine Minderheit der Musiktherapeuten erhielt eine gesetzliche Finanzierung für ihre Tätigkeit. Am häufigsten wurden Erwachsene mit neurologischen Erkrankungen, Krebserkrankungen und Demenz unterstützt. Das am häufigsten genannte therapeutische Ziel war die Unterstützung psychologischer Bedürfnisse (100 %), gefolgt von der Förderung der Lebensqualität (93 %). Das am seltensten angegebene therapeutische Ziel war, den Personen zu helfen, bis zum Tod so aktiv wie möglich zu bleiben (34 %). Obwohl die Antworten darauf hindeuten, dass das Angebot von Musiktherapie in britischen Palliativeinrichtungen in den letzten 10 Jahren zugenommen hat, belegt der Mangel an nachhaltiger Finanzierung, dass diese Leistung in Großbritannien nicht durchgängig verfügbar ist.

Baroni et al. (2025) führten eine Umfrage zur Musiktherapie in italienischen Hospizeinrichtungen durch. Die Antworten von 125 (von insgesamt 297) Hospizen konnten ausgewertet werden. In 62 der antwortenden Einrichtungen (49,6 %) wurden Musikinterventionen angeboten, von einem Musiktherapeuten allerdings nur in 27 Einrichtungen (43,5 %). Bezogen auf die Gesamtzahl der Hospize hätten demnach nur 9,2 % aller Hospizen einen Musiktherapeuten beschäftigt.

Für Deutschland liegt eine Umfrage bei 259 Hospizeinrichtungen vor, von denen 148 (57 %) antworteten (Volberg et al. 2024). Ein Fünftel der Einrichtungen gaben an, keine alternativen Behandlungsmethoden einzusetzen, umgekehrt berichteten 36/147 (24,3 %) bei der Schmerzbehandlung auch Musiktherapie einschließlich Klangschalentherapie zu verwenden.

> In einer Umfrage berichteten 24,3 % der Hospize in Deutschland bei der Schmerzbehandlung auch Musiktherapie einzusetzen.

**Anmerkung:** Klangschalentherapie ist eine Form der Klangtherapie, bei der Klangschalen – meist aus Metall – verwendet werden, um körperliches, emotionales und geistiges Wohlbefinden zu fördern. Jede Schale erzeugt harmonische Schwingungen, die als Obertöne hörbar sind. Die Schwingungen können eine Tiefenentspannung im Körper fördern und Muskelverspannungen lösen. Der Klang soll Emotionen regulieren, Stress reduzieren und ein Gefühl von Ruhe erzeugen.

**Fazit für die Praxis**

- Musiktherapie kann das spirituelle Wohlbefinden von Patienten in der Palliativversorgung verbessern. Ihre positiven Effekte auf Lebensqualität, Schmerzen und psychische Belastung sind jedoch unzureichend geprüft.
- (Randomisierte) Studien zu langanhaltenden Effekten fehlen und sollten initiiert werden.
- Bei Durchführung der Musiktherapie in Palliativeinrichtungen und Hospizen sollten die therapeutischen Ziele hinsichtlich der psychologischen Bedürfnisse, der Schmerzen und der Förderung der Lebensqualität genau definiert, die Methodik beschrieben und der Therapierfolg in einem Krankenblatt längerfristig dokumentiert werden. Nur so lässt sich die bisherige Zurückhaltung bei den Kostenträgern argumentativ überwinden.

## Literatur

Baroni M, Tsiris G, Marzi A, Barbero N, Guido A, Murachelli C, Marvulli T, Nosenzo MC, Scamuzzi E, Giordano F. Music therapy in adult hospices: a national multicentre survey. BMJ Support Palliat Care. 2025;15:805–12. https://doi.org/10.1136/spcare-2025-005418.

Dong J, Qu Y. Therapeutic effect of music therapy on patients with end-stage cancer: a retrospective study. Noise Health. 2024;26:82–7. https://doi.org/10.4103/nah.nah_104_23.

Düzgün G, Karadakovan A. Effect of music on pain in cancer patients in palliative care service: a randomized controlled study. Omega (Westport). 2024;88:1085–100. https://doi.org/10.1177/00302228211059891.

Gao Y, Wei Y, Yang W, Jiang L, Li X, Ding J, Ding G. The effectiveness of music therapy for terminally ill patients: a meta-analysis and systematic review. J Pain Symptom Manage. 2019;57:319–29. https://doi.org/10.1016/j.jpainsymman.2018.10.504.

Graham-Wisener L, Watts G, Kirkwood J, Harrison C, McEwan J, Porter S, Reid J, McConnell TH. Music therapy in UK palliative and end-of-life care: a service evaluation. BMJ Support Palliat Care. 2018;8:282–4. https://doi.org/10.1136/bmjspcare-2018-001510.

Huda N, Banda KJ, Liu AI, Huang TW. Effects of music therapy on spiritual well-being among patients with advanced cancer in palliative care: a meta-analysis of randomized controlled trials. Semin Oncol Nurs. 2023;39:151481. https://doi.org/10.1016/j.soncn.2023.151481.

Jodie F, Anna K, Ursula W. Effectiveness of music therapy, aromatherapy, and massage therapy on patients in palliative care with end-of-life needs: a systematic review. J Pain Symptom Manage. 2025;69:102–13. https://doi.org/10.1016/j.jpainsymman.2024.07.024.

Korczak D, Schneider M, Wastian M, Wastian M. Musiktherapie im palliativen setting. Schriftenreihe Health Technology Assessment, Bd. 128. ISSN: 1864-9645. 1. Aufl. 2013. https://doi.org/10.3205/hta000113L.

Kordovan S, Preissler P, Kamphausen A, Bokemeyer C, Oechsle K. Prospective study on music therapy in terminally ill cancer patients during specialized inpatient palliative care. J Palliat Med. 2016;19:394–9. https://doi.org/10.1089/jpm.2015.0384.

Preissler P, Kordovan S, Ullrich A, Bokemeyer C, Oechsle K. Favored subjects and psychosocial needs in music therapy in terminally ill cancer patients: a content analysis. BMC Palliat Care. 2016;15:48. https://doi.org/10.1186/s12904-016-0122-7.

Volberg C, Schmidt-Semisch H, Maul J, Nadig J, Gschnell M. Pain management in German hospices: a cross-sectional study. BMC Palliat Care. 2024;23:7. https://doi.org/10.1186/s12904-023-01291-5.

Warth M, Keßler J, Hillecke TK, Bardenheuer HJ. Music therapy in palliative care. Dtsch Arztebl Int. 2015a;112:788–94. https://doi.org/10.3238/arztebl.2015.0788.

Warth M, Kessler J, Kotz S, Hillecke TK, Bardenheuer HJ. Effects of vibroacoustic stimulation in music therapy for palliative care patients: a feasibility study. BMC Complement Altern Med. 2015b;15:436. https://doi.org/10.1186/s12906-015-0933-8.

Warth M, Koehler F, Brehmen M, Weber M, Bardenheuer HJ, Ditzen B, Kessler J. "Song of Life": results of a multicenter randomized trial on the effects of biographical music therapy in palliative care. Palliat Med. 2021;35:1126–36. https://doi.org/10.1177/02692163211010394.

# Was ist Musiktherapie?

# 14

## Inhaltsverzeichnis



## 14.1 Musiktherapie in Deutschland: Deutsche Musiktherapeutische Gesellschaft (DMTG)

**Definition**
Musiktherapie ist der gezielte Einsatz von Musik im Rahmen der therapeutischen Beziehung zur Wiederherstellung, Erhaltung und Förderung seelischer, körperlicher und geistiger Gesundheit. Musiktherapie ist eine praxisorientierte Wissenschaftsdisziplin, die in enger Wechselwirkung zu verschiedenen Wissenschaftsbereichen steht, insbesondere der Medizin, den Gesellschaftswissenschaften, der Psychologie, der Musikwissenschaft und der Pädagogik. Der Begriff „Musiktherapie" ist eine summarische Bezeichnung für unterschiedliche musiktherapeutische Konzeptionen, die ihrem Wesen nach als psychotherapeutisch zu charakterisieren sind, in Abgrenzung zu pharmakologischer und physikalischer Therapie. Musiktherapeutische Methoden folgen gleichberechtigt tiefenpsychologischen, verhaltenstherapeutisch-lerntheoretischen, systemischen, anthroposophischen und ganzheitlich humanistischen Ansätzen.

Schwerpunkt bei den meisten Musiktherapierichtungen ist die *aktive Musiktherapie*. Im aktiven Tun können eigene Gefühle auf nonverbaler Ebene vermittelt, für



E. S. Debus, R. T. Grundmann, *Musik in der operativen Medizin, Anästhesie und Onkologie*, https://doi.org/10.1007/978-3-662-73519-0_14

das Gegenüber und sich selbst hörbar gemacht werden. Hauptsächlich wird mit der Improvisation gearbeitet. Auf musikalischer Ebene findet ein Probehandeln statt, bei dem neue Verhaltensweisen und Gefühle im geschützten Rahmen erfahrbar werden. Da der Therapeut/die Therapeutin ebenfalls aktiv mitspielt, bietet sich den PatientInnen ein reales Gegenüber mit einer z. B. unterstützenden, stärkenden oder einer konfrontierend provokativen Funktion. Die Musiktherapeuten nutzen Instrumente und Klänge oder die eigene Stimme, um im gemeinsamen Spiel etwas in Gang zu bringen, etwas mitzugestalten, Neues entstehen zu lassen und Veränderungen zu unterstützen.

Bei der *rezeptiven Musiktherapie* stehen das aktive Hören der Musik und das Aufnehmen der Schwingungen im Zentrum. Nach einer Phase der Einstimmung wird den PatientInnen entweder „live" oder über Tonträger Musik vorgespielt, die körperlich und/oder psychisch auf sie wirken kann. Es wird davon ausgegangen, dass durch die Musik subjektiv bedeutsame Erinnerungen und Assoziationen wachgerufen werden können. Die therapeutischen Prozesse werden hier angestoßen, indem nach dem gemeinsamen Hören der Musik z. B. über die entstandenen Gefühle, Körperwahrnehmungen und bildhaften Vorstellungen gesprochen wird.

Neben dem Element der Musik kommt abhängig von der musiktherapeutischen Methode das *reflektierende Gespräch* über die Gefühle hinzu, die die Musik auslöst. Einerseits wird die Qualität der Beziehung zwischen Therapeut und Patient wichtig, andererseits die Besonderheit und die Kraft des Mediums Musik genutzt. Gerade in den Bereichen, in denen die Sprache an ihre Grenzen stößt (z. B. Autismus, Wachkoma, Alzheimer-Demenz, Aphasien) gehört Musiktherapie mit ihren nonverbalen therapeutischen Möglichkeiten zu den Methoden der 1. Wahl (Deutsche Musiktherapeutische Gesellschaft (DMTG). www.musiktherapie.de. Zugriff Mai 2026).

**Studium und Ausbildung**

Es gibt in Deutschland verschiedene Wege, Musiktherapeut zu werden. Einerseits bestehen staatlich akkreditierte Hochschulstudiengänge, die mit einem Bachelor oder Master of Arts abschließen. Alternativ stehen privatrechtliche Ausbildungen zur Verfügung, die sich in einer Konferenz (Ständige Ausbildungsleiterkonferenz Musiktherapie [SAMT]) zusammengeschlossen haben, die für die Einhaltung von konsentierten Ausbildungsstandards sorgt. Grundsätzlich empfiehlt die DMtG Abschlüsse, die als Baustein zur Zertifizierung „Musiktherapeut/in DMtG" anerkannt sind.

**Kommentar**

Obwohl Musiktherapeuten in vielen psychiatrischen und psychosomatischen Kliniken sowie in Rehakliniken in Deutschland mit Patienten arbeiten, sind die Anforderungen an die Ausbildung immer noch vollkommen ungeregelt. Eine Übernahme von musiktherapeutischen Leistungen im ambulanten Bereich durch die Krankenkassen ist bis heute in Deutschland nicht möglich. Beides muss sich nach Meinung der DMtG dringend ändern. Musiktherapie wird zwar als stationäre Leistung von den Krankenkassen erstattet, nicht aber im ambulanten Bereich, sodass viele Patienten, die in der Klinik oder Rehabilitation von der Musiktherapie profitiert haben, nach ihrer Entlassung vor Problemen stehen.

Ebenso wichtig wie die Erstattungsfähigkeit der Musiktherapie ist die berufsrechtliche Regelung der Profession. „Heute kann sich im Prinzip jede und jeder nach einem Wochenendseminar Musiktherapeut nennen und ein Zertifikat vorlegen", sagte Mona Dittrich, Vorstandsmitglied der DMtG und Musiktherapeutin am SRH Klinikum Sigmaringen Kommentar im Deutschen Ärzteblatt Dienstag 15 Juli 2025.

## 14.2 Musiktherapie in Österreich

In Österreich ist die Musiktherapie in einem Bundesgesetz (Musiktherapiegesetz) geregelt. In § 6, Fassung vom 30.12.2025, heißt es:

(1) Die Musiktherapie ist eine eigenständige, wissenschaftlich-künstlerisch-kreative und ausdrucksfördernde Therapieform. Sie umfasst die bewusste und geplante Behandlung von Menschen, insbesondere mit emotional, somatisch, intellektuell oder sozial bedingten Verhaltensstörungen und Leidenszuständen, durch den Einsatz musikalischer Mittel in einer therapeutischen Beziehung zwischen einem (einer) oder mehreren Behandelten und einem (einer) oder mehreren Behandelnden mit dem Ziel
   1. Symptomen vorzubeugen, diese zu mildern oder zu beseitigen oder
   2. behandlungsbedürftige Verhaltensweisen und Einstellungen zu ändern oder
   3. die Entwicklung, Reifung und Gesundheit des (der) Behandelten zu fördern und zu erhalten oder wiederherzustellen.

(2) Die Ausübung des musiktherapeutischen Berufes besteht in der berufsmäßigen Ausführung der im Abs. 1 umschriebenen Tätigkeiten, insbesondere zum Zweck der
   1. Prävention einschließlich Gesundheitsförderung,
   2. Behandlung von akuten und chronischen Erkrankungen,
   3. Rehabilitation,
   4. Förderung von sozialen Kompetenzen einschließlich Supervision sowie
   5. Lehre und Forschung.

(3) Die berufsmäßige Ausübung der Musiktherapie ist den Musiktherapeuten (Musiktherapeutinnen) vorbehalten. Anderen Personen als Musiktherapeuten (Musiktherapeutinnen) ist die berufsmäßige Ausübung der Musiktherapie verboten. Berufsmäßige Ausübung (Berufsausübung) der Musiktherapie liegt vor, wenn Musiktherapie regelmäßig und in der Absicht betrieben wird, einen Ertrag oder sonstigen wirtschaftlichen Vorteil zur Schaffung und Erhaltung einer Lebensgrundlage einschließlich einer nebenberuflichen Einkommensquelle zu erzielen.

## 14.3 Musiktherapie in Amerika: American Music Therapy Association (AMTA)

Diese Gesellschaft schreibt zur Musiktherapie:

Musiktherapeuten müssen einen Bachelorabschluss oder einen höheren Abschluss in Musiktherapie von einer der 72 von der AMTA anerkannten Hochschulen oder Universitäten aufweisen, einschließlich 1200 h klinischer Ausbildung. Musiktherapeuten müssen außerdem das MT-BC-Zertifikat (MT-BC = Music Therapist – Board Certified) besitzen, das vom Certification Board for Music Therapists vergeben wird. Dieses Zertifikat schützt die Öffentlichkeit, indem es eine kompetente Berufsausübung sicherstellt und regelmäßige Fortbildungen verlangt. In einigen Bundesstaaten ist zusätzlich eine staatliche Zulassung für zertifizierte Musiktherapeutinnen und -therapeuten erforderlich. Musiktherapie ist ein evidenzbasiertes Gesundheitsfach mit einer soliden Forschungsgrundlage. Studiengänge in Musiktherapie erfordern Kenntnisse in Psychologie, Medizin und Musik.

Die folgenden Beispiele für den therapeutischen Einsatz von Musik stellen *keine* klinische Musiktherapie dar:

- Eine Person mit Alzheimer, die über Kopfhörer auf einem iPod ihre Lieblingslieder hört
- Gruppen wie Bedside Musicians, Musicians on Call, Music Practitioners, Sound Healers und Music Thanatologists
- Prominente, die in Krankenhäusern und/oder Schulen auftreten
- Ein Pianist, der in der Eingangshalle eines Krankenhauses spielt
- Pflegekräfte, die Hintergrundmusik für Patientinnen und Patienten abspielen
- Künstlerinnen und Künstler in Residenzprogrammen
- Kunstpädagoginnen und -pädagogen
- Ein High School Student, der in einem Pflegeheim Gitarre spielt
- Ein Chor, der auf der Kinderstation eines Krankenhauses singt

## 14.4 Musiktherapie in Großbritannien: British Association for Music Therapy (BAMT)

Diese Gesellschaft definiert die Musiktherapie wie folgt:

Musiktherapie ist eine etablierte psychologisch-klinische Intervention, die von HCPC-registrierten Musiktherapeuten (HCPC = Health and Care Professions Council) durchgeführt wird. Sie dient dazu, Menschen zu helfen, deren Leben durch Verletzung, Krankheit oder Behinderung beeinträchtigt wurde, indem sie deren psychologische, emotionale, kognitive, körperliche, kommunikative und soziale Bedürfnisse unterstützt. Musiktherapeuten nutzen die innewohnenden Eigenschaften der Musik, um Menschen jeden Alters, jeder Fähigkeit und in allen Lebensphasen zu unterstützen – von der Förderung einer gesunden Bindung zwischen Neugeborenen und ihren Eltern bis hin zur einfühlsamen und mitfühlenden palliativen Begleitung am Lebensende. Im Zentrum der Wirkweise der Musiktherapie steht die therapeutische Beziehung, die sich durch das gemeinsame Musizieren und spielerische musikalische Interagieren zwischen. Therapeut und Klient entwickelt. Dabei können verschiedene Musikstile und Instrumente – einschließlich der Stimme – zum Einsatz kommen, und die Musik ist oft improvisiert. Durch diese Form des

Musizierens können Klienten ihre eigene, einzigartige musikalische Sprache entwickeln, um die Welt zu erkunden, sich mit ihr zu verbinden und sich auszudrücken.

Da musikalische Teilhabe und Reaktion nicht ausschließlich von der Fähigkeit zu sprechen abhängen, ist Musiktherapie eine besonders wirksame klinische Intervention für Menschen, die Schwierigkeiten mit der verbalen Kommunikation haben. Für Menschen, die von einer Behinderung, Krankheit oder Verletzung betroffen sind, kann die Arbeit mit Musiktherapeuten lebensverändernd sein. Kinder mit Autismus können emotionale, soziale und kommunikative Fähigkeiten entwickeln. Eine Person mit einer erworbenen Hirnverletzung infolge eines Unfalls kann dabei unterstützt werden, ihre Sprache wiederzuerlangen. Eine ältere Person, die durch die Isolation und Verwirrung einer Demenz verängstigt ist, kann durch die kraftvoll evokative Natur der Musik wieder Zugang zu Erinnerungen finden und diese mit anderen teilen.

Musiktherapeuten weisen einen Masterabschluss in Musiktherapie auf und verfügen über ein hohes Maß an Musikalität und fachlicher Kompetenz. Wie andere Kunsttherapeuten (z. B. Kunst- oder Drama- Therapeuten) müssen qualifizierte Musiktherapeuten beim HCPC registriert sein. Dieser nationale Regulierer führt ein Register von Gesundheits- und Pflegefachkräften, die dessen Kompetenzstandards erfüllen und an dessen Standards für Verhalten, Leistung und Ethik gebunden sind.

Musiktherapeuten arbeiten in Krankenhäusern, Schulen, Förderzentren, Tagesstätten, Hospizen, Pflegeheimen, Therapiezentren, Gefängnissen und freien Praxen im gesamten Vereinigten Königreich. Sie arbeiten häufig innerhalb eines multidisziplinären Teams zusammen mit anderen Fachkräften wie Logopäden, Physiotherapeuten, Ergotherapeuten, Ärzten, Kinderärzten, Lehrkräften, Sozialarbeitern, Beratern, Psychologen sowie Psychiatern.

Der Titel „Musiktherapeut" ist gesetzlich geschützt, und nur diejenigen, die beim HCPC registriert sind, dürfen ihn führen. Registrierte Musiktherapeuten nehmen außerdem an kontinuierlicher beruflicher Weiterbildung teil, um über neue klinische Entwicklungen und Forschungsergebnisse informiert zu bleiben, die ihre Praxis unterstützen und verbessern können.

## 14.5 Internationaler Status der Musiktherapie

Zweck einer Studie von Kern und Tague (2017) war es, beschreibende Daten über die aktuelle Demografie, den Praxisstatus und klinische Trends von Musiktherapeuten zu erheben, um weltweite Förderungsbemühungen, Ausbildungsbedarf und die nachhaltige Entwicklung des Fachs zu unterstützen. Musiktherapeuten (n = 2495), die professionelle Mitglieder von Organisationen waren, die der World Federation of Music Therapy (WFMT) angehören, dienten als Stichprobe für diese internationale Querschnittsstudie, in der ein 30-teiliger Online-Fragebogen versandt wurde. Die Musiktherapeuten, die an dieser internationalen Umfrage teilnahmen, arbeiteten hauptsächlich in Einrichtungen für psychische Gesundheit (16,7 %), gefolgt von Schulen (13,6 %), geriatrischen Einrichtungen (12,3 %) und Privatpraxen (12,0 %). Die Befragten (n = 2331) betreuten über 46 spezifische Bevölkerungsgruppen, darunter Personen mit Autismus-Spektrum-Störungen (44,2 %), Entwicklungsstörungen (32,4 %) oder depressiven Störungen (31,0 %). Was das Alter der Klienten betrifft, so arbeiteten die meisten der 2319 Befragten mit Erwachsenen (52,8 %), älteren Erwachsenen (51,3 %) und Senioren (50,1 %). Ein fast gleich hoher Prozentsatz gab an, mit jungen Erwachsenen (50,6 %), Kindern/Jugendlichen (50,6 %) und Teenagern (45,7 %) zu arbeiten. Nur 38,2 % gaben an, mit Säuglingen/Kindern zu arbeiten. Während 32,7 % der 2296 Befragten durchschnittlich 21 bis 50 Klienten pro Woche in Einzel- und Gruppensitzungen betreuten, gab eine fast ähnliche Anzahl (27,2 %) an, nur 11 bis 20 Klienten pro Woche zu betreuen; 25,1 % betreuten weniger als 10 Klienten pro Woche. Im Gegensatz dazu sahen 11,1 % durchschnittlich 51–100 Klienten pro Woche und 3,8 % sogar mehr als 100 Klienten pro Woche. Basierend auf 2313 Antworten dauerten Einzelsitzungen meist 45 min (38,3 %), gefolgt von 30 min (36,2 %) und 60 min (23,7 %). Gruppensitzungen dauerten meist 60 min (38,7 %), 45 min (29,4 %) und mehr als 60 min (17,6 %). Seltener waren es weniger als 30 min (9,5 %) oder mehr als 60 min (3,9 %) bei Einzelsitzungen und 30 min (10,3 %) oder weniger als 30 min (1,6 %) bei Gruppensitzungen. Kommunikationsfähigkeiten (79,2 %), emotionale Fähigkeiten (76,1 %) und soziale Fähigkeiten (64,8 %) waren die 3 Hauptzielbereiche, auf die sich die Musiktherapeuten weltweit konzentrierten. Musikalische Fähigkeiten (25,0 %), akademische/kognitive Fähigkeiten (20,3 %), motorische Fähigkeiten (19,1 %) und spirituelle Bedürfnisse (12 %) waren ebenfalls Zielbereiche, die in den Musiktherapiesitzungen der 2256 Befragten behandelt wurden. Häufig und gleichermaßen in den Sitzungen verwendete Musiktherapietechniken waren Singen/Vokalisierung (90,3 %) und Instrumentenspiel (90,3 %). Die Befragten gaben auch an, musikalische Improvisation zu verwenden (74,3 %), gefolgt von Bewegung und Tanz (49,0 %), Musikhören (vorher aufgezeichnet 42,7 %; Live-Musik 42,1 %) und Songwriting/Komposition (40,6 %).

Zusammenfassend ist dies die weltweit größte Umfrage unter professionellen Musiktherapeuten. Anerkennung und staatliche Regulierung, angemessene Beschäftigung und Bezahlung sowie begrenzte Forschungsergebnisse stellen weiterhin Hindernisse für die globale Entwicklung dieses Fachs dar.

## Literatur

American Music Therapy Association (AMTA). What music therapy is... and is not. https://www.musictherapy.org/about/quotes/. Zugegriffen am 03.05.2026.

British Association for Music Therapy (BAMT). What is music therapy? https://www.bamt.org/music-therapy/what-is-music-therapy. Zugegriffen am 03.05.2026.

Deutsche Musiktherapeutische Gesellschaft. Was ist Musiktherapie. https://www.musiktherapie.de/musiktherapie/was-ist-musiktherapie/. Zugegriffen am 03.05.2026.

Kern P, Tague DB. Music therapy practice status and trends worldwide: an international survey study. J Music Ther. 2017;54:255–86. https://doi.org/10.1093/jmt/thx011.

Musiktherapeuten wollen qualifizierten und geregelten Zugang zum Beruf. Kommentar im Deutschen Ärzteblatt vom 15. Juli 2025. https://www.aerzteblatt.de/news/musiktherapeuten-wollen-qualifizierten-und-geregelten-zugang-zum-beruf-b0085f21-d76c-4648-b931-7d0e23598cb1. Zugegriffen am 03.05.2026.

# Techniken der Musiktherapie 15

## Inhaltsverzeichnis



## 15.1 Aktive Musiktherapie

Hier steht das Selbst-Musizieren im Mittelpunkt. Patienten und Therapeuten treten über Klang, Rhythmus und musikalische Improvisation in Kontakt.

**Freie Improvisation**

- Beschreibung: spontanes Musizieren ohne feste Struktur oder Noten, um emotionale Prozesse, Beziehungsdynamiken und unbewusste Inhalte hörbar zu machen
- Ziel: Förderung des Selbstausdrucks, nonverbale Kommunikation, Beziehungsgestaltung

Bruscia KE. Defining music therapy. 3rd ed. Glen Rock, PA: Barcelona Publishers; 2014.

Nordoff P, Robbins C. Creative music therapy: a guide to fostering clinical musicianship. 2nd ed. Glen Rock, PA: Barcelona Publishers; 2007.

**Strukturierte Improvisation**

- Beschreibung: Improvisation innerhalb eines vorgegebenen Rahmens (z. B. Tempo, Tonart, Rhythmus), um Sicherheit und Orientierung zu bieten
- Ziel: Aufbau von Kontrolle, Selbstwahrnehmung, Regulation von Emotionen



E. S. Debus, R. T. Grundmann, *Musik in der operativen Medizin, Anästhesie und Onkologie*, https://doi.org/10.1007/978-3-662-73519-0_15

Wigram T. Improvisation: methods and techniques for music therapy clinicians, educators, and students. London, Philadelphia: Jessica Kingsley Publishers; 2004.

**Songwriting/Liedgestaltung**
- Beschreibung: Patienten komponieren oder texten eigene Lieder.
- Ziel: Bearbeitung biografischer Themen, Förderung der Identität, Ausdruck von Gefühlen

Baker F, Wigram T. Songwriting: methods, techniques and clinical applications for music therapy clinicians, educators and students. London, Philadelphia: Jessica Kingsley Publishers; 2005.

**Instrumentales oder vokales Spielen bestehender Stücke**
- Beschreibung: gemeinsames Musizieren bekannter Lieder oder einfacher Melodien
- Ziel: Aktivierung, Förderung von Selbstwirksamkeit, sozialer Integration

Geretsegger M, Elefant C, Mössler KA, Gold C. Music therapy for people with autism spectrum disorder. Cochrane Database Syst Rev. 2022;5:CD004381. https://doi.org/10.1002/14651858.CD004381.pub4.

## 15.2 Rezeptive Musiktherapie

Hier steht das Hören von Musik im Vordergrund, oft kombiniert mit Gespräch, Imagination oder Bewegung.

**Geführte Imagination mit Musik (GIM = Guided Imagery and Music)**
- Beschreibung: Spezielle Methode nach Helen Bonny; Klienten hören ausgewählte klassische Musik und beschreiben ihre inneren Bilder, begleitet durch die Therapeuten.
- Ziel: Zugang zu Emotionen, inneren Bildern und unbewussten Prozessen

Bonny HL, Savary LM. Music and your mind: listening with a new consciousness. Barrytown, New York: Station Hill Press; 1990.

Grocke D., Ed. Guided Imagery and Music (GIM) and music imagery methods for individual and group therapy. London, Philadelphia: Jessica Kingsley Publishers; 2015.

**Entspannungs- und Achtsamkeitstechniken mit Musik**
- Beschreibung: Verwendung von Musik zur Unterstützung von Entspannungszuständen, Atem- oder Körperwahrnehmungsübungen
- Ziel: Reduktion von Stress, Förderung von Körperbewusstsein

Aldridge D. Music therapy research and practice in medicine: from out of the silence. London, Philadelphia: Jessica Kingsley Publishers; 1996.

**Analytische rezeptive Verfahren**

- Beschreibung: Nach dem Hören eines Musikstücks wird über Assoziationen, Emotionen und Erinnerungen gesprochen (psychoanalytisch orientiert).
- Ziel: Bewusstmachung unbewusster Konflikte, Förderung der Selbstreflexion

Tüpker R, Hrsg. Musiktherapie in Praxis, Forschung und Lehre. Band 2: Beiträge zur Theorie und Praxeologie der Musiktherapie. Stuttgart: Reichert; 2005.

## 15.3 Techniken und Klangmaterialien

Die Tabelle 15.1 bietet einen systematischen Überblick über zentrale Techniken und Klangmaterialien in der Musiktherapie und ordnet diese unterschiedlichen kulturellen und funktionalen Kontexten zu. Sie umfasst sowohl rezeptive, rekreative, improvisatorische als auch kompositionsorientierte Verfahren und zeigt deren jeweilige instrumentale und klangliche Ausprägungen. Dadurch wird deutlich, wie vielfältig musiktherapeutische Ansätze in Bezug auf Tradition, Klangquellen und methodische Zielsetzungen sein können.

| Technik/Kategorie | Instrument/Klangmaterial | Beschreibung/Herkunft |
|---|---|---|
| Rezeptive Musiktherapie (klassisch) | Werke von Bach, Mozart, Beethoven, Chopin | Klassische Musik, wird gehört und reflektiert; europäische Tradition |
| Rezeptive Musiktherapie (impressionistisch) | Debussy, Ravel | Impressionistische Musik, atmosphärische Klanglandschaften |
| Rekreative Verfahren | Klavier, Gitarre, Xylophon, Marimba, Glockenspiel | Nachspielen oder Mitsingen bestehender Musikstücke |
| Improvisation (westlich) | Klavier, Perkussion, Stimme | Spontanes Musizieren, individuell oder dialogisch |
| Improvisation (afrikanisch/ lateinamerikanisch) | Djembe, Conga, Kalimba, Berimbau, Maracas | Rhythmische Improvisation, Gruppenmusik, Bewegungsarbeit |
| Kompositionsorientierte Verfahren | Songwriting, Instrumentalkomposition, digitale Klangcollagen | Eigene Musik oder Texte erstellen, kreatives Experimentieren |
| Meditative/asiatische Musik | Ragas (Indien), Shakuhachi, Koto, Guzheng, Pipa, tibetische Klangschalen | Traditionelle asiatische Instrumente für Meditation und Klangbäder |
| Chinesische Musik | Nanguan, Erhu, Pipa, Guzheng | Traditionelle chinesische Instrumente für Ausdrucks- und Klangarbeit |
| Naturklänge | Regen, Wellen, Wind, Vogelgesang, Herzschlag | Aufnahmen oder Nachbildungen von Naturgeräuschen; Klanglandschaften |

(Fortsetzung)

| Technik/Kategorie | Instrument/Klangmaterial | Beschreibung/Herkunft |
|---|---|---|
| Alltagsgeräusche/ Körperklänge | Schritte, Uhrenticken, Maschinenlärm, Atem, Stimme, Herzschlag | Geräusche aus Umwelt oder Körper; Aufnahme oder Nachbildung |
| Digitale/elektroakustische Klänge | Ambient-Musik, binaurale Beats, Soundscapes, digitale Nachbildungen | Elektronisch erzeugte Klänge für kreative Arbeit oder Klangexperimente |
| Volksmusik (Europa) | Deutsche Volkslieder, irische Musik, Klezmer | Traditionelle Lieder zum Mitsingen oder Nachspielen |
| Volksmusik (Afrika/Asien) | Yoruba-Rhythmen, Gamelan, Taiko | Traditionelle Rhythmen und Ensembles aus Afrika oder Asien |
| Klanginstrumente für Sensorik | Regenmacher, Ocean Drum, Klangstäbe | Instrumente, die Natur- und Wassergeräusche nachbilden |
| Streichinstrumente | Violine, Cello, Erhu, Guzheng | Melodie-Instrumente für Improvisation oder Komposition |
| Blasinstrumente | Flöte, Shakuhachi, Didgeridoo | Atemabhängige Instrumente aus unterschiedlichen Kulturen |
| Schlaginstrumente/ Perkussion | Trommeln, Conga, Djembe, Bongos, Taiko, Glockenspiel | Rhythmische Basis; Improvisation und Gruppenarbeit |
| Elektronische Musikinstrumente | Synthesizer, Sampler, digitale Drum-Pads | Moderne Klangexperimente, digitale Nachbildung traditioneller Instrumente |

# AWMF-Leitlinien und Cochrane Reviews 16

## Inhaltsverzeichnis



## 16.1 AWMF-Leitlinien

**S3-Leitlinie Psychoonkologische Diagnostik, Beratung und Behandlung von erwachsenen Krebspatient*innen**

Deutsche Krebsgesellschaft e. V. (DKG) (federführend). S3-Leitlinie Psychoonkologische Diagnostik, Beratung und Behandlung von erwachsenen Krebspatient*innen. Version 2.1 – August 2023. AWMF-Registernummer: 032-051OL.

Die Empfehlungen zur Musiktherapie lauten:

- Musiktherapie sollte Krebspatient*innen zur Reduktion von Angst, Depressivität, Stress und zur Verbesserung der gesundheitsbezogenen Lebensqualität angeboten werden (Empfehlungsgrad B, Level of Evidence 1a).
- Musiktherapie kann Krebspatient*innen zur Reduktion von Schmerz in Ergänzung zu einer leitliniengerechten Schmerztherapie angeboten werden (Empfehlungsgrad 0, Level of Evidence 1a).

**S3-Leitlinie Palliativmedizin für Patienten mit einer nicht heilbaren Krebserkrankung**

Leitlinienprogramm Onkologie der Arbeitsgemeinschaft der Wissenschaftlichen Medizinischen Fachgesellschaften e. V. (AWMF), Deutschen Krebsgesellschaft e. V. (DKG) und Deutschen Krebshilfe (DKH). Federführende Fachgesellschaft Deutsche Gesellschaft für Palliativmedizin e. V. Erweiterte S3-Leitlinie Palliativ-



E. S. Debus, R. T. Grundmann, *Musik in der operativen Medizin, Anästhesie und Onkologie*, https://doi.org/10.1007/978-3-662-73519-0_16

medizin für Patienten mit einer nicht heilbaren Krebserkrankung. Langversion 2.1, 2020, AWMF-Registernummer: 128-001OL. Die Empfehlungen zur Musiktherapie lauten:

- Kreativtherapien (z. B. künstlerische Therapien wie Kunst- und Musiktherapie): Durch Unterstützung des emotionalen und spirituellen Ausdrucks sowie der Förderung von Entspannung, Schmerzlinderung und des Wohlbefindens profitieren Patienten mit einer Krebserkrankung von diesen Interventionen. Es gibt Hinweise, dass Kunsttherapie depressive Symptome reduziert. Musiktherapie kann zu einer Verbesserung der Stimmung führen (kein Empfehlungsgrad).

## 16.2 Cochrane Reviews

Die vorliegende Arbeit beschränkt sich auf die Evidenz der Musiktherapie in der operativen Medizin, Anästhesie und Onkologie. Der Vollständigkeit halber seien aber als höchstes Maß der Evidenzbewertung die Ergebnisse sämtlicher Cochrane Reviews aufgeführt, die sich mit den Indikationen der Musiktherapie befasst haben, sofern sie nicht bereits zitiert wurden, im Jahr 2010 und später publiziert wurden und ein Ergebnis präsentieren konnten.

**Musiktherapie zur Behandlung von Depressionen**
Aalbers et al. (2017) untersuchten die Auswirkungen einer Musiktherapie bei Depressionen von Menschen jeden Alters im Vergleich zur Standardbehandlung und zu psychologischen, pharmakologischen und/oder anderen Therapien. Gleichzeitig verglichen sie die Auswirkungen verschiedener Formen der Musiktherapie bei Menschen jeden Alters mit der Diagnose „Depression". Sie fanden 9 Studien mit insgesamt 421 Personen aller Altersgruppen (von Jugendlichen bis zu älteren Menschen). Die Studien verglichen die Wirkungen der Musiktherapie mit denen der üblichen Behandlung und denen der Psychotherapie. Zusätzlich wurden die Unterschiede zwischen 2 verschiedenen Formen der Musiktherapie untersucht: der aktiven (bei der die Menschen singen oder Musik spielen) und der rezeptiven (bei der die Menschen Musik hören). Sie stellten fest, dass Musiktherapie in Kombination mit der üblichen Behandlung wirksamer ist als die übliche Behandlung allein.

> Musiktherapie scheint depressive Symptome und Ängste zu reduzieren und trägt zur Verbesserung der Funktionsfähigkeit bei (z. B. bei Aufrechterhaltung der Beteiligung am Berufsleben, an Aktivitäten und Beziehungen).

Die Autoren waren sich aber nicht sicher, ob Musiktherapie besser ist als psychologische Therapie. Ob eine Form der Musiktherapie besser ist als eine andere, konnte aufgrund der geringen Anzahl identifizierter Studien und Teilnehmer nicht behauptet werden.

**Musiktherapie für Menschen mit Autismus**
Soziale Interaktion und soziale Kommunikation gehören zu den zentralen Bereichen, in denen Menschen mit Autismus-Spektrum-Störungen Schwierigkeiten haben. Die Musiktherapie nutzt Musikerlebnisse und die Beziehungen, die sich dadurch entwickeln, um Kommunikation und Ausdruck zu ermöglichen. Auf diese Weise versucht sie, einige der Kernprobleme autistischer Menschen anzugehen. Musiktherapie wird seit den frühen 1950er-Jahren bei Autismus angewendet, ihre Verfügbarkeit für autistische Personen variiert jedoch je nach Land und Einrichtung. Die Anwendung von Musiktherapie erfordert eine spezialisierte akademische und klinische Ausbildung, die Therapeuten befähigt, die Intervention an die spezifischen Bedürfnisse der einzelnen Person anzupassen.

Geretsegger et al. (2022) erstellten hierzu einen Cochrane-Review. Sie gaben an, dass in diese Aktualisierung 16 neue Studien eingingen, sodass die Evidenz in diesem Review nun auf 26 Studien mit einer Gesamtzahl von 1165 Teilnehmenden beruhte. In den Studien wurde die kurz- und mittelfristige Wirkung von musiktherapeutischen Interventionen (3 Tage bis 8 Monate) für autistische Kinder, Jugendliche und junge Erwachsene im Rahmen einer Einzel- oder Gruppentherapie untersucht. Die Musiktherapie erhöht im Vergleich zu einer Placebo-Therapie oder der Standardbehandlung wahrscheinlich die Chance auf eine Gesamtverbesserung bis zum Ende der Therapie, verbessert wahrscheinlich die Lebensqualität und den Gesamtschweregrad der Autismussymptome unmittelbar nach der Therapie und führt wahrscheinlich nicht zu mehr unerwünschten Ereignissen. Es bleibt unklar, ob die Musiktherapie eine Wirkung auf die soziale Interaktion, die nonverbale Kommunikation (Verständigung ohne Worte) und die verbale Kommunikation (Verständigung mit Worten) am Ende der Therapie hat, da die Vertrauenswürdigkeit der Evidenz niedrig bis sehr niedrig war. Gründe für die begrenzte Vertrauenswürdigkeit der Evidenz waren Probleme mit der Gestaltung der Studien und der Verblindung.

**Musiktherapie für Menschen mit Substanzstörungen**
Substanzstörung ist der fortgesetzte Konsum einer oder mehrerer psychoaktiver Substanzen, einschließlich Alkohol, trotz negativer Auswirkungen auf die Gesundheit, die Funktionsfähigkeit und die sozialen Beziehungen. Der problematische Drogenkonsum hat seit 2013 weltweit um 10 % zugenommen, und der schädliche Alkoholkonsum ist mit 5,3 % aller Todesfälle verbunden. Die direkten Auswirkungen der Musiktherapie auf den problematischen Substanzkonsum sind nicht bekannt, aber sie kann möglicherweise dazu beitragen, die damit verbundenen psychischen Symptome zu lindern und das Verlangen nach Substanzen zu verringern.

Ghetti et al. (2022) verglichen auf Basis von 21 Studien und 1984 Personen die Wirkung von Musiktherapie zusätzlich zur Standardbehandlung mit der Wirkung der Standardbehandlung allein oder der Standardbehandlung plus einer aktiven Kontrollintervention auf psychische Symptome, Substanzverlangen, Behandlungsmotivation und Motivation, clean/nüchtern zu bleiben. Sie fanden keine eindeutigen Hinweise auf einen positiven Effekt von Musiktherapie auf Depression (3 Studien, 100 Teilnehmende) oder auf die Motivation, abstinent bzw. clean zu bleiben (3 Studien, 269 Teilnehmende). Die Effektgrößen reichten von einem deutlichen positiven

Effekt bis hin zu keinem Effekt, sodass die Ergebnisse unsicher sind. Es gab keine Hinweise auf einen Nutzen in Bezug auf Angstzustände (1 Studie, 60 Teilnehmende), wobei die Ergebnisse auch hier unsicher sind. Zudem zeigte sich kein relevanter Unterschied in der Behandlungsbindung zwischen Musiktherapie plus Standardbehandlung und alleiniger Standardbehandlung (6 Studien, 199 Teilnehmende). Ein mittlerer Effekt zeigte sich in Bezug auf die Motivation zur Behandlung bzw. Veränderung, wenn Musiktherapie plus Standardbehandlung mit einer anderen aktiven Intervention plus Standardbehandlung verglichen wurde (5 Studien, 411 Teilnehmende); die Evidenzsicherheit wurde als moderat eingestuft. Die Ergebnisse dieses Reviews deuten darauf hin, dass Musiktherapie als ergänzende Behandlung zur Standardversorgung zu moderaten Reduktionen des Substanzverlangens führen und die Motivation zur Behandlung bzw. Veränderung bei Personen mit Substanzstörungen, die sich in Entgiftungs- oder kurzfristigen Rehabilitationssettings befinden, steigern kann. Eine stärkere Verringerung des Verlangens ist mit Musiktherapie-Interventionen verbunden, die länger als eine einzelne Sitzung dauern.

**Musiktherapie für Menschen mit Schizophrenie und Schizophrenie-ähnlichen Störungen**

Geretsegger et al. (2017) überprüften die Auswirkungen von Musiktherapie oder Musiktherapie als Ergänzung zur Standardbehandlung im Vergleich zu Placebo-Therapie, Standardbehandlung oder keiner Behandlung bei Menschen mit schweren psychischen Störungen wie Schizophrenie. Insgesamt waren 18 Studien mit 1215 Teilnehmern in dieser Analyse enthalten. Die Behandlungssitzungen variierten zwischen 7 und 240 Sitzungen. Moderate bis geringe Evidenz deutet darauf hin, dass Musiktherapie als Ergänzung zur Standardbehandlung den Gesamtzustand, den psychischen Zustand (einschließlich negativer und allgemeiner Symptome), die soziale Funktionsfähigkeit und die Lebensqualität von Menschen mit Schizophrenie oder Schizophrenie-ähnlichen Störungen verbessert. Die Wirkungen waren jedoch in den verschiedenen Studien uneinheitlich und hingen von der Anzahl der Musiktherapiesitzungen sowie von der Qualität der durchgeführten Musiktherapie ab. Weitere Forschung sollte sich insbesondere mit den Langzeitwirkungen der Musiktherapie, den Dosis-Wirkungs-Beziehungen sowie der Relevanz von Ergebnismaßen in Bezug auf die Musiktherapie befassen.

**Musiktherapie für Menschen mit Demenz**

Zur Bewertung der Auswirkungen musikbasierter therapeutischer Interventionen bei Menschen mit Demenz auf das emotionale Wohlbefinden (einschließlich Lebensqualität), Stimmungsstörungen oder negative Affekte (d. h. depressive Symptome und Angstzustände), Verhaltensprobleme (d. h. allgemeine Verhaltensprobleme oder neuropsychiatrische Symptome, insbesondere Unruhe oder Aggressivität), soziales Verhalten und Kognition am Ende der Therapie und 4 oder mehr Wochen nach Behandlungsende und etwaige Nebenwirkungen liegt ein Cochrane Review von van der Steen et al. (2025) vor. 30 Studien mit 1720 randomisierten Teilnehmern aus 15 Ländern wurden einbezogen. 28 Studien mit 1366 Teilnehmern lieferten Daten für Metaanalysen. Zehn Studien lieferten Daten zu Langzeitergebnissen. Die Teilnehmer litten unter Demenz unterschiedlichen Schweregrads und lebten in den meisten Studien in Einrichtungen. Sieben Studien führten eine individuelle Intervention durch, die anderen Studien führten die Intervention in Gruppen durch. Die meisten Interventionen umfassten sowohl aktive als auch rezeptive Elemente der Musikerfahrung. Im Ergebnis verbessert im Vergleich zur üblichen Versorgung die Durchführung von mindestens 5 Sitzungen einer musikbasierten therapeutischen Intervention bei Menschen mit Demenz wahrscheinlich depressive Symptome und kann am Ende der Behandlung zu einer Verbesserung der allgemeinen Verhaltensprobleme führen. Im Vergleich zu anderen Aktivitäten können musikbasierte therapeutische Interventionen am Ende der Behandlung das Sozialverhalten verbessern. Über das Ergebnis hinsichtlich der Angstzustände können keine Schlussfolgerungen gezogen werden, da die Evidenzqualität sehr gering ist. Auf weitere Ergebnisse am Ende der Behandlung hat Musiktherapie möglicherweise keine Auswirkungen. Es gab keine Hinweise auf langfristige Effekte musikbasierter therapeutischer Interventionen. Nebenwirkungen sind möglicherweise selten, jedoch waren die Studien in ihrer Berichterstattung über Nebenwirkungen inkonsistent. Zukünftige Studien sollten die Dauer der Effekte im Verhältnis zur Gesamtdauer der Behandlung und zur Anzahl der Sitzungen untersuchen.

## Literatur

Aalbers S, Fusar-Poli L, Freeman RE, Spreen M, Ket JC, Vink AC, Maratos A, Crawford M, Chen XJ, Gold C. Music therapy for depression. Cochrane Database Syst Rev. 2017;11:CD004517. https://doi.org/10.1002/14651858.CD004517.pub3.

Geretsegger M, Mössler KA, Bieleninik Ł, Chen XJ, Heldal TO, Gold C. Music therapy for people with schizophrenia and schizophrenia-like disorders. Cochrane Database Syst Rev. 2017;5:CD004025. https://doi.org/10.1002/14651858.CD004025.pub4.

Geretsegger M, Fusar-Poli L, Elefant C, Mössler KA, Vitale G, Gold C. Music therapy for autistic people. Cochrane Database Syst Rev. 2022;5:CD004381. https://doi.org/10.1002/14651858.CD004381.pub4.

Ghetti C, Chen XJ, Brenner AK, Hakvoort LG, Lien L, Fachner J, Gold C. Music therapy for people with substance use disorders. Cochrane Database Syst Rev. 2022;5:CD012576. https://doi.org/10.1002/14651858.CD012576.pub3.

van der Steen JT, van der Wouden JC, Methley AM, Smaling HJA, Vink AC, Bruinsma MS. Music-based therapeutic interventions for people with dementia. Cochrane Database Syst Rev. 2025;3:CD003477. https://doi.org/10.1002/14651858.CD003477.pub5.

# 17 Globale bibliometrische Angaben zur Musiktherapie in der Chirurgie

## Inhaltsverzeichnis



Xu et al. (2025) führten eine bibliometrische Analyse von Publikationen zur Musiktherapie in der Chirurgie von 2009 bis 2023 durch, wobei die Web of Science Core Collection (WoSCC) als primäre Datenbank verwendet wurde. Sie fanden insgesamt 479 englischsprachige Publikationen. Die Ergebnisse zeigten einen stetigen Anstieg der jährlichen Veröffentlichungen seit 2009 mit einem Höhepunkt im Jahr 2021. Die USA führten mit 31,7 % der Veröffentlichungen, gefolgt von China (17,7 %) und Italien (10 %). Deutschland lag an 4. Stelle (Tab. 17.1). Die Harvard University wurde als die Institution mit dem größten Beitrag identifiziert (3,3 % aller Publikationen), gefolgt von der Fujian Medical University und der Harvard Medical School. Das Journal of Perianesthesia Nursing war die Zeitschrift, in der am häufigsten publiziert wurde. Eine spezifisch chirurgische Zeitschrift war nicht darunter (Tab. 17.2). Weitere Daten finden sich in den Tabellen.


E. S. Debus, R. T. Grundmann, *Musik in der operativen Medizin, Anästhesie und Onkologie*, https://doi.org/10.1007/978-3-662-73519-0_17

**Tab. 17.1** Die 10 Länder, die am häufigsten zur Musiktherapie in der Chirurgie englischsprachig publizierten. (Nach Xu et al. 2025)

| Rang | Land | Anzahl (%) |
|---|---|---|
| 1 | USA | 152 (31,7) |
| 2 | Volksrepublik China | 85 (17,7) |
| 3 | Italien | 48 (10) |
| 4 | Deutschland | 32 (6,7) |
| 5 | Türkei | 32 (6,7) |
| 6 | Iran | 26 (5,4) |
| 7 | England | 24 (5,0) |
| 8 | Taiwan | 21 (4,4) |
| 9 | Kanada | 18 (3,8) |
| 10 | Niederlande | 16 (3,3) |

**Tab. 17.2** Die 10 Zeitschriften, in denen am häufigsten zur Musiktherapie in der Chirurgie publiziert wurde. (Nach Xu et al. 2025)

| Rang | Journal | Anzahl Publikationen |
|---|---|---|
| 1 | Journal of Perianesthesia Nursing | 17 |
| 2 | Complementary Therapies in Clinical Practice | 11 |
| 3 | Journal of Clinical Nursing | 10 |
| 4 | Complementary Therapies in Medicine | 9 |
| 5 | Holistic Nursing Practice | 9 |
| 6 | Pain Management Nursing | 8 |
| 7 | Cochrane Database of Systematic Reviews | 6 |
| 8 | Burns | 6 |
| 9 | Journal of Voice | 6 |
| 10 | Supportive Care in Cancer | 6 |

## Literatur

Xu X, Zhong Z, Yi Y. Global research trends in music therapy for surgery: a bibliometric analysis (2009–2023). Perioper Med (Lond). 2025;14:12. https://doi.org/10.1186/s13741-025-00496-x.

# 18 Schlussbetrachtungen und Fazit

Musik als komplementäres Therapieelement in der Medizin, speziell in chirurgischen und assoziierten Disziplinen, zählt bis heute nicht zu den allgemein etablierten und anerkannten Behandlungsmethoden – obwohl Musikinterventionen immer wieder vielversprechende Hinweise auf positive Effekte aufseiten der Patienten und Therapeuten ergeben haben. Dieses Buch möchte einen Überblick über die bisherige Datenlage und die Evidenz der veröffentlichten Studienergebnisse der letzten Jahre geben. Obwohl eine Vielzahl von Studien und Daten vorliegt – mit in den letzten Jahren deutlich steigender Tendenz –, sind die Ergebnisse häufig nicht einheitlich und widersprechen sich teilweise sogar. Dies liegt vor allem an unterschiedlichen Studiendesigns und daran, dass Endpunkte oftmals ungenügend definiert sind. Hierdurch sowie durch häufig zu kleine Gruppengrößen, unterschiedlich lange Exposition bis hin zur Überexposition von Musik, ungenügende Verbindung und damit Gefahr von Suggestion entstehen Verzerrungen, die die Aussagekraft vieler Studien zusätzlich mindern.

Musikinterventionen werden patientenseitig meist zur Schmerzreduktion und zur Anxiolyse eingesetzt. Häufige Endpunkte sind aber auch das subjektive Wohlbefinden, die Beeinflussung postoperativen Delirs und die Verbesserung der Schlafqualität. Auch wenn der Effekt der Musikinterventionen unterschiedlich und immer wieder auch nicht nachweisbar ist, so kommt auf der anderen Seite keine Studie zu negativen Ergebnissen. Vor allem aber in der Intensiv- und Palliativmedizin verdichtet sich jedoch eine positive Studienlage, sodass in diesen Bereichen Leitlinienempfehlungen verschiedener Fachgesellschaften bestehen, die sich für den Einsatz von Musikinterventionen und Musiktherapie aussprechen. Am effektivsten scheinen aktive musiktherapeutische Ansätze zu sein, bei denen Live-Musik angeboten wird („Gesundheitsmusiker"), oder aber die Patienten angehalten werden, auch selbst zu musizieren.

Neben dem Einsatz zur Behandlung von Patienten wird Musik auch auf ärztlicher Seite zur Verbesserung des operativ-technischen Outcomes chirurgischer Interventionen eingesetzt. Hier ist die Datenlage ähnlich heterogen, was vor allem


E. S. Debus, R. T. Grundmann, *Musik in der operativen Medizin, Anästhesie und Onkologie*, https://doi.org/10.1007/978-3-662-73519-0_18

daran liegt, dass im Gegensatz zur Therapie am Patienten hier die Musikintervention einer Gruppe angeboten wird. Aus den Studien haben wir gelernt, dass die besten Effekte dann erreicht werden, wenn Musik entsprechend der persönlichen Vorlieben der exponierten Personen angeboten wird – auf Patienten- und Therapeutenseite. Hier aber entsteht das Problem, dass die Vorlieben individuell ausgesprochen unterschiedlich sind. Dem Geschmack eines gesamten Teams zu entsprechen, ist praktisch nicht möglich, sodass neue Ansätze weniger auf Musik als auf Klanginterventionen (healing soundscapes) abzielen. Welche Effekte derartige Ansätze haben, werden künftige Studien zeigen.

Obwohl Musik schon in der Antike zur Therapie verschiedener Erkrankungen und Gemütszustände eingesetzt wurde und hierfür mannigfache Beispiele auch aus der Kunst existieren, ist der wissenschaftlich-akademische Ansatz zur systematischen Erforschung von Musikinterventionen noch jung. Daraus erklärt sich, dass sich Disziplinen in diesem Bereich erst langsam etablieren bzw. noch immer nicht anerkannt sind. Dies würde wahrscheinlich zu einer Verbesserung von Studiendesigns, der öffentlichen Förderung musikmedizinischer Forschung und auch zur Implementierung von Musik und Klang in bestimmten Bereichen der Medizin führen. Ein weiterer Aspekt könnte sein, dass der gesellschaftliche Wert von Musik als passive und/oder aktive Ausdrucksform eine höhere Akzeptanz in der Gesellschaft allgemein zur Förderung der sozialen Gesundheit findet und grundsätzlich besser gefördert wird.

Es war nicht das Ziel dieser Untersuchung, musiktherapeutische Techniken im Sinne eines Lehrbuchs zu beschreiben, hierzu ist die Literatur kaum überschaubar, der Literaturkompass (Stegemann et al. 2023) allein nennt aktuell 101 Standardwerke (Bücher) über die (primär) deutschsprachige Musiktherapieliteratur. Vielmehr sollte der Leser angeregt werden, sich über die Sinnhaftigkeit des Einsatzes von Musik in seinem spezifischen operativen Umfeld (Eingriffe im stationären oder ambulanten Bereich, im Operationssaal mit Chirurgen, Anästhesisten und Pflegekräften, bei Eingriffen in Vollnarkose oder Lokalanästhesie, bei Patienten auf der Allgemeinstation oder auf der Intensivstation) anhand der neuesten Studien evidenzbasiert zu informieren. Eine solche Untersuchung fehlt bisher, sodass der Einsatz von Musik im klinischen Alltag weniger auf Basis von Studienergebnissen und Leitlinienempfehlungen erfolgt als vielmehr von der subjektiven Überzeugung von Ärzten und Pflegekräften abhängig ist. Dabei wurden hier auch die Fächer inkludiert, die einen Großteil der Patienten ausmachen, die aufgrund des Leidensdrucks und langwieriger Behandlung vor, während oder nach einer operativen Intervention eine musikmedizinische Intervention benötigen könnten, dies sind vor allem onkologische Patienten und solche mit einer palliativen Therapie.

Die evidenzbasierte Bedeutung von Musik für den klinischen Alltag sollte in dieser Abhandlung dargestellt werden, deren Schwerpunkt entsprechend der Zahl der Publikationen weniger auf der Musiktherapie als vielmehr auf der Musikmedizin lag. Dies beruht auf einem Selektionsmechanismus, der dem Kosten- und Ressourcenverbrauch geschuldet ist. Die bisherigen Studien konzentrierten sich entsprechend dem Aufwand und in Anbetracht des Pflegemangels im klinischen Alltag vor allem auf Musik im Behandlungsraum und Operationssaal, auf Allgemein- und Intensivstationen, wo sich der Aufwand auf das Hören von Musik uber Kopfhörer beschränken kann. Unter diesen Voraussetzungen wird Musikhören im klinischen Alltag durchgängig als eine kostengünstige, leicht umsetzbare Intervention empfohlen.

Ob darüber hinaus spezifische musiktherapeutische Interventionen sinnvoll sind, die speziell bei der Behandlung von Angst vor, während und nach dem Eingriff, generell eine der häufigsten Indikationen, mehr bieten können als das Hören von Musik, wurde untersucht: Die Indikation kann nach heutiger Kenntnis nur vom Einzelfall abhängig gemacht werden, die Studienlage ist für generelle Aussagen ungenügend. Auffällig ist, wie wenige Studien hierzu vorliegen, die den Ansprüchen einer evidenzbasierten Medizin mit Fallzahlabschätzung, Fallzahlplanung, Kontrollgruppen, exakt definierter Zielsetzung und Follow-up genügen. Die vorliegende Untersuchung hat zu den einzelnen Kapiteln sämtliche Studien, die hierzu in PubMed in den letzten 15 Jahren publiziert wurden, untersucht. Sie demonstriert eine Wissenslücke, die die zurückhaltende Erstattungspraxis der Kostenträger verständlich werden lässt. Gleichwohl zeigen die Studien, die den Ansprüchen einer evidenzbasierten Medizin genügen, dass Musik generell für den Einsatz in der operativen Medizin empfohlen werden sollte. Im Speziellen sind dies Folgende:

1. Präoperative Phase – Angst- und Stressreduktion:
   - Patientenangst vor Operationen wird durch beruhigende Musik deutlich gesenkt.
   - Studien zeigen, dass Musik Stresshormone wie Cortisol reduzieren und das subjektive Angstempfinden senken kann.
   - Weniger Angst kann sich positiv auf den Blutdruck und die Herzfrequenz auswirken und die Narkoseeinleitung erleichtern.
2. Intraoperative Phase – Sedierung und Schmerzmanagement:
   - Bei lokaler Anästhesie oder Sedierung kann Musik die Schmerz- und Stresswahrnehmung senken.
   - Patienten berichten von weniger Unbehagen und einer ruhigeren, entspannteren Erfahrung während der Operation.
   - Auch in der Allgemeinanästhesie gibt es Hinweise, dass Musik die postoperative Schmerzwahrnehmung und den Analgetikabedarf reduzieren kann.
3. Postoperative Phase – Schmerzlinderung und Erholung:
   - Musik kann den Bedarf an Schmerzmitteln nach der Operation senken, insbesondere bei kleineren Eingriffen oder in der Aufwachphase.
   - Sie fördert Entspannung, senkt die Herzfrequenz und den Blutdruck und kann die Wundheilung indirekt begünstigen, da Stress reduziert wird.
   - Auch die postoperative Übelkeit und Unruhe können durch Musik positiv beeinflusst werden.
4. Psychosoziale Unterstützung:
   - Musik hilft Patienten, Angst, Isolation und depressive Stimmung zu bewältigen, was besonders bei längeren Krankenhausaufenthalten relevant ist.
   - Sie kann auch die Patientenzufriedenheit und das subjektive Wohlbefinden erhöhen.

5. Vorteile für das Operationsteam:
   - Hintergrundmusik kann das Stresslevel im Operationssaal reduzieren, die Konzentration steigern und ein angenehmeres Arbeitsumfeld schaffen, ohne die Patientensicherheit zu beeinträchtigen.
   - Wichtig: Lautstärke, Musikstil und Präferenzen des Teams sollten abgestimmt werden.

Wenn dieses Buch den Leser anregen würde, die positiven Einwirkungen von Musik im operativen Alltag bei seinen Patienten umzusetzen, hätte diese Untersuchung ihr Ziel erreicht.

## Literatur

Stegemann T, Lutz Hochreutener S, Schmidt HU. Eine Reise durch Praxis, Theorie und Forschung mit 101 Büchern. Gießen: Psychosozial-Verlag; 2023.

FSC
www.fsc.org
MIX
Papier | Fördert gute Waldnutzung
FSC® C083411

Zeitfracht Medien GmbH
Ferdinand-Jühlke-Straße 7
99095 Erfurt, Deutschland
produktsicherheit@kolibri360.de